PRÉCIS

DE

TECHNIQUE MICROSCOPIQUE

DE L'ŒIL

CORBEIL. — IMPRIMERIE CRÉTÉ

PRÉCIS

DE

TECHNIQUE MICROSCOPIQUE
DE L'ŒIL

PAR MM.

A. MONTHUS	**OPIN**
Ophtalmologiste des hôpitaux de Paris	Ophtalmologiste de l'hôpital de Toulon

AVEC UNE PRÉFACE DE

M. le Professeur DE LAPERSONNE

DEUXIÈME ÉDITION

avec 19 figures dans le texte.

PARIS

ASSELIN ET HOUZEAU

LIBRAIRES DE LA FACULTÉ DE MÉDECINE

PLACE DE L'ÉCOLE-DE-MÉDECINE

1910

PRÉFACE

DE LA PREMIÈRE ÉDITION

Le médecin qui veut connaître l'ophtalmologie doit, à l'heure actuelle, étudier d'une façon approfondie tout ce qui concerne le côté technique de notre spécialité.

A côté de la clinique, c'est-à-dire de l'observation des malades, que rien ne saurait remplacer, *dont il faut se garder d'affaiblir l'importance*, le futur oculiste doit fréquenter assidûment le laboratoire. C'est pour cela que, lorsque j'ai créé, à la Clinique Ophtalmologique de l'Hôtel-Dieu, un Cours de perfectionnement à l'usage des médecins français et étrangers désirant se spécialiser, je l'ai divisé en trois parties : technique opératoire, technique optique, technique bactériologique et anatomo-pathologique. Dans cette dernière partie, MM. Monthus et Opin ont été mes dévoués collaborateurs. Ils étaient donc parfaitement qualifiés pour présenter ce *Précis de technique microscopique de l'œil*.

La tâche était loin d'être facile, en raison de l'importance, de jour en jour plus grande, des travaux sur la matière. Plus qu'aucun autre organe, l'œil a largement bénéficié des perfectionnements apportés aux études histologiques et bactériologiques. Pour ne citer qu'un exemple, c'est grâce à l'application des nouvelles méthodes névrologiques que Dogiel et Cajal ont pu préciser la valeur des différents éléments histologiques de la rétine, remplaçant ainsi par un schéma des plus simple les descriptions si contradictoires et si confuses des anciens auteurs. Malheureusement l'exposé de ces nouvelles méthodes ne se trouve dans aucun de nos traités classiques, et l'on est presque toujours dans l'obligation de recourir pour leur étude à des mémoires séparés ou à des publications étrangères.

Exposer d'une façon méthodique les procédés techniques dont nous disposons pour étudier la bactériologie et l'histopathologie des différentes parties de l'œil, guider le choix du débutant vers le meilleur procédé en lui évitant de grandes pertes de temps et de fréquents insuccès, lui donner quelques brèves formules auxquelles il se reportera à chaque instant, tel est le but poursuivi par MM. Monthus et Opin. — La lecture des bonnes feuilles de ce petit livre me permet de dire qu'il ont pleinement réussi grâce à des divisions judicieuses, grâce à une exposition très claire, en même temps que très sobre, grâce enfin à d'excellentes figures.

Tout cela est fort bien présenté dans le volume édité par la maison Asselin et Houzeau.

En somme, œuvre très utile pour l'*Enseignement ophtalmologique* et dont je félicite cordialement MM. Monthus et Opin.

F. DE LAPERSONNE.

Paris, 26 octobre 1902.

AVANT-PROPOS

DE LA DEUXIÈME ÉDITION

L'excellent accueil fait à notre ouvrage, il y a sept ans, nous a engagés à publier cette seconde édition.

Si le plan général du volume n'a guère subi de modifications, les différents chapitres ont tous été plus ou moins remaniés et il n'est pas inutile d'indiquer dans quel sens.

Notre nouvelle division des microbes qui intéressent la pathologie oculaire nous a paru plus conforme à l'étude de la technique élémentaire bactériologique que tout ophtalmologiste doit pouvoir pratiquer.

Nous avons laissé de côté les recherches bactériologiques sur le trachome; elles ne sont à l'heure actuelle ni assez probantes, ni assez confirmées pour prendre place dans un Précis de technique usuelle.

Il nous a paru utile d'ajouter dans cette édition une courte notice sur le spirochète de

Schaudinn ; on sait, en effet, le rôle important que joue l'agent de la syphilis en pathologie oculaire.

Ce Précis n'a nullement la prétention de dispenser de lire les excellents Traités de technique générale (1) et il ne faut pas s'attendre à y trouver de trop multiples indications de procédés. Parmi tant de formules de fixateurs et tant de méthodes de coloration, nous nous sommes surtout attachés à décrire celles qui nous ont paru les plus appropriées aux nécessités de l'histologie oculaire et que nous avons employées au Laboratoire de la Clinique Ophtalmologique de l'Hôtel-Dieu, sous la direction et avec les conseils de nos maîtres les professeurs Panas et de Lapersonne. Ces recherches exigent, en effet, la mise en œuvre d'une technique assez spéciale et il nous paraît utile d'indiquer immédiatement comment nous comprenons l'étude anatomo-pathologique de l'œil :

Dans beaucoup de Traités de technique générale on conseille d'étudier les différentes parties de l'œil sur de petits fragments détachés et inclus en paraffine. Ce procédé, excellent pour approfondir les détails de l'histologie normale, ne nous semble pas devoir être recommandé

(1) VIALLETON, *Précis de technique histologique*, 2ᵉ édition, 1909. — BOLLES LEE et HENNEGUY. *Méthodes techniques de l'anatomie microscopique.*

pour l'histologie pathologique. *Un œil pathologique ne doit pas être fragmenté.*

Dans ces yeux, en effet, l'iris a souvent con-
tracté des adhérences avec le cristallin; s'il existe
une tumeur intra-oculaire, on risque de la désagréger. Séparer la rétine de la choroïde,
comme font les histologistes, pour les étudier
isolément, serait une mauvaise pratique, car
dans bien des cas (glaucomes, rétinites, artériosclérose) l'étude comparée de ces deux membranes présente un grand intérêt.

Ces exemples, qu'il serait facile de multiplier,
nous montrent que l'œil pathologique constitue
un véritable tout.

Malheureusement, la coupe du globe oculaire
en entier présente de grandes difficultés techniques. Aussi nous recommandons la section équatoriale qui le divise en deux segments, antérieur
et postérieur, sur lesquels on peut exécuter des
coupes suffisamment minces.

Il importe aux débutants de connaître avant
tout certaines méthodes de choix; aussi avons-
nous très longuement insisté sur le procédé
d'inclusion en celloïdine, contrairement à ce que
l'on fait dans les Traités de technique générale.
C'est à cette méthode, en effet, que l'on aura
recours dans la majorité des cas. Au contraire,
l'inclusion en paraffine, qui ne trouve en

histologie oculaire que des indications beaucoup plus limitées, n'a été décrite que brièvement.

Comme on pourra le voir, l'application des procédés techniques à l'anatomie pathologique a été l'objet de notre préoccupation constante ; aussi n'avons-nous pas voulu insister longuement sur certaines méthodes histologiques récentes, dont nous ne méconnaissons pas le grand intérêt scientifique, mais qui n'ont pour le moment trouvé que des applications anatomo-cliniques restreintes.

Deux chapitres — *Rétine* et *Nerf optique* — ont été particulièrement développés ; nous pensons, en effet, que l'ophtalmo-neurologie ouvre aux travailleurs une voie pleine d'avenir ; si ce précis peut être de quelque utilité à ceux qui débutent dans ces recherches, nous nous estimerons largement payés de nos peines.

Notre maître et ami, M. Rochon-Duvigneaud, ophtalmologiste de l'hôpital Laennec, a bien voulu guider certaines de nos recherches ; nous avons souvent mis à contribution sa connaissance si approfondie de la technique histologique et nous sommes heureux de lui exprimer ici toute notre gratitude.

MONTHUS. OPIN.

Paris, 1er décembre 1909.

PRÉCIS

DE

TECHNIQUE MICROSCOPIQUE DE L'ŒIL

PREMIÈRE PARTIE

BACTÉRIOLOGIE

CHAPITRE PREMIER

NOTIONS DE BACTÉRIOLOGIE OCULAIRE

MONTHUS et OPIN. — *Techn. micr.*   1

    Milieux de culture usuels. — Bouillon peptonisé,
       gélose, gélose-ascite, gélatine, sérum.
    Ensemencement et isolement des germes sur gélatine,
       sur gélose. — Repiquage.
C. — Inoculations aux animaux.
    Généralités.
    Préparation de la matière à inoculer. — Siège de
       l'inoculation : sous-cutanée ; — intra-péritonéale ;
       — dans la chambre antérieure de l'œil.

D'une façon générale, pour mettre en évidence un germe pathogène nous disposons essentiellement de trois procédés :

1° L'examen direct avec ou sans coloration : réactif colorant ;

2° La culture : réactif culture ;

3° L'inoculation : réactif expérimental.

On doit prendre comme type de recherches bactériologiques l'examen d'une sécrétion conjonctivale au cours d'une conjonctivite aiguë ou subaiguë ; c'est là le cas le plus simple, le plus fréquent, le plus fertile en renseignements utiles ou indispensables tant au point de vue du pronostic que pour la direction de notre conduite thérapeutique.

Plusieurs procédés peuvent être utilisés.

D'une façon très simple, abaissant du doigt la paupière inférieure, on va, avec l'anse de platine flambée au préalable, recueillir dans le fond du cul-de-sac conjonctival, loin du bord palpébral, un peu de sécrétion, de préférence les parties épaisses : flocons fibrineux, exsudats pseudo-membraneux. Cette sécrétion est alors portée sur une lame et étalée soigneusement ; on la laisse sécher à l'air et on fixe en passant trois ou quatre fois à la flamme du bec de Bunsen ou d'une lampe à alcool.

Le passage dans la flamme doit être très rapide, sous peine de carboniser la préparation et de la rendre inutilisable.

On procède ensuite à la coloration.

Lorsque la sécrétion est peu abondante ou lorsqu'on veut directement procéder aux cultures, il est quelquefois nécessaire de recourir à des procédés un peu plus compliqués.

On peut enrouler autour d'un stylet métallique ou d'un petit bâtonnet une petite boulette d'ouate hydrophile juste suffisante pour essuyer la surface de la muqueuse. On peut préparer à l'avance un certain nombre de ces petits stylets qu'on place dans un tube et qu'on aseptise à l'étuve à 160°. Pour recueillir la sécrétion à ensemencer, on renverse le bord palpébral avec la main gauche, et de la main droite on balaie rapidement le cul-de-sac en priant le malade de regarder, suivant le cas, en haut ou en bas.

On arrache la petite boule de coton avec une pince flambée et on la projette dans un tube de bouillon que l'on agite vigoureusement ; elle se dissocie après quelques minutes. On procède avec ce tube à l'ensemencement d'autant de tubes de culture qu'il est nécessaire.

On peut aussi se servir d'un petit rouleau de papier-filtre stérilisé, mais, comme le fait remarquer Morax, ce procédé rend l'isolement difficile, une partie des colonies pouvant rester fixée au papier.

Morax conseille d'aspirer une petite quantité de gélatine liquéfiée dans une pipette stérilisée ; on en vide le contenu dans le cul-de-sac conjonctival inférieur en écartant légèrement la paupière, puis on aspire au bout de quelques secondes et on répartit dans les tubes de culture que l'on fait ensuite couler dans des boîtes de Petri si l'on veut faire des isolements.

COLORANTS ET RÉACTIFS

Dans la pratique courante, le nombre des colorants indispensables pour l'étude des germes des sécrétions conjonctivales est très restreint. Trois solutions seulement sont nécessaires :

1° La solution de violet de gentiane phéniqué :

Violet de gentiane.............,	1 gramme.
Alcool à 90°.....................	10 cent. cubes.
Eau phéniquée à 1 p. 100........	90 —

2° La solution de Lugol :

Iode...........................	0gr,25
Iodure de potassium............	1gr,25
Eau distillée..................	100 grammes

Ces deux solutions sont indispensables pour pratiquer la méthode de Gram.

3° La solution de fuchsine phéniquée de Ziehl :

Fuchsine...................,......	1 gramme.
Alcool à 90°.....................	10 cent. cubes.
Eau phéniquée à 1 p. 100........	90 —

Cette solution colore en rose les corps protoplasmiques, en rouge sombre les noyaux et les microbes. Elle est très utile pour la recherche du bacille de Weeks. On l'emploie alors en solution diluée que l'on prépare au moment du besoin :

Solution de Ziehl...............	1 cent. cube.
Eau distillée....................	10 cent. cubes.

Ces trois solutions nous permettent de colorer tous les microbes le plus communément rencontrés dans les sécrétions conjonctivales.

D'autres solutions, sans être indispensables, peuvent trouver leurs indications :

Bleu phéniqué (Kühne) :

Bleu de méthylène.............	1 gramme.	
Alcool à 90°....................	10 cent. cubes.	
Acide phénique neigeux.........	2	—
Eau distillée....................	100	—

Thionine phéniquée (Nicolle).

Thionine......................	1 gramme.	
Acide phénique neigeux.........	2 grammes.	
Alcool absolu..................	10 cent. cubes.	
Eau distillée....................	100	—

Cette solution, donnant des préparations très nettes de couleur violet foncé, convient très bien pour la coloration du gonocoque.

Certains microorganismes nécessitent des procédés de coloration spéciaux que nous indiquerons plus loin.

A. — **Coloration des préparations**.

Coloration simple. — On colore la préparation préalablement fixée sur lame en versant sur elle, à l'aide d'un flacon compte-gouttes, quelques gouttes de solution colorante ; on laisse agir pendant deux à cinq minutes. On lave ensuite sous un filet d'eau ; on laisse sécher la lame et, après avoir laissé tomber sur elle une goutte d'huile de cèdre, on examine avec l'objectif à immersion. On peut aussi ajouter une goutte de baume de Canada et recouvrir d'une lamelle si l'on désire conserver la préparation.

Sur les préparations de sécrétion conjonctivale, on trouve en général de grandes cellules à noyau volumineux fortement coloré ; ce sont des cellules épithéliales desquamées ; des leucocytes polynucléaires ; des filaments de fibrine ; des globules rouges. Les seuls cas où l'on ne trouve que peu ou pas de leucocytes correspondent aux états congestifs de la conjonctive qui accompagnent certaines lésions de la cornée, de l'iris et du corps ciliaire, et encore ce fait ne peut-il être considéré comme un caractère différentiel absolu. Ce qui donne son importance à l'examen microscopique, c'est donc avant tout la présence ou l'absence des éléments parasitaires (Morax).

Dans la grande majorité des cas cliniques,

l'examen direct sur lame des sécrétions conjonctivales sera presque toujours suffisant. Le nombre des saprophytes de la conjonctive normale est toujours assez restreint pour ne pas gêner dans les préparations le diagnostic du germe que l'on recherche. Par la culture, au contraire, tous les saprophytes se développent avec la plus grande facilité et leur isolement devient parfois très difficile.

Méthode de Gram. — La méthode de Gram est basée sur la propriété que possèdent les solutions d'iode de former avec les couleurs basiques d'aniline un composé iodé ayant une affinité très grande pour certaines bactéries et très faible pour d'autres ; il en résulte que, si l'on fait agir l'alcool absolu sur les microbes ainsi traités, ceux de la première catégorie résistent à la décoloration ; les autres, au contraire, se décolorent ; on dit des uns qu'ils prennent le Gram ; des autres, qu'ils ne prennent pas le Gram.

La *méthode de Gram* modifiée se compose des manipulations suivantes :

1° Coloration de la lame pendant une minut environ par le violet de gentiane phéniqué ;

2° Rejeter l'excès de matière colorante et, *sans laver*, faire agir le liquide de Lugol pendant trente secondes environ. La préparation prend une teinte brune :

3° Décoloration par l'alcool absolu pendant vingt à soixante secondes suivant le cas ;

4° Laver à l'eau. Sécher ;

5° Recolorer le fond à l'éosine (ce dernier temps n'est pas indispensable) :

Éosine à l'eau..................... 0ᵍʳ,50
Alcool à 90°............. .... 100 grammes.

Ne laisser agir que quelques instants. On peut aussi se servir comme colorant du fond de la solution de fuchsine diluée.

Le temps le plus délicat réside dans la décoloration par l'alcool absolu, qui, tout en exigeant une action assez marquée, ne devra pas être trop prolongée, au risque de produire une décoloration totale.

Les microbes qui prennent le Gram restent colorés en violet.

La méthode de Gram permet d'établir une classification des germes rencontrés le plus fréquemment en bactériologie oculaire.

1° Microbes prenant le Gram :

Staphylocoque.
Streptocoque.
Pneumocoque.
Bacille massué.
Bacille de Löffler.
Bacillus subtilis.

2° Microbes ne prenant pas le Gram :

Diplobacille de Morax.
Bacille de Pfeiffer.
Diplobacille de Petit.
Bacterium coli.
Bacille de Weeks.
Gonocoque. — Méningocoque.
Pneumobacille de Friedländer.
Bacille de Zur Nedden.

B. — **Cultures**.

L'examen par coloration est quelquefois insuffisant pour caractériser un germe ; on doit, dans
ce cas, avoir recours aux cultures.

A propos de chaque germe en particulier,
nous indiquerons plus loin les milieux et les
conditions les plus favorables à leur développement. Mais nous pouvons déjà faire remarquer
que les germes rencontrés le plus fréquemment
en bactériologie oculaire (bacille de Weeks, diplobacille de Morax, pneumocoque) se cultivent de
préférence sur la gélose-ascite et le sérum coagulé.
Aussi rappellerons-nous sommairement, pour
dispenser des recherches dans les traités spéciaux,
le mode de préparation des milieux les plus
usuels de culture.

Bouillon peptonisé. — Prendre 500 grammes
de viande de bœuf, débarrassée de la graisse, des
tendons et des aponévroses, et hachée ; la faire
macérer pendant dix à douze heures dans un
litre d'eau froide. — Cuire le tout à feu doux
pendant un quart d'heure, tout en agitant avec
une spatule. — Passer à travers un linge. —
Filtrer le liquide qui s'écoule à travers un filtre
en papier épais et mouillé pour retenir la graisse.
— Verser le bouillon dans un récipient et y
ajouter 10 grammes de peptone sèche et 5 grammes
de sel marin. Continuer à faire bouillir pour

1.

achever la dissolution de la peptone. — Neutraliser le liquide dont l'acidité serait impropre au développement des germes : pour cela, on ajoute avec une pipette de petites quantités d'une solution de soude à 40 p. 1000, jusqu'à ce que le bouillon donne au papier de tournesol une légère teinte bleue. — Verser alors le bouillon dans un ballon et le porter à l'autoclave à 115° pendant cinq minutes. Le liquide se trouble peu à peu par un dépôt de phosphates terreux ; on filtre et on répartit le filtrat dans des ballons ou des tubes à essai ; — on stérilise ensuite les tubes ou les ballons en les mettant à l'autoclave à 110° pendant un quart d'heure ; cette deuxième stérilisation doit être faite à une température inférieure à la première, pour éviter une nouvelle précipitation de sels terreux.

Gélose. — On sait que la gélose est une algue qui possède la propriété de ne se liquéfier qu'à 60°, et peut par conséquent être mise à l'étuve à 37°. Elle se prête à l'addition d'un grand nombre de liquides. En bactériologie oculaire, nous aurons très souvent à employer la gélose additionnée de liquide d'ascite que l'on prépare de la manière suivante :

Dans 100 centimètres cubes d'eau, faire fondre à l'autoclave 2 grammes de gélose préalablement coupée en petits morceaux et lavée. Filtrer à chaud. Répartir en tubes (5 centimètres cubes environ par tube). Stériliser à 120°. Vérifier et assurer l'alcalinité du milieu.

Placer les tubes au bain-marie et les laisser refroidir à 40°. Ajouter à chaque tube un volume de sérosité ascitique égal au tiers du volume de la gélose. Mélanger doucement en faisant tourner le tube entre les mains et laisser refroidir en plaçant le tube sur un plan incliné.

Ces milieux sur gélose-ascite sont les seuls sur lesquels Morax ait pu cultiver le bacille de Weeks. Ils sont aussi très utiles pour la **culture du pneumocoque** et du diplobacille de Morax.

Gélatine. — Les germes les plus intéressants que l'on observe en pathologie oculaire ne se cultivent qu'à 37° et ne peuvent par conséquent être ensemencés sur gélatine (bacille de Weeks, diplobacille de Morax, pneumocoque, gonocoque). D'autres, tels que le bacille de Löffler, ne poussent que très lentement sur ce milieu. D'ailleurs, d'une façon générale, la gélatine, en raison de son point de fusion très bas, « convient mieux à la culture des saprophytes (microbes de l'eau et du sol) qu'à celle des pathogènes » (Nicolle et Remlinger).

A 1000 grammes de bouillon on ajoute 100 à 120 grammes de gélatine qu'on fait fondre doucement au bain-marie. Alcalinisation légère. Porter à l'autoclave à 110°, température qu'il ne faut pas dépasser.

Nous n'insisterons pas sur un mode de culture que l'ophtalmologiste n'aura que peu fréquemment à employer. Nous rappellerons seulement

que la gélatine fond à 25°, que certains germes
la liquéfient et d'autres non, ce qui constitue
entre eux un élément de diagnostic ; qu'on l'emploie tantôt dans des tubes (inclinés si l'on veut
ensemencer par stries, droits si l'on veut ensemencer par piqûre) ; — tantôt dans des boîtes
de Petri.

Milieux organiques. — **Sérum.** — Certains
microbes possèdent une affinité spéciale pour le
sérum de certaines espèces animales. Ainsi le
gonocoque pousse bien sur les milieux à sang
humain ou sur la gélose-ascite (Morax).

Le pneumocoque donne des cultures encapsu-
lées dans le sérum liquide de lapin jeune (Griffon
et Bezançon).

Enfin le sérum préparé suivant les indications
de Löffler donne de très bons résultats pour la
culture du bacille de la diphtérie. On coule dans
des boîtes de Petri 3 parties de sérum liquide
stérile et 1 partie de bouillon contenant :

Eau......................................	1000	grammes.
Viande de bœuf......................	500	—
Peptone..............................	20	—
Sel marin.............................	5	—
Glycose...............................	10	—

Alcaliniser légèrement.

Le sérum du sang des animaux peut être employé liquide ou coagulé.

Les sérums le plus habituellement employés
sont le sérum de lapin, de bœuf, ou le sérum d'ascite.

La stérilisation du sérum s'opère par le chauffage discontinu à 58° pendant une heure. — Répéter cinq à dix fois.

La coagulation du sérum s'opère à une température de 70° environ.

Le liquide d'ascite peut être recueilli aseptiquement, ce qui dispense de la stérilisation par chauffage discontinu.

Sang gélosé. — F. Bezançon et V. Griffon conseillent de préparer des tubes de gélose à 2 p. 100. On liquéfie au bain-marie et on refroidit à 50°. On reçoit dans chaque tube un tiers de sang au sortir de l'artère carotide du lapin ; on mélange et on laisse refroidir en inclinant les tubes.

Ensemencement et isolement des germes. — Dans le pus, les exsudats ou les sécrétions pathologiques, on peut rencontrer souvent des germes nombreux et variés ; il importe de séparer ces germes les uns des autres de manière à pouvoir distinguer ceux qui ont une importance pathogène de ceux dont le rôle n'est qu'accessoire.

C'est ce qu'on se propose de faire en ensemençant les germes. On les dissémine ainsi à la surface des milieux de culture, cherchant à n'obtenir en certains points que des colonies peu nombreuses et peu confluentes. Les caractères de ces colonies et leur examen au microscope permettent de reconnaître à quels germes on a affaire. Au besoin, ces colonies pourront être repiquées sur d'autres milieux de culture.

Nous n'indiquerons sommairement que la technique des ensemencements les plus courants.

Ensemencements sur gélatine. — Ils se font habituellement par piqûre ; on s'arme d'un fil de platine droit que l'on a chargé d'un peu de la culture à ensemencer. On enlève le coton du tube et on en flambe l'ouverture. Tenant l'aiguille verticalement en l'air, on la coiffe avec le tube de gélatine renversé, on laisse l'aiguille s'enfoncer dans la gélatine jusqu'à la profondeur voulue et on la retire ensuite bien verticalement.

Ensemencements sur bouillon. — Ces ensemencements se pratiquent de façon très simple ; en prenant soin de ne pas toucher avec le fil de platine ou la pipette l'orifice du tube à ensemencer.

Ensemencements sur gélose. — Les ensemencements sur gélose en tubes inclinés se pratiquent en stries de la manière suivante : avec l'anse de platine tenue de la main droite, on prélève un peu de la culture à examiner : le tube de gélose est tenu de la main gauche.

On le débouche, on en stérilise l'ouverture à la flamme, on introduit jusqu'au fond du tube l'anse de platine, et on la ramène à soi en la promenant à la surface de la gélose. Le tube est ensuite rebouché et mis à l'étuve à 37°.

Isolement des germes. — L'isolement des germes n'est que l'application des méthodes que nous venons d'indiquer.

Un premier mode d'isolement réside dans la dilution.

Soit une culture contenant une certaine quantité de germes différents : On prélève un peu de cette culture avec une anse de platine et on dilue dans 1 centimètre cube de bouillon rigoureusement stérilisé. Cette dilution est portée dans un tube de gélatine légèrement chauffé, on fait le mélange en inclinant et en redressant le tube brusquement, mais sans l'agiter. Le contenu du tube est réparti dans une boîte de Petri. Pour cela, on enlève le coton, on flambe l'ouverture du tube, on remet le coton en place et on laisse un peu refroidir ; on enlève de nouveau le coton et on verse le contenu du tube dans la boîte de Petri. On place ensuite celle-ci sur une surface froide et on la met dans l'étuve à 23°. Il est évident que le nombre des colonies qui pousseront sur la gélatine sera d'autant moins grand que l'on aura dilué davantage, et il sera alors facile d'avoir, par cette méthode, des colonies très peu confluentes.

Un deuxième procédé consiste dans la séparation par épuisement.

On prend par exemple une boîte de Petri sur laquelle a été coulée de la gélose. On recueille un peu de la culture à examiner à l'aide du fil de platine. Tenant le fil de platine de la main droite, on entr'ouvre de la main gauche la boîte de Petri. On promène l'anse de platine à la surface de la gélose sur laquelle on trace une série de stries parallèles. Les dernières stries contiendront un nombre de germes beaucoup moins considérable que les premières.

On peut aussi se servir de tubes de gélose ou de sérum. C'est ce dernier procédé que l'on emploie pour l'isolement du bacille de Löffler.

On utilise trois tubes de sérum solidifié : après avoir prélevé avec l'anse un peu de culture, on débouche un tube de sérum, dont on flambe l'ouverture et, avec l'anse, on pratique à sa surface une strie d'ensemencement. On rebouche le tube ; on en débouche un second avec les mêmes précautions et, sans recharger l'anse de platine, on opère comme pour le premier tube. De même pour le troisième tube. On n'aura donc, dans ce dernier tube, que des colonies très peu nombreuses.

Repiquage. — Lorsque les colonies se sont développées, on en pratique l'examen. Avec une anse de platine, on touche la surface d'une des colonies, s'aidant au besoin d'une forte loupe si celles-ci sont très petites. Avec cette anse de platine, on prépare des lames que l'on examine au microscope. S'il n'y a qu'une seule espèce microbienne, à l'état de pureté, l'isolement a réussi et il ne reste plus qu'à la réensemencer, à la *repiquer* sur des milieux appropriés. Si, au contraire, on trouve des espèces microbiennes mélangées, il faut refaire une nouvelle séparation des germes. On pratique alors trois ensemencements en stries sur trois tubes de gélose, suivant le procédé que nous avons indiqué plus haut, et on les met à l'étuve à 37°.

Culture des microbes anaérobies. — Un certain nombre de germes dont l'étude intéresse la pathologie oculaire nécessitent l'emploi de cultures anaérobies.

La technique rigoureuse et complète en est plus délicate que les méthodes précédemment décrites.

1° *Cultures en milieux liquides.* — Faire bouillir un tube de bouillon recouvert d'huile de vaseline stérilisée ; refroidir brusquement dans l'eau froide. Ensemencer avec une pipette en ayant soin de ne pas introduire d'air.

Rosenthal recommande de verser à la surface du bouillon de la lanoline fusible à 42°. Stériliser alors à l'autoclave et refroidir rapidement.

Dans le laboratoire, on fait le vide à l'aide de la trompe à eau dans une pipette épaisse présentant deux étranglements entre lesquels se trouve un tampon d'ouate.

La trompe à eau peut aussi être utilisée pour faire le vide dans le tube à essai contenant le bouillon.

2° *Milieux solides.* — Les milieux solides sont répartis dans des tubes plus grands que les tubes ordinaires. Pour les utiliser, on fait bouillir et on refroidit brusquement. Pour maintenir la privation d'oxygène, on mélange au milieu de la

glucose à 1,5 p. 100 ou du sulfo-indigotate de
soude à 0,10 p. 100.

C. — **Inoculations aux animaux**.

Dans l'inoculation de cultures ou de produits
pathologiques aux animaux, on peut se proposer
des buts très différents. Ou bien, et c'est le cas
le plus fréquent, on veut connaître le degré de
virulence d'un germe; ou bien on veut resti-
tuer aux microbes certains caractères morphologiques qui leur faisaient défaut dans les cultures.
On peut enfin chercher dans les inoculations à
l'animal un procédé de renforcement ou d'atté-
nuation des germes ; — nous laisserons de côté
cette dernière indication.

Les animaux que l'on emploie couramment
pour les inoculations sont la souris blanche, le
cobaye et le lapin ; le chien beaucoup moins fréquemment. Ces animaux sont tous plus ou moins
réceptifs à l'égard de certains germes, d'où l'indication d'employer tel ou tel animal suivant que
l'on veut rechercher la virulence de tel ou tel
microbe.

L'inoculation se fait le plus communément
par injection ou par insertion. Dans le premier
cas, les germes ont pour véhicule un liquide tel
que le bouillon ou l'eau stérilisée ; dans le
second cas, on fait pénétrer sous la peau ou dans
le péritoine un fragment plus ou moins volumi-

neux de tissu malade. Le premier procédé est le meilleur, car il nous renseigne beaucoup mieux que l'autre sur la quantité des germes que nous inoculons. Quel que soit le procédé employé, l'inoculation doit être faite dans les conditions d'asepsie les plus rigoureuses, sous peine de voir les résultats faussés par une infection secondaire. La peau de la région inoculée sera savonnée, rasée, rincée avec de l'eau stérilisée ; les instruments bouillis, ou stérilisés.

Pour les inoculations liquides, on emploie des seringues stérilisables ; dans beaucoup de cas même la pipette est suffisante.

Préparation de la matière à inoculer. — Les substances liquides sont la plupart du temps des cultures en bouillon. On doit toujours, avant de pratiquer l'inoculation, s'assurer au microscope de l'absolue pureté de la culture employée.

Une petite quantité de la culture en bouillon est versée dans un verre stérilisé ; on en aspire avec la seringue la quantité voulue ; on purge la seringue de l'air qu'elle contient en la retournant verticalement et en recueillant sur du papier-filtre stérilisé, qu'on brûle ensuite, les gouttes de culture qui s'écoulent de la seringue.

Les cultures sur milieu solide sont recueillies en chargeant avec une anse de platine et en diluant dans un peu d'eau ou de bouillon stérile. La seringue est ensuite remplie comme précédemment.

Les inoculations de produits pathologiques ne nécessitent pas d'autre précaution que de recueillir bien aseptiquement ces produits qui seront au besoin lavés avec de l'eau stérilisée avant d'être inoculés.

Contention des animaux. — Pour les petits animaux (cobaye, souris), on fixe l'animal avec les mains derrière la tête en maintenant les oreilles, et on immobilise d'autre part les membres postérieurs.

Pour le lapin et le chien on utilise une planchette spéciale fixant les quatre membres ; la tête est fixée à l'aide du mors de Malassez.

Siège de l'inoculation. — *Inoculation sous-cutanée.* — C'est le mode d'inoculation le plus courant. C'est celui que l'on emploie de préférence lorsqu'on injecte une culture à laquelle l'animal est très sensible, ainsi le pneumocoque à la souris.

La région étant rasée et aseptisée, on fait, s'il s'agit d'une injection liquide, un pli à la peau entre le pouce et l'index. On enfonce l'aiguille à la base de ce pli. On pousse l'injection et on retire l'aiguille. S'il s'agit de l'insertion d'une substance solide, on la pratique au niveau du pli de l'aine, là où la peau est très lâche. On fait au bistouri une petite incision ; avec la sonde cannelée, on décolle le tissu cellulaire et on introduit le fragment le plus profondément possible à l'aide d'une pince flambée.

Inoculation intra-péritonéale. — Elle est surtout

indiquée lorsqu'on veut obtenir un exsudat abondant, facile à prélever. Elle nécessite l'emploi de produits purs, sans quoi l'animal succomberait à une péritonite banale. Enfin, en pratiquant l'inoculation, on doit se préoccuper de ne pas perforer l'intestin.

La région abdominale antérieure étant savonnée et rasée sur un espace de quelques centimètres carrés, on fait entre le pouce et l'index gauche un pli ne comprenant que la peau et les muscles. On traverse ce pli de part en part avec l'aiguille. On retire alors celle-ci de façon que la pointe se trouve dans la cavité abdominale, ce que l'on reconnaît aux mouvements de latéralité que l'on peut imprimer à l'aiguille. On pousse alors l'injection.

Si l'on veut inoculer un fragment de tissu solide, on doit pratiquer une incision à la peau le long de la ligne blanche, à l'aide du bistouri. On coupe l'aponévrose aux ciseaux et, saisissant avec deux pinces les lèvres de l'ouverture, on introduit dans la cavité péritonéale le fragment de tissu à inoculer. On suture l'aponévrose, puis la paroi.

Inoculation dans la chambre antérieure de l'œil. — L'inoculation dans la chambre antérieure de l'œil est un procédé sûr et élégant, très recommandable toutes les fois que l'on veut, par exemple mettre en évidence la nature tuberculeuse d'un produit pathologique.

Il est très simple de délayer ce dernier dans de l'eau stérilisée et de pratiquer l'injection à la seringue dans la chambre antérieure en piquant la cornée en un point quelconque au voisinage du limbe. Nous préférons, lorsqu'il s'agit de produits d'une certaine dimension, procéder de la façon suivante :

L'animal, le lapin ordinairement, est solidement fixé sur la planchette à contention. Après cocaïnisation préalable, on place un blépharostat. On fait alors à la pique une incision aussi petite que possible à la partie supérieure de la cornée. L'incision ne doit pas être trop périphérique afin d'éviter que l'iris, s'enclavant entre les lèvres de la plaie, ne vienne gêner l'introduction du fragment à inoculer. L'humeur aqueuse s'échappe. On introduit alors avec beaucoup de précautions une petite pince à mors plats, chargée du produit à inoculer. On prend soin de pousser ce produit jusqu'à la partie la plus inférieure de la chambre antérieure. Dans toutes ces manœuvres, il faut prendre grand soin de ne pas blesser le cristallin. La suture de la cornée n'est pas nécessaire.

Il est bon de faire suivre cette inoculation de la suture des paupières avec ou sans avivement du bord palpébral.

Suivant les recommandations de notre maître, M. le professeur de Lapersonne, nous avons soin de compléter l'opération par la suture de l'oreille à la peau du nez de l'animal.

BIBLIOGRAPHIE

Fernand Bezançon. — *Précis de bactériologie clinique*. 1906.
A. Besson. — *Technique bactériologique*, 4ᵉ édition, 1908.

CHAPITRE II

BACTÉRIOLOGIE DE LA CONJONCTIVE

A. — Généralités.

Sans entrer dans l'analyse détaillée des travaux des différents observateurs qui ont étudié la bactériologie de la conjonctive normale, nous nous bornerons seulement à indiquer les conclusions qu'il est permis d'en tirer.

Bactéries pathogènes de la conjonctive nor-

male. — Gombert, en 1889, ensemençant sur gélatine la sécrétion conjonctivale normale, admet qu'il n'existe que très peu de microbes sur les conjonctives saines. Si l'on trouve souvent par la culture des bactéries pathogènes, il s'agit là de contaminations purement accidentelles. Les personnes qui vivent en commun dans les mêmes milieux (hôpitaux, laboratoires) peuvent présenter aux mêmes époques les mêmes bactéries dans leurs culs-de-sac conjonctivaux.

Pour Morax, les ensemencements se sont toujours montrés négatifs au point de vue du staphylocoque doré et du streptocoque. Il n'a même jamais rencontré le staphylocoque doré dans les nombreux cas de conjonctivite aiguë contagieuse qu'il a étudiés; il ne l'a trouvé que chez des malades atteints de kératite phlycténulaire. On rencontre, il est vrai, sur la conjonctive normale, comme l'avait déjà indiqué Fick, un coccus qui, cultivé sur gélose, donne des colonies blanches, mais il ne doit pas être assimilé au *Staphylococcus albus*; il serait incapable de développer dans la cornée d'un lapin une inflammation « pyogène » au sens propre du terme; il ne s'agit là que d'une variété passée à l'état saprophytique.

Gasparrini, en 1897, a examiné la sécrétion de cent conjonctives, cliniquement normales, chez des individus pris dans les classes les plus différentes de la société. Il a trouvé :

5 fois sur 10 le staphylocoque blanc ;

15 fois sur 100 le streptocoque ;

8 fois sur 10 le pneumocoque.

Comme Morax, Cuénod, à la suite de recherches faites au laboratoire de l'Hôtel-Dieu, admet que les diverses espèces de cocci que la culture décèle sur la conjonctive normale ne sont que des saprophytes.

Si les conclusions de certains observateurs sont différentes de celles de Morax et de Cuénod, cela tient à ce qu'on considère parfois comme normales des conjonctives présentant des états inflammatoires subaigus, liés à des altérations des voies lacrymales et peu appréciables à l'examen clinique. Pour le streptocoque, il est absolument démontré que sa présence sur la conjonctive dépend toujours d'un rétrécissement ou d'un état inflammatoire des voies lacrymales. De même, le pneumocoque existe souvent à l'état saprophytique sur la muqueuse nasale ; grâce à la communication établie par le canal lacrymo-nasal entre la muqueuse pituitaire et la muqueuse conjonctivale, il n'y a rien d'étonnant à ce qu'on retrouve le pneumocoque sur cette dernière.

Dans le même ordre d'idées, Terson et Gabrielidès ont établi que le microbe décrit par Löwenberg dans les fosses nasales des ozéneux se retrouve dans la moitié des cas sur la conjonctive de ces malades, même lorsque celle-ci paraît saine en apparence.

D'ailleurs, comme Gombert l'avait pensé avec

raison, l'air contient en suspension des germes pathogènes ; ils se déposent sur la conjonctive où nous les décelons à l'aide de cultures ; — dirons-nous que ces germes appartiennent à la conjonctive normale ? Évidemment non ; il n'y a là qu'une contamination purement accidentelle, absolument analogue à celle que Strauss a observée chez des étudiants fréquentant des services de tuberculeux et présentant des bacilles de Koch dans leurs fosses nasales.

Nous sommes donc autorisés à conclure que, dans la grande majorité des cas, il n'existe pas de bactéries pathogènes sur la conjonctive normale : lorsqu'on en trouve, elles doivent être rapportées, soit à une contamination extérieure et accidentelle, le plus souvent (par les doigts), soit à l'existence d'un état inflammatoire plus ou moins prononcé des organes voisins (sol ciliaire, voies lacrymales, fosses nasales).

Bactéries saprophytes. — On sait que les travaux de Kütschbert et Neisser (1883) ont démontré l'existence, dans certains états pathologiques de la cornée et de la conjonctive, d'un bacille qu'ils désignent sous le nom de bacille du xérosis.

Ce bacille, retrouvé depuis par beaucoup d'observateurs, a été considéré par eux comme un saprophyte absolument constant, tandis que d'autres, tels que Gasparrini, en contestaient l'existence sur la conjonctive saine.

Pour Gelpke, l'existence ou l'absence de germes sur la conjonctive est liée aux conditions sociales des sujets examinés, et cet auteur conclut que la conjonctive saine est absolument stérile.

La raison de ces contradictions s'explique aisément. Beaucoup d'observateurs ne se servaient, pour cultiver les germes de la conjonctive, que d'agar peptonisé. Or, Fränkel a montré que c'est un milieu insuffisant pour la culture du bacille du xérosis. Axenfeld a reconnu de son côté que seuls les ensemencements sur sérum sanguin coagulé, maintenu à 37°, peuvent donner des résultats constants pour le bacille du xérosis.

Et, de fait, les recherches récentes de Lawson, de Heinersdorff, de Axenfeld sont là pour montrer la grande fréquence de ce germe.

Lawson, ayant ensemencé la sécrétion de 200 conjonctives normales, trouve 115 fois le bacille du xérosis.

Heinersdoff le rencontre dans 83 p. 100 des cultures examinées.

Axenfeld et Uhthoff l'ont trouvé presque sans exception sur toutes les conjonctives normales.

On est donc autorisé à admettre qu'il existe presque constamment des bacilles saprophytes sur la conjonctive saine ; ce sont les bacilles dits du xérosis. La conjonctive du nouveau-né au moment de la naissance ne présente pas de germes : on en trouve à partir du cinquième ou sixième jour.

Nous allons étudier en détail la morphologie et les caractères de culture de ces bacilles.

B. — **Bacille massué**.

(Synonymes. — *Bacille du xérosis.* — *B. de Deyl.* — *B. de Reymond-Colomiatti*).

Comme nous l'avons déjà vu, les recherches les plus récentes de Lawson, de Heinersdoff, de Axenfeld ont établi la grande fréquence du bacille du xérosis sur la conjonctive normale. Ce bacille existe aussi en quantités considérables dans tous les cas de conjonctivite avec augmentation notable de la sécrétion ; dans les conjonctivites aiguës à bacille de Weeks, on le rencontre d'une façon si constante que Weeks, pendant très longtemps, n'a pu obtenir des cultures pures de son bacille. On le trouve également dans les conjonctivites phlycténulaires des enfants, voire même dans le chalazion, ce qui l'a fait décrire par Deyl sous le nom de bacille du chalazion. Enfin, dans beaucoup de conjonctivites à pseudo-membranes, le bacille du xérosis se multiplie avec la plus grande facilité. La connaissance précise des caractères de ce bacille est donc nécessaire, si l'on veut éviter de regrettables confusions avec le bacille de Löffler.

Morphologie. — Le bacille du xérosis se présente sous forme de bâtonnets de grandeur variable (4 µ. en général), deux fois plus longs que larges, plus épais à une de leurs extrémités (d'où le nom de bacilles massués) ; ils se colorent très bien par toutes les couleurs d'aniline ; ils prennent le Gram ; sur les préparations, ils sont fréquemment disposés en rosettes, en palissades et ont une grande tendance à se segmenter.

CULTURES. — D'une façon générale, le bacille du xérosis se développe sur les mêmes milieux de culture que le bacille de Löffler, mais son développement est toujours moins abondant.

Le bacille massué n'a en général qu'une faible vitalité due aux conditions défectueuses de son développement ; les larmes ne constituent en effet qu'un milieu peu propre à l'accroissement des microbes ; même sur le milieu qui lui est le plus favorable, le sérum sanguin, il peut, dans beaucoup de cas, n'avoir qu'un développement très tardif (de quatre à huit jours) ou parfois même ne pas se développer du tout.

En bouillon, les tubes restent clairs ; à peine s'il se dépose quelques fins flocons sur la paroi ou le fond du tube. Le bouillon n'est que très peu acidifié et l'acidité diminue au bout du septième jour. Sur gélatine à 18°, pas d'accroissement.

Sur agar à 37°, l'accroissement ne se produit qu'au bout de trois à quatre jours, et c'est ce qui explique que différents auteurs, qui n'avaient employé que ce milieu, aient pu nier l'existence du bacille du xérosis sur la conjonctive normale.

2.

Les colonies sont analogues à celles du bacille de Löffler, mais très sèches, grisâtres et peu confluentes.

Le sérum sanguin coagulé à 37° constitue le meilleur milieu de culture ; — l'accroissement se fait au bout de dix-huit à vingt-quatre heures ; — les colonies ont les mêmes caractères que sur agar.

Les bacilles ont une grandeur très variable suivant le milieu employé ; — tandis que sur sérum les bacilles ont la forme que nous avons décrite plus haut, sur agar ce sont de petits bâtonnets à peine plus longs que larges, faisant à première vue l'impression de cocci. Ces cultures, repiquées sur sérum, donnent d'ailleurs, au bout de vingt-quatre heures, des cultures de bacilles à forme plus allongée.

INOCULATIONS. — Enfin, caractère essentiel, les bacilles du xérosis sont inoffensifs pour le cobaye, ne produisant ni réaction générale, ni réaction locale, quelle que soit la quantité de culture injectée.

Diagnostic du bacille du xérosis avec le bacille de Löffler. — L'ensemble de ces caractères nous montre qu'on pourra hésiter fréquemment entre le bacille diphtéritique et le bacille du xérosis. Or, l'intérêt qui s'attache à ce diagnostic n'est pas purement théorique, puisque, dans tous les cas de conjonctivite pseudo-membraneuse à bacilles de Löffler, nous devrons sans retard instituer le traitement par le sérum de Roux.

Possédons-nous des caractères nous permettant de distinguer le bacille de Löffler du bacille du xérosis?

Au point de vue morphologique, ces caractères sont très incertains; on a bien indiqué pour les bacilles du xérosis une disposition en rosettes, tandis que les bacilles de Löffler sont répartis plus *irrégulièrement* dans les préparations; c'est bien peu pour permettre de poser un diagnostic en toute certitude; de plus, suivant les milieux de culture, les bacilles du xérosis peuvent, comme on l'a vu, présenter de grandes variations.

Au contraire, les caractères de culture nous permettent de tirer des conclusions plus fermes; nous les résumons dans le tableau suivant :

BACILLE DE LÖFFLER.	BACILLE DU XÉROSIS.
Culture en bouillon neutre ou un peu alcalin.	
Le bouillon est troublé plus ou moins rapidement.	Le bouillon reste clair; à peine quelques petits flocons sur la paroi du tube.
L'acidité du bouillon se produit dès le premier jour et va s'élevant progressivement.	Le bouillon reste neutre ou très peu acide.
Culture sur sérum.	
Le développement se fait au bout de huit à dix heures.	Les colonies n'apparaissent guère avant vingt-quatre heures.
Colonies blanches, humides, très confluentes.	Colonies grisâtres, sèches et peu confluentes.

Dans les cas douteux, l'inoculation sous la peau du cobaye de 1 centimètre cube de culture en bouillon assure le diagnostic. S'il s'agit de diphtérie, le cobaye succombe au bout de un à trois jours; au contraire, les cultures de bacille du xérosis n'amènent aucune réaction générale ou locale.

Malheureusement, la constatation de ces caractères différentiels exige souvent plus de vingt-quatre heures, et l'on sait que l'injection de sérum de Roux est toujours d'autant plus efficace qu'elle est plus précoce. Aussi Neisser a-t-il cherché une réaction permettant de distinguer d'une façon plus rapide le bacille de Löffler du bacille du xérosis.

La réaction de Neisser est basée sur ce fait que les cultures de bacille de Löffler pratiquées sur sérum de veau et maintenues à l'étuve à 37° présentent au bout de dix à vingt heures, à leurs extrémités, des spores qui fixent avec élection le bleu de méthylène.

Au contraire, le bacille du xérosis ne présente guère cette sporulation avant vingt à vingt-deux heures.

Si l'on pratique l'examen dix heures après l'ensemencement, on aura donc un moyen pratique de distinguer les deux espèces de bacilles.

La réaction de Neisser s'exécute au moyen de deux solutions.

Solution A :

Poudre de bleu de méthylène...	1 gramme.
Alcool à 90°.....................	20 cent. cubes.
Eau distillée....................	950 —
Acide acétique.................	50 —

Solution B :

Brun de Bismarck	2 grammes.
Eau distillée....................	1 litre.

Colorer une à trois secondes avec la solution A.

Laver rapidement à l'eau.

Colorer deux à cinq minutes avec la solution B.
Laver de nouveau à l'eau.

Dans ces conditions, on voit sur les préparations, colorées en brun tendre, des bâtonnets grêles et longs, montrant tantôt deux grains à chacune de leurs extrémités, tantôt un seul grain, parfois un troisième au milieu du bâtonnet. Ces grains sont colorés en bleu, légèrement ovales, de diamètre un peu plus grand que le diamètre moyen du bacille.

L'emploi de cultures sur sérum de veau n'est pas indispensable pour obtenir cette réaction. Gelpke s'est servi avantageusement de cultures faites sur tubes d'agar glycériné à 10 p. 100, fraîchement préparés ; l'agar glycériné est un milieu toujours plus facile à se procurer que le sérum de veau.

On peut dire que, dans la grande majorité des

cas, la réaction de Neisser donne des résultats constants ; — mais à la condition que les cultures ne soient jamais plus vieilles que seize heures ; passé ce temps, en effet, le bacille du xérosis pourra, tout comme le bacille de Löffler, présenter à ses extrémités des *grains colorés par le bleu de méthylène*.

Bacille pseudo-diphtéritique. — Beaucoup d'auteurs désignent le bacille du xérosis sous le nom de bacille pseudo-diphtéritique ; ce terme doit être rejeté.

En effet, le bacille pseudo-diphtéritique trouvé par Hoffmann sur la muqueuse bucco-pharyngée présente de grandes analogies avec le bacille de Löffler, mais s'en distingue par ce que, sur les milieux, il donne des cultures plus luxuriantes que le bacille de Löffler. Il est dépourvu de virulence et, injecté sous la peau du cobaye, ne produit qu'un peu d'œdème au point d'inoculation.

Nous rappellerons d'ailleurs à ce propos que Roux et Martin n'admettent pas qu'il y ait entre le bacille de Hoffmann et le bacille de Löffler d'autre différence qu'une différence de virulence ; au contraire, les auteurs allemands (Escherich, Axenfeld) admettent qu'il s'agit là de deux espèces absolument distinctes.

Le bacille de Hoffmann a pu, dans des cas assez rares, être décelé sur la conjonctive humaine (Axenfeld, Franke, Heinersdorff). Ces faits sont assez exceptionnels pour ne pas nous arrêter longtemps. Il existe d'ailleurs entre le bacille de Hoffmann et le bacille du xérosis des caractères de culture assez différents que nous résumons, d'après Axenfeld, dans le tableau suivant :

BACILLE DU XÉROSIS.	BACILLE DE HOFFMANN.
Agar.	
Accroissement très maigre et très lent, ne se manifestant qu'au troisième ou quatrième jour. Colonies très sèches, difficiles à détacher.	Accroissement rapide, luxuriant. Colonies humides, d'un blanc éclatant, faciles à détacher.
Gélatine.	
Pas d'accroissement à 18°.	Accroissement abondant à 18°
Bouillon.	
Reste en général clair, le plus souvent avec de fins petits flocons sur la paroi et le fond du vase. L'alcalinité n'augmente pas.	Trouble diffus, rapide, dépôt muqueux en masse. L'alcalinité augmente.
Sérum sanguin.	
Accroissement plus abondant que sur l'agar, mais toujours lent. Colonies plus sèches.	Accroissement beaucoup plus rapide. Colonies humides.

On peut donc dire, d'une façon générale, que le bacille de Hoffmann se développe plus vite et plus abondamment que le bacille du xérosis sur les différents milieux de culture.

C'est donc à tort qu'on désigne parfois le bacille du xérosis sous le nom de bacille pseudo-diphtéritique ; ce dernier terme doit être exclusivement réservé au bacille de Hoffmann.

BIBLIOGRAPHIE

AXENFELD. — *Bakt. in der Augenheilk.*
GUÉNOD. — *Bact. clin. de la conjonctive. Gaz. des hôp.*, 1894.
DEYL. — *Verhandlung. der böhm. Akad. der Wissenschaften.* Prague, 1893.
ESCHERICH. — *Berl. klin. Wochenschr..* 1893.
FRANKEL. — *Arch. f. Aug.*, 1887. XVII.
GASPARRINI. — *Ann. di ottalm.*, XXII, 6, p. 188.
GELPKE. — *Arch. f. Opht.*, 1896, XLII.
HEINERSDORFF. — *Arch. f. Opht.*, 1898, XLVI.
KÜTSCHBERT et NEISSER. — *Breslauer ärztl. Zeitschr.*, 1883.
LAWSON. — *Brit. med. Journal*, 1898.
MORAX. — *Thèse de Paris*, 1894.
NEISSER. — *Zeitschr. f. Hygiene*, 1897, XXIV.
REYMOND et COLOMIATTI. — *Congresso int. d'oftalm.* Milano, 1880.

CHAPITRE III

ÉTUDE DES MICROBES PATHOGÈNES OBSERVÉS LE PLUS FRÉQUEMMENT EN PATHOLOGIE OCULAIRE

§ 5. — Bacillus subtilis.

III. — *Germes exigeant des procédés spéciaux de culture ou de coloration.*

§ 1. — Aspergillus fumigatus. — Kératites aspergillaires.
§ 2. — Microbes anaérobies.
§ 3. — Bacille de Koch.
Examen bactériologique d'un produit pathologique tuberculeux.
Rôle du bacille de Koch en pathologie oculaire et dans les différentes affections tuberculeuses de l'œil (conjonctivites, iritis, pseudo-tumeurs tuberculeuses). — Résultats négatifs dans un grand nombre de cas de l'examen anatomo-pathologique et bactériologique.
§ 4. — Bacille de Hansen.
§ 5. — Spirochète de la syphilis.

Utilité de l'examen bactériologique des sécrétions en clinique.

1° *L'examen de la sécrétion oculaire au cours des conjonctivites présente souvent un grand intérêt clinique.* — Quelques exemples empruntés à la pratique journalière confirmeront cette première proposition :

Un malade est atteint brusquement d'une conjonctivite très aiguë avec sécrétion abondante, léger œdème des paupières, chémosis et suffusions sanguines sous-conjonctivales. De plus, il souffre de blennorragie. Seul en pareil cas l'examen bactériologique de la sécrétion nous montrera si nous avons affaire à une conjonctivite aiguë à bacilles de Weeks ou à une ophtalmie blennorragique ; le pronostic sera bénin dans le premier cas et réservé dans le second.

Cet autre malade est atteint de cataracte ; on a

décidé l'opération. Mais le pansement d'épreuve (M. le professeur de Lapersonne le fait appliquer d'une façon systématique à la clinique ophtalmologique de l'Hôtel-Dieu) nous inspire quelque doute : il existe même une très légère sécrétion au niveau de l'angle interne. Il est indiqué de surseoir à l'opération. L'examen bactériologique va nous renseigner sur l'importance et la valeur de cet incident. Si nos examens ne nous décèlent que du bacille massué ou quelques rares cocci, un très rapide traitement préso pératoire pourra suffire. Mais si nos investigationnous révèlent la présence par exemple de pneumocoques, nous saurons immédiatement qu'il est indispensable de pratiquer un minutieux traitement préopératoire des voies lacrymales et de la conjonctive, pour éviter à notre opéré les dangers d'une infection post-opératoire.

Enfin, dans les conjonctivites pseudo-membraneuses l'examen bactériologique seul nous permettra de savoir si le bacille de Löffler est en cause et, par suite, si l'on doit instituer un traitement par le sérum de Roux.

2° *L'examen sur lame des sécrétions conjonctivales suffit, dans la majeure partie des cas, à assurer le diagnostic.* En effet, dans les variétés les plus communément observées de conjonctivites (à bacilles de Weeks, de Morax, à gonocoques, à pneumocoques) les microbes s'observent le plus souvent en quantité très considérable et avec des caractères bien tranchés dans la sécrétion étalée directement sur lame. Dans les conjonctivites pseudo-membraneuses causées par le Löffler, on n'aura, il est vrai, la certitude absolue qu'après avoir procédé à des cultures sur gélose qui permettront de le distinguer du bacille massué. Mais, comme l'a montré Morax, l'examen direct de la sécrétion rend encore de grands services, même dans ce cas.

Il est difficile d'établir une classification des microbes que nous allons étudier en se basant sur les seules données de la pathologie oculaire; presque tous, en effet, sont susceptibles de développer dans l'œil les manifestations les plus diverses: par exemple, le pneumocoque peut occasionner des conjonctivites, des panophtalmies, des dacryocystites, des kératites à hypopion. Nous croyons donc préférable de nous baser sur l'importante réaction qui permet dans bien des cas de les distinguer les uns des autres et d'étudier séparément les microbes qui ne prennent pas le Gram, puis ceux qui se colorent par la méthode de Gram. Nous terminerons par l'étude des germes qui nécessitent des procédés de culture particuliers (Aspergillus ; — anaérobies), ou des techniques de coloration spéciales (bacilles de la tuberculose, de la lèpre, spirochète de la syphilis).

I. — *Microbes ne prenant pas le Gram.*

1° Bacille de Weeks.

2° Bacille de Pfeiffer.

3° Diplobacille de Morax.

4° Diplobacille liquéfiant de Petit.

5° Bacille de Zur Nedden.

6° Pneumobacille de Friedländer.

7° Gonocoque et pseudo-gonocoques.

8° Bacterium coli.

1° **Bacille de Weeks**. — Ce bacille fut décrit par Koch lorsqu'il étudia la bactériologie de l'ophtalmie catarrhale égyptienne ; mais c'est Weeks qui, le premier, montra son rôle dans la production de la conjonctivite aiguë contagieuse.

MORPHOLOGIE. — Le bacille de Weeks se colore facilement par toutes les couleurs basiques d'aniline et se décolore par la méthode de Gram. La solution de fuchsine de Ziehl diluée donne de bonnes préparations. Après fixation sur lame de la sécrétion conjonctivale, on colore une demi-minute environ avec cette solution.

On trouve ainsi dans la préparation de nombreux éléments épithéliaux, parfois entourés d'un réticulum fibrineux. Les bacilles se rencontrent au voisinage et dans l'intérieur des éléments cellulaires. Ils sont un peu plus colorés que le protoplasma. Ce sont des bâtonnets courts et minces de 1 à 2 μ (fig. 1).

Lorsqu'ils sont fortement colorés, ils paraissent nettement cylindriques. Au contraire, lorsque la coloration est moins intense, elle se fixe surtout aux extrémités et l'espace central plus clair peut

donner l'image d'un diplobacille ou d'un diplocoque très fin.

L'abondance des bacilles varie suivant l'époque
de l'affection à laquelle on les examine ; ils sont
surtout nombreux au troisième ou au quatrième
jour ; les cellules épithéliales sont alors bourrées
de bacilles.

Cultures. — Le bacille de Weeks ne se cultive
que très difficilement. Sur gélatine et sur agar, il
ne développe que des colonies peu nombreuses
et peu abondantes. Si l'on veut obtenir un résultat
positif, il faut prendre la sécrétion de conjonctivites très intenses.

Le meilleur procédé consiste à ensemencer des
tubes de gélose additionnée de un tiers de liquide
d'ascite que l'on maintient à l'étuve à 35° pendant vingt-quatre à trente-six heures. Il est bon
que la surface d'ensemencement soit un peu
humide et, pour cela, on bouchera hermétiquement avec un capuchon de caoutchouc les
tubes aussitôt préparés, de manière à éviter l'évaporation de l'eau de condensation. Il se forme
dans ces conditions des colonies très fines punctiformes et transparentes, tranchant à peine sur
la surface de la gélose. Ce sont les colonies de
bacilles de Weeks. Constamment aussi se développent, au bout de quarante-huit heures environ,
des colonies plus étendues formant une petite
tache grisâtre. Ces colonies contiennent un
bacille se colorant par le Gram ; c'est le bacille du

xérosis ou bacille massué dont nous avons déjà parlé ; sa constance rend difficile l'isolement du bacille de Weeks dans les cultures. Morax a pourtant réussi à isoler et à repiquer sur gélose-ascite des colonies de bacilles de Weeks.

Dans les cultures, les bacilles forment de petits amas où ils sont accolés les uns aux autres ; ils sont tantôt courts, tantôt filamenteux ; ils ne forment jamais de spores. Ces formes involutives n'ont d'ailleurs qu'une faible vitalité. Au bout de huit jours, ils ne prennent plus les colorants.

INOCULATIONS. — On s'est adressé aux animaux les plus divers. Jamais on n'a pu voir se développer sur leur conjonctive le bacille de Weeks, même après irritation de celle-ci par le jéquirity.

Par contre, il se transmet très facilement à la conjonctive de l'homme.

Morax a pu produire sur ses yeux une conjonctivite aiguë caractéristique en s'inoculant un peu de culture pure.

Conjonctivites à bacilles de Weeks. — La forme clinique la plus fréquente des conjonctivites à bacilles de Weeks est la conjonctivite aiguë contagieuse dont la symptomatologie est bien connue.

Nous rappellerons seulement que, dans les formes sévères de cette affection, la sécrétion devient franchement purulente ; la conjonctive chémotique, parsemée de petites hémorragies, déborde la cornée ; les paupières sont très gonflées et douloureuses ; il devient difficile de faire cliniquement le diagnostic entre cette forme de conjonctivite aiguë et l'ophtalmie blennorragique. L'examen bactériologique de la sécrétion peut seul trancher le diagnostic.

La préparation de bacilles de Weeks que nous figurons ici provient d'une conjonctivite aiguë extrêmement intense et dont les symptômes cliniques avaient pu faire penser à une ophtalmie blennorragique. La sécrétion était constituée

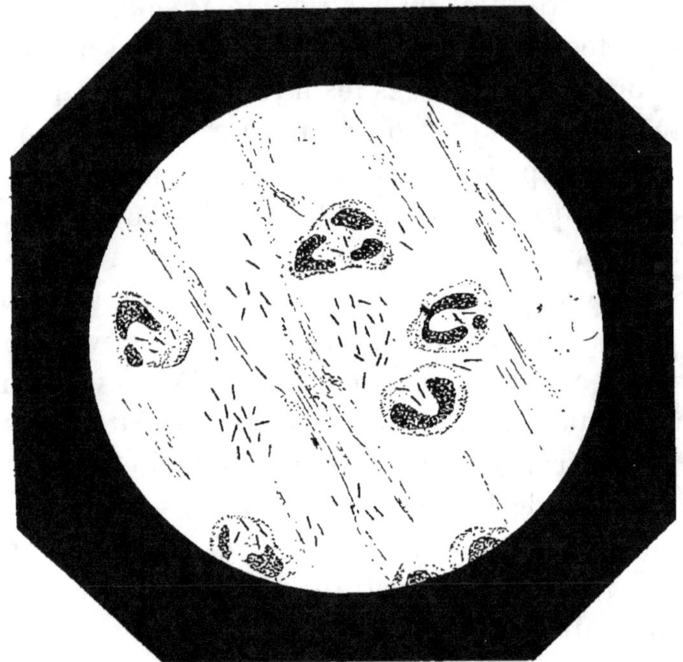

Fig. 1. — Bacille de Weeks.

essentiellement par des filaments de fibrine entre lesquels on trouve de nombreux bacilles de Weeks.

Ces cas aigus avec exsudat fibrineux servent de transition avec ceux où la conjonctivite revêt la forme pseudo-membraneuse. Il s'agit d'inflammations intenses dans lesquelles on trouve une pseudo-membrane superficielle se laissant détacher ordinairement de la muqueuse avec une grande facilité. L'examen bactériologique ne démontre dans ces cas que la présence du bacille de Weeks à l'état de pureté et le pronostic est extrêmement bénin.

3.

En résumé, dans la pratique, le bacille de Weeks est toujours facile à reconnaître au simple examen sur lames après coloration à la fuchsine de Ziehl, et les cultures sont inutiles; sa petitesse et ses caractères morphologiques empêcheront de le confondre avec aucun autre des bacilles trouvés sur la conjonctive.

2° **Bacille de Pfeiffer**. — MORPHOLOGIE. — Bacille fin, long de 0,5 μ, se colore par le Ziehl, ne prend pas le Gram.

CULTURES. — Se cultive sur des milieux contenant du sang ou de l'hémoglobine.

RÔLE PATHOGÈNE. — A été décrit dans certaines conjonctivites catarrhales du nouveau-né (Zur Nedden, Knapp), dans certaines dacryocystites (Morax).

Il se confond pour beaucoup avec le bacille de Weeks.

Les épidémies de conjonctivite catarrhale n'évoluent pas du tout parallèlement aux épidémies grippales.

Les complications oculaires de la grippe relèvent d'autres infections microbiennes.

3° **Diplobacille de Morax**. — Ce bacille a été décrit pour la première fois par Morax. Axenfeld le décrivit un peu plus tard.

MORPHOLOGIE. — Les diplobacilles sont des bacilles assez volumineux (2-3 μ) à extrémités arrondies, associés deux par deux et séparés par un espace clair; ils se disposent fréquemment en chaînettes. Ils sont tantôt libres, tantôt englobés dans des leucocytes. Dans beaucoup de cas, ils existent en quantité très considérable dans la sécrétion ; on croirait presque, en examinant la sécrétion sur lame, que l'on se trouve en présence d'une culture. Ils présentent de grandes analogies

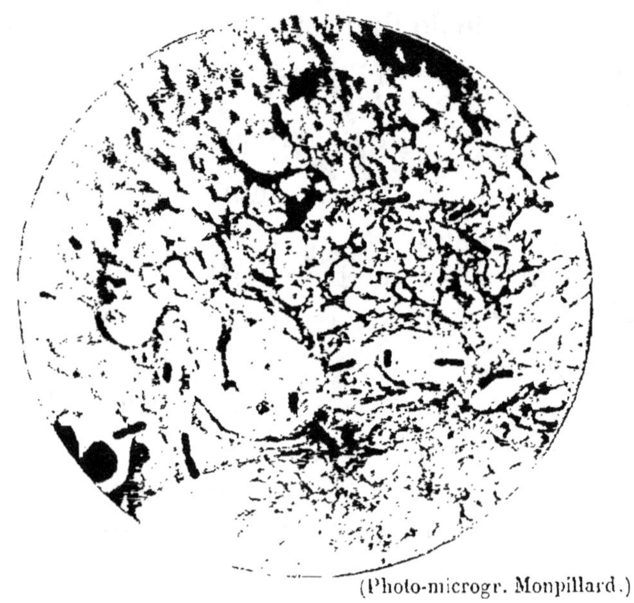

(Photo-microgr. Monpillard.)

Fig. 2. — Diplobacilles de Morax.

avec le bacille de Friedländer, mais ils s'en distinguent par l'absence de capsule.

Ils se colorent bien par les couleurs basiques d'aniline et ne prennent pas le Gram.

CULTURES. — Les diplobacilles ne se développent que sur les milieux à base de sang ou de sérum.

Le milieu de choix est la gélose-ascite ou gélosesérum. — Ensemencés en strie sur un tube ainsi préparé, ils donnent au bout de vingt-quatre heures de petites colonies fines, transparentes, s'étalant et devenant opaques et grises les jours suivants, tout en gardant une certaine transparence. Les contours sont un peu festonnés. Ces colonies atteignent 2 à 3 millimètres après cinq à six jours.

Sur sérum coagulé, la liquéfaction se fait peu à peu tout le long du trait d'ensemencement.

Sur bouillon-sérum, il se produit en vingt-quatre heures un trouble uniforme, moiré par agitation ; au bout de huit à dix jours, le bouillon se clarifie et un dépôt apparait au fond du tube ; la réaction du milieu n'est pas modifiée.

Aucun développement sur bouillon peptonisé, gélatine, pomme de terre.

Le diplobacille de Morax ne se développe pas en culture anaérobie. Il se développe bien à 37° ; les cultures conservent dans ces conditions sur le même milieu leur vitalité pendant plusieurs mois. Une culture abandonnée à la température ordinaire meurt en deux ou trois jours. Au bout de quatre à cinq jours, les bacilles présentent dans les cultures des formes involutives prenant mal la coloration. Il ne se forme pas de spores.

INOCULATIONS. — Tous les essais d'inoculation tentés sur les animaux ont été infructueux.

Chez l'homme, au contraire, le dépôt d'une petite parcelle de culture dans le cul-de-sac conjonctival provoque une conjonctivite typique.

Conjonctivite à diplobacilles ou conjonctivite subaiguë.
— Elle est caractérisée par la bénignité ordinaire de ses
allures cliniques ; il n'existe que peu de douleurs ; l'injection
sous-conjonctivale est très peu accentuée ; la sécrétion peu
abondante se constate surtout le matin au niveau de l'angle
interne. La durée de cette conjonctivite est parfois longue,
car les malades qui n'en sont pas incommodés ne se traitent
que très irrégulièrement. Parfois, on constate un peu
d'érythème localisé aux angles externe et interne, d'où la
dénomination de *conjonctivite angulaire* que lui donnent
certains auteurs.

Morax et Elmassian, par des instillations continues sur
la conjonctive du lapin, de culture en bouillon de diplobacilles, obtenue avec ou sans filtration, ont produit au
bout de deux heures environ une réaction semblable à celle
du gonocoque et du bacille de Weeks.

Pour examiner dans la pratique la sécrétion
d'une conjonctivite que l'on croit d'origine diplobacillaire, on recueille avec l'anse de platine
un peu de sécrétion *au niveau de l'angle interne*,
et, après l'avoir étendue sur lame et séchée, on
colore pendant trente secondes au bleu de méthylène phéniqué de Kühne.

Ce simple examen sur lame est suffisant. Si
l'on avait des doutes, on ensemencerait en strie
un tube de gélose-ascite que l'on maintiendrait à
l'étuve à 37° pendant vingt-quatre heures.

Les statistiques des différents auteurs à propos des
différentes variétés de conjonctivites varient quelque peu.
C'est ainsi que Gonin, sur 365 cas, obtient les chiffres
suivants :

Sur 33 conjonctivites des nouveau-nés :

    Gonocoque............................... 22 cas.
    Pneumocoque. ....   4 —
    Bacille de Weeks........................   3 —
    Bactéries diverses......................   2 —
    Absence de germes......................   2 —

Sur 13 conjonctivites pseudo-membraneuses :

    Bacille de Löffler.......................   7 cas.
    Staphylocoque..........................   4 —
    Pneumocoque...........................   1 —
    Bacille de Weeks.......................   1 —

Sur 12 conjonctivites purulentes :

    Gonocoque.............................   28 cas.
    Bacille de Weeks.......................   8 —
    Staphylocoque.........................   1 —
    Streptocoque..........................   1 —

Sur 310 cas de conjonctivites catarrhales :

    Diplobacille de Morax.................. 185 cas.
    Bacille de Weeks.......................   10 —
    Pneumocoque...........................   10 —
    Streptocoque..........................   5 —
    Staphylocoque (?)......................   85 —

Axenfeld, sur 900 cas de conjonctivite, rencontre :

    Diplobacille........................... 519 cas.
    Bacille de Weeks.......................   41 —
    Pneumocoque...........................   34 —
    Gonocoque.............................   12 —
    Bacille de Löffler......................   6 —

La statistique d'Hugue, portant sur 692 cas, donne :

    Bacille de Weeks....................... 175 cas.
    Diplobacille de Morax.................. 258 —
    Gonocoque............................. 121 —
    Pneumocoque...........................   18 —
    Bacille de Pfeiffer.....................   6 —
    Bacille de Löffler......................   2 —
    Staphylocoque.........................   6 —

Et 96 cas de conjonctivites amicrobiennes parmi lesquelles dans 8 cas il y avait une très grande abondance de bacilles du xérosis.

4° Diplobacille liquéfiant de Petit. — Nous ne dirons que quelques mots d'un bacille trouvé par Petit dans certains ulcères à hypopion.

MORPHOLOGIE. — Ce bacille présente les plus grandes analogies avec le diplobacille de Morax, mais il est un peu plus petit (2μ de longueur sur 1μ de largeur). Son aspect diplobacillaire est constant; quelques éléments sont parfois moins nettement bacillaires et ressemblent au pneumobacille de Friedländer.

CULTURES. — Il se cultive très bien sur tous les milieux généralement employés. Nous ne retiendrons que deux de ses caractères.

1° Sur gélose-ascite, il donne des colonies différant des colonies du diplobacille en ce qu'elles sont un peu plus saillantes et beaucoup moins transparentes.

2° Sur gélatine en strie, il produit une liquéfaction assez rapide le long de la strie; en piqûre, il amène une légère liquéfaction en godet au sommet de la piqûre.

Les essais d'inoculation aux animaux sont restés infructueux. Axenfeld n'a pas réussi à donner au diplobacille de Morax la propriété de liquéfier la gélatine. Mais, dans certaines conjonctivites ayant cliniquement le type de la conjonctivite subaiguë, il a constaté la présence du diplo-bacille de Petit. Il est démontré d'autre part que le diplobacille de Morax peut provoquer la même forme de kératite à hypopion que celui de Petit. Peut-être ne s'agit-il que d'une même espèce bacillaire dont l'une s'observe de préférence sur la conjonctive (variété de Morax), l'autre sur la cornée (variété de Petit).

5° **Bacille de Zur Nedden.** — Zur Nedden attribue certains cas d'ulcère marginal de la cornée se développant de préférence chez les sujets âgés au développement d'un bacille petit de $0,9\ \mu$. Ce germe se décolore par la méthode de Gram.

Il pousse facilement sur agar et surtout sur gélose au sang. Comme le dit Morax, en l'absence d'inoculations expérimentales il convient de faire des réserves sur le rôle spécifique de ce bacille dans l'ulcère marginal primitif de la cornée.

6° **Pneumobacille de Friedländer.** — En pathologie oculaire ce bacille joue un rôle dans la production des dacryocystites.

MORPHOLOGIE. — Il se présente sous forme de gros bâtonnets de 1 à 2 μ de long ; ces bâtonnets sont tantôt isolés, tantôt réunis par deux ; ils prennent parfois une forme filamenteuse. Ils sont entourés d'une capsule qui se colore bien par le procédé indiqué à propos du pneumocoque (fuchsine de Ziehl). Ils sont immobiles et ne présentent jamais de spores. La capsule est toujours moins nette sur les milieux de culture.

Le pneumobacille se colore facilement par toutes les couleurs basiques d'aniline et ne prend pas le Gram (diagnostic avec le pneumocoque).

CULTURES. — Anaérobie facultatif. Se cultive facilement sur tous les milieux ; la température optima est 37°.

En bouillon, au bout de vingt-quatre heures à 37°, il forme un voile visqueux surtout marqué sur les bords du tube, puis le voile tombe et le bouillon se trouble et devient visqueux.

Sur gélatine, en piqûre, il se développe une petite colonie blanche, saillante ; la culture s'étend le long de la piqûre sous forme d'une traînée blanchâtre formant un clou très caractéristique. Il se dégage parfois des bulles de gaz.

Sur gélose, on observe le long de la strie d'ensemencement une culture épaisse, blanche et visqueuse.

INOCULATION. — La virulence du bacille de Friedländer est extrêmement variable.

La souris est l'animal de choix pour l'inoculation. L'inoculation de quelques gouttes de culture en bouillon donne un abcès à pus crémeux, et l'animal meurt en deux ou trois jours ; la rate est hypertrophiée et le bacille a diffusé dans tout l'organisme.

Conjonctivites à bacilles de Friedländer. — Les conjonctivites à bacilles de Friedländer sont rarement observées et n'ont pas le caractère épidémique. Leur allure clinique varie. Souvent, on trouve d'autres germes associés.

Le bacille trouvé par Löwenberg dans les fosses nasales des ozéneux n'est très probablement qu'une variété du bacille de Friedländer ; sa morphologie est identique et ses caractères de culture sont à peu près les mêmes.

Ces bacilles encapsulés ont été rencontrés par Terson et Cuénod dans les dacryocystites ozéneuses. Dans cinq cas de phlegmon du sac, ils ont trouvé deux fois le bacille de Friedländer très virulent. Dans ces deux cas, il s'agissait d'ozéneux, et le bacille avait été décelé en même temps dans leurs fosses nasales.

D'autre part, Terson et Gabrielidès, ayant examiné concurremment la conjonctive et les fosses nasales de quatorze ozéneux, trouvèrent douze fois le bacille de Friedländer (ou de l'ozène) dans les fosses nasales et six fois sur la conjonctive. Ces bacilles, inoculés dans la cornée du lapin, produisirent des abcès à hypopion, mais pas de panophtalmie. Il est probable que le pneumobacille de Friedländer joue un rôle important dans l'étiologie des dacryocystites, si fréquentes chez les ozéneux.

Néanmoins, la relation entre le bacille de l'ozène et la conjonctivite à bacilles de Friedländer a été contestée ; dans la plupart de ces conjonctivites, en effet, il n'existait pas d'ozène.

7° **Gonocoque.** — **Marthen** a décelé sur la conjonctive normale des diplocoques se décolorant par le Gram ; mais ils se cultivent très facilement sur les milieux ordinaires, ce qui prouve bien qu'il ne s'agit pas là de gonocoques.

Morphologie. — Le gonocoque dans le pus se présente sous l'aspect de microcoques de 0,4 à 0,6 μ, légèrement aplatis, réniformes et réunis le plus souvent par deux ou par quatre. Ils sont en général intra-cellulaires.

COLORATION. — Ces germes se colorent très bien par toutes les couleurs basiques d'aniline et en particulier par la thionine ; ils se décolorent par le Gram. Ces deux réactions importantes permettent de les distinguer des nombreux cocci et

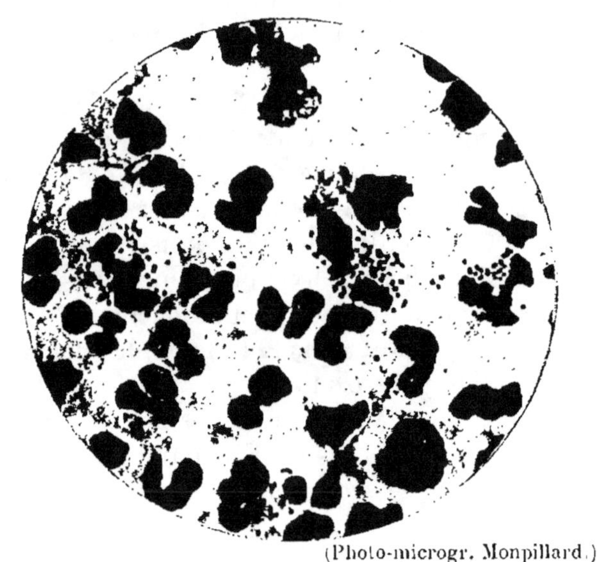

(Photo-microgr. Monpillard.)

Fig. 3. — Gonocoques.

diplococci qui se développent en même temps qu'eux.

CULTURES. — Le gonocoque ne se développe bien que sur le sérum humain. Le milieu de culture le meilleur est la gélose additionnée de 1/3 de liquide d'ascite. Le gonocoque forme là de petites colonies transparentes, minces, mucoïdes.

INOCULATIONS. — Les animaux sont peu sensibles à l'injection sous-cutanée du pus gonococcique. L'inoculation dans le péritoine d'un cobaye de cultures sur bouillon amène au contraire rapidement la mort de l'animal.

Nous rappellerons que Legrain a obtenu chez le cobaye une légère conjonctivite purulente avec gonocoques à l'intérieur des cellules de pus. Morax et Elmassian ont instillé dans le cul-de-sac conjonctival d'un lapin des cultures vivantes ou filtrées de gonocoque provenant d'une urétrite blennorragique intense ; ils ont observé ainsi une hyperémie manifeste avec infiltration leucocytaire et chute de l'épithélium. La toxine gonococcique à elle seule ne produisait pas de lésions cornéennes.

Le gonocoque produit :

1° Des conjonctivites purulentes d'intensité variable (ophtalmie blennorragique de l'adulte ; ophtalmie purulente des nouveau-nés ; conjonctivites dites leucorrhéiques, consécutives, comme l'a montré Morax, à une vulvo-vaginite blennorragique).

2° L'ophtalmie blennorragique métastatique :

3° Une variété de conjonctivite pseudo-membraneuse.

Les caractères cliniques bien connus de l'ophtalmie blennorragique et de l'ophtalmie purulente ne nous arrêteront pas. Nous rappellerons seulement qu'au point de vue anatomo-pathologique la conjonctivite blennorragique est caractérisée par un gonflement considérable de tous les éléments papillaires. Il existe au début une infiltration séreuse de la sous-muqueuse qui est bientôt envahie par un nombre considérable de cellules lymphatiques. Mais, quelle qu'ait été la violence de l'inflammation, alors même qu'il y aurait eu nécrose de la cornée, la conjonctive revient toujours à son état normal. A l'inverse de ce qui se passe dans le trachome, le gonocoque de Neisser n'amène jamais de cicatrices conjonctivales.

Examen de la sécrétion dans l'ophtalmie purulente. — Lorsqu'on examine le pus d'une ophtalmie des nouveau-nés, on doit se souvenir que ce pus peut contenir des diplocoques ressemblant beaucoup au gonocoque par leur forme en grains de café. Ce sont le plus souvent des formes microbiennes appartenant au groupe des staphylocoques. On les distinguera du gonocoque :

1° Parce qu'ils se colorent par le Gram ;

2° Parce qu'ils poussent sur les milieux de culture ordinaires à la température de la chambre. Aussi devra-t-on, pour les éliminer, recourir à deux colorations :

On commencera d'abord par colorer la sécrétion étalée sur la lamelle par la thionine phéniquée qui est un excellent colorant du gonocoque.

On complétera l'examen par la méthode de Gram.

Enfin, si l'on a encore des doutes, l'examen des cultures les lèvera, car ces diplocoques se développent facilement sur les milieux ordinaires et à la température habituelle. Au contraire, le gonocoque ne se cultive bien que sur la gélose-ascite ou le sérum de sang humain. Il s'en faut d'ailleurs de beaucoup que l'ophtalmie des nouveau-nés soit toujours produite par le gonocoque. Les microbes les plus variés (pneumocoque, colibacille) ont pu être trouvés dans ces cas. Il existe même des blennorrhées absolument typiques dans lesquelles l'examen le plus minutieux ne révèle absolument aucun microbe. Il est possible que, dans ce cas, l'accouchement prématuré et l'hérédo-syphilis jouent un rôle important (Druais, Morax).

Il est bon de se rappeler qu'il a été décrit plusieurs espèces de diplocoques ne prenant pas le Gram (pseudo-gonocoques).

L'un d'eux, le Micrococcus catarrhalis, a été trouvé dans certaines conjonctivites chroniques (catarrhe post-opératoire). Mais, même avec de simples préparations sur lames, on pourra le distinguer du gonocoque : on rencontre en effet en même temps d'autres saprophytes (bacille du xérosis, staphylocoque). De plus, il n'est le plus souvent pas intra-cellulaire, mais libre dans un exsudat très peu riche en cellules. Le M. catarrhalis ne réalise d'ailleurs jamais l'aspect clinique de la conjonctivite blennorragique.

Le méningocoque de Weichselbaum a été rencontré par Fränkel dans quelques cas de conjonctivites pseudo-membraneuses de jeunes enfants. Il se présente sous l'aspect d'un diplocoque très analogue au gonocoque et se décolorant par le Gram. Son rôle est loin d'être établi.

Le gonocoque a été trouvé par Morax dans la conjonctivite blennorragique métastatique. On sait que cette affection, dont les symptômes ressemblent à ceux de la sclérite, alterne avec des poussées rhumatismales et est attribuée en général à une infection gonococcique de nature endogène.

Le gonocoque ne détermine pas seulement des inflammations catarrhales ou purulentes de la conjonctive. Chez des enfants atteints d'ophtalmie purulente, il arrive parfois qu'à un moment donné les symptômes se modifient et que l'on se trouve en présence d'une conjonctivite pseudo-membraneuse. Nous laissons, bien entendu, de côté les cas où cette évolution pseudo-membraneuse s'expliquait par l'action de cautérisations trop énergiques au nitrate d'argent; dans les cas de Jacobsen, de Valude, de Lor, aucun traitement n'avait été institué. L'examen bactériologique décela le gonocoque dans les cas de Lor.

Nous ignorons les raisons de cette transformation. Ce que l'on sait bien, en revanche, c'est la gravité toute spéciale de cette forme d'ophtalmie pseudo-membraneuse, qui se termine le plus souvent par perforation de la cornée.

On voit toute l'importance de l'examen bactériologique ; la constatation du gonocoque dans une pseudo-membrane conjonctivale devra faire porter un pronostic des plus réservé.

Action du gonocoque sur la cornée. — On sait la fréquence des lésions cornéennes au cours de l'ophtalmie blennorragique. Les examens anatomo-pathologiques sont peu nombreux. Deux examens de Dinkler permettent de penser que la perforation de la cornée dépend du gonocoque et non pas, comme dans la diphtérie, d'une infection streptococcique surajoutée. Dans les cas de Dinkler, il s'agissait de deux yeux énucléés pour perforation de la cornée au cours d'une ophtalmie blennorragique ; on constata la présence d'amas de gonocoques entre les cellules épithéliales, dans le stroma cornéen, dans l'iris et dans la chambre antérieure.

8° **Bacterium coli.** — Morphologie et cultures. — Le colibacille est un microbe très polymorphe se colorant facilement par les couleurs d'aniline et ne prenant pas le Gram. Il se développe facilement sur les milieux usuels, détermine un trouble abondant et rapide du bouillon et coagule le lait en vingt-quatre ou quarante-huit heures.

Son rôle en pathologie oculaire est peu marqué.

On l'a signalé dans certaines conjonctivites catarrhales du nouveau-né (Axenfeld, Bietti, Zur Nedden), dans le pus de dacryocystites (Uhthoff) et enfin dans la panophtalmie.

II. — *Microbes prenant le Gram.*

1° Pneumocoque.
2° Bacille de Löffler.
3° Streptocoque.
4° Staphylocoque.
5° Bacillus subtilis.

1° **Pneumocoque.** — Les recherches bactériologiques de ces dernières années permettent d'assigner au pneumocoque une place des plus importante en pathologie oculaire. Comme nous le verrons, le pneumocoque produit des conjonctivites d'aspect clinique très varié ; il cause l'ulcère à hypopion ; on le rencontre dans un grand

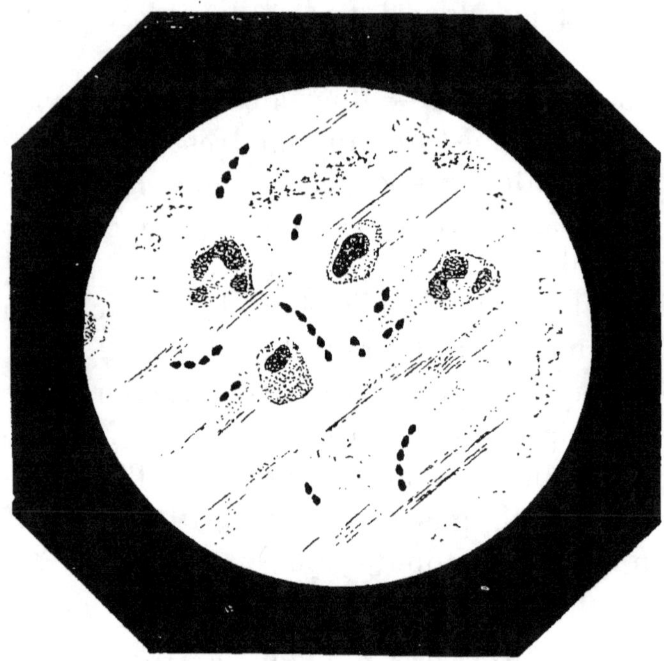

Fig. 4. — Pneumocoques.

nombre de dacryocystites ; il peut émigrer à travers le nerf optique et amener la mort par méningite, après l'énucléation.

Le clinicien est donc exposé à rencontrer le pneumocoque dans les circonstances les plus diverses ; il y a donc pour lui un intérêt majeur à savoir en faire le diagnostic bactériologique.

Morphologie. — Différente suivant que le pneumocoque se trouve dans l'organisme ou dans les cultures.

Dans l'organisme, cocci arrondis ou effilés, lancéolés, réunis en diplocoques ou en chaînettes et entourés d'une capsule. Dimensions variables, 1 μ environ (fig. 4).

Dans les cultures, le pneumocoque n'est pas encapsulé ; les grains sont tantôt ovalaires, tantôt arrondis et forment de courtes chaînettes.

Coloration. — Le pneumocoque se colore par les couleurs basiques d'aniline et prend le Gram.

Pour colorer les capsules, on colorera la lamelle par le Ziehl ; laver et passer à l'eau additionnée d'acide acétique à 1 p. 100 ; les capsules sont colorées en rose moins foncé que le diplocoque.

Cultures. — Se développe à 37°.

Le milieu de culture le plus favorable est la gélose-ascite, dans la proportion de 1 3. Au bout de vingt-quatre heures, le pneumocoque ensemencé en stries donne un semis de fines colonies transparentes que l'on a comparées à des gouttes de rosée : sur gélose ordinaire, les résultats obtenus sont beaucoup moins constants.

Le sérum liquide préparé avec du sang de jeune lapin forme un excellent milieu dans lequel se développent des pneumocoques capsulés (Bezançon et Griffon).

On sait que le pneumocoque ne conserve pas

très longtemps sa vitalité sur les milieux de culture ; il est bon que le milieu soit légèrement alcalinisé avec du carbonate de soude. C'est là une précaution à laquelle Uhthoff et Axenfeld ont attaché beaucoup d'importance dans leurs études sur la bactériologie de l'ulcère à hypopion ; de très minimes différences dans l'alcalinité du milieu utilisé peuvent entraver le développement du pneumocoque. Aussi, avant d'entreprendre des recherches, on devra s'assurer au préalable, en ensemençant du pneumocoque de virulence contrôlée, que le milieu que l'on emploie est utilisable.

Inoculations. — La souris est le réactif de choix pour le pneumocoque ; l'inoculation sous la peau d'une petite quantité de culture en bouillon cause la mort de l'animal en douze à trente heures. A l'autopsie, on trouve une rate très grosse et des signes de septicémie généralisée ; le sang contient une grande quantité de germes encapsulés.

On peut aussi inoculer quelques gouttes de culture dans la cornée du lapin, qui entraînent en quelques jours le développement d'une kératite suppurative.

Pneumocoque comme cause de conjonctivites. — Le pneumocoque n'existe que rarement à l'état saprophytique sur la conjonctive normale.

Il peut, dans certaines conditions, produire des inflammations conjonctivales d'aspect clinique très varié.

La forme la plus commune constitue la conjonctivite catarrhale des nouveau-nés. Elle débute dans les premiers jours qui suivent la naissance et envahit les deux yeux, soit simultanément, soit successivement; il existe une légère injection de la conjonctive palpébrale et des culs-de-sac. On ne trouve que rarement du chémosis et du gonflement des paupières. Si la conjonctive n'est pas soignée, elle perd son aspect lisse et devient veloutée. Il existe du larmoiement et une légère hypersécrétion muqueuse. On constate fréquemment la coexistence du coryza et de l'inflammation de la muqueuse du canal nasal (Parinaud).

Plus rarement (Haushalter, Cuénod), on a observé des conjonctivites purulentes à pneumocoques. Là encore, le canal lacrymal avait été la voie suivie par l'infection.

Les pneumocoques sont, le plus généralement, encapsulés, mais ce caractère n'est pas constant. Parfois, ils sont inclus dans le protoplasma cellulaire ; à côté de diplocoques à forme typique, on en trouve qui ont une forme ronde ou ovalaire. Ils existent en nombre très considérable dans la sécrétion conjonctivale ; mais, comme l'a montré Axenfeld, leur nombre diminue brusquement au moment où la conjonctivite entre en décroissance ; vers la fin, on ne trouve plus guère dans la sécrétion que des staphylocoques et du massué.

L'examen direct de la sécrétion permettra de les caractériser avec facilité. On fera deux colorations : l'une par la méthode de Gram, l'autre par la fuchsine de Ziehl qui a l'avantage de bien mettre en évidence les capsules.

Mais la forme clinique la plus intéressante est la forme pseudo-membraneuse. Il faut bien savoir

que le pneumocoque peut causer tantôt des conjonctivites avec pseudo-membranes superficielles,
tantôt des conjonctivites avec exsudation fibrineuse
interstitielle, absolument semblable à la forme
grave de l'ophtalmie diphtérique.

La forme superficielle a été observée par Morax
qui en a décrit quatre cas ; ces cas sont même les
premiers qu'il décrivit, lorsqu'il étudia les conjonctivites à pneumocoques.

La forme interstitielle grave est bien connue
depuis les travaux de Coppez. Dans le cas de
Coppez, il y eut perforation de la cornée avec
atrophie du globe consécutive. L'examen bactériologique révéla des pneumocoques et des staphylocoques. De même, dans un cas rapporté par
M. de Lapersonne, l'aspect clinique était celui
d'une diphtérie pseudo-membraneuse grave, alors
que l'examen ne décela que du pneumocoque à
l'état de pureté. Il faut donc être bien prévenu
de l'existence de ces formes dont le pronostic,
comme on le voit, peut être des plus sérieux.

Pneumocoque dans les affections de la cornée. — Le rôle
capital joué par le pneumocoque dans les infections aiguës
de la cornée avait déjà été entrevu par Pflüger et surtout
par Gasparrini qui, ayant étudié la bactériologie de 25 cas
de kératite à hypopion, avait trouvé 21 fois le pneumocoque
soit seul, soit associé au streptocoque et au staphylocoque.
Les recherches de Uhthoff et Axenfeld vinrent confirmer
et compléter ces résultats, démontrant d'une façon définitive que le pneumocoque est l'agent causal de la kératite à
hypopion.

4.

Il est nécessaire de rappeler que l'ulcère serpigineux typique à la période d'état se présente comme une ulcération superficielle, bien détergée, mais à la périphérie de laquelle on trouve une zone d'infiltration de couleur gris jaunâtre. Cette apparence s'explique par ce fait que le pneumocoque est très rapidement tué par ses propres produits de sécrétion; c'est donc dans les parties périphériques de l'ulcération, là où l'invasion du germe est récente, que l'on a le plus de chances de le rencontrer.

L'examen d'une ulcération cornéenne se fera de la manière suivante.

Après cocaïnisation on fait couler sur le fond de l'ulcère un filet d'eau stérilisée, de manière à écarter les germes qui peuvent pulluler secondairement en nombre plus ou moins considérable à la surface de la cornée. Prenant ensuite une aiguille à corps étrangers stérilisée par passage à la flamme, on gratte avec beaucoup de précautions le tissu cornéen malade ; nous avons vu que, dans le cas d'ulcère serpigineux, c'est au bord progressif infiltré que l'on doit s'adresser. La plupart du temps on rencontrera les pneumocoques dans la profondeur et non dans la couche la plus superficielle.

Avec le produit du grattage on fait des examens sur lames et des ensemencements sur des milieux nutritifs.

En employant toutes les précautions techniques que nous avons indiquées (culture du pneumocoque sur gélose-ascite ou sérum sanguin légèrement alcalinisé, etc.)

Uhthoff et Axenfeld sont arrivés à des résultats des plus intéressants au point de vue de la fréquence, de la morphologie et de la répartition du pneumocoque dans l'ulcère à hypopion.

En ce qui concerne la fréquence, sur trente-cinq cas d'ulcère serpigineux ils ont trouvé vingt-neuf fois le pneumocoque; or, sur ces vingt-neuf cas, cinq fois seulement il se trouvait associé à d'autres microbes. Il semble donc que le pneumocoque ait une action élective sur la cornée on sait que dans un grand nombre de cas l'ulcère à hypopion est lié à une affection chronique des voies lacrymales ; une érosion sert de point d'entrée au pus chargé de pneumocoque qui baigne la surface de la cornée. Or il est remarquable que, tandis que dans le pus de la dacryocystite le pneumocoque est associé aux microbes les plus divers (streptocoque, staphylocoque, bacille de l'ozène), au niveau de l'ulcération cornéenne il se retrouve presque toujours seul.

Dans certains cas la salive projetée dans l'œil a pu déterminer un ulcère à pneumocoques (expériences de Hotta).

Au point de vue morphologique, dans le produit de raclage direct de l'ulcère on trouve des diplocoques avec une capsule bien nette. Cette forme persiste sur les cultures obtenues en milieux solides. Au contraire, sur les cultures en bouillon, il existe très souvent des chaînettes difficiles parfois à distinguer de celles du streptocoque.

Enfin, au point de vue de la répartition, il est intéressant de remarquer que, dans le bord progressif de l'ulcère, les pneumocoques se disposent souvent en amas zoogléiques, alors que dans aucun tissu du corps ils n'ont tendance à se ranger en masses compactes. La forme en diplocoques se reconnaît d'ailleurs très bien même dans ces amas épais.

Hypopion. — A la question de l'ulcère serpigineux se rattache tout naturellement l'étude bactériologique de l'hypopion qui en constitue le principal symptôme. Or, l'examen bactériologique du pus d'hypopion recueilli après une paracentèse de la chambre antérieure ne sera jamais bien concluant. On aura toutes chances d'avoir une contamination par le pneumocoque qui infiltre les lames de la cornée. Les seuls examens bactériologiques indiscutables sont ceux dans lesquels le pus a été recueilli, comme l'ont fait Druault et Petit, après amputation du segment antérieur, au moyen d'une pipette avec laquelle on traversait la zonule d'arrière en avant.

Ainsi que l'ont prouvé des recherches nombreuses (Leber, Hess, Bach, Druault et Petit), le pus de l'hypopion est toujours stérile tant qu'il n'est pas survenu de perforation de la membrane de Descemet. Comme l'avait pensé Leber depuis bien longtemps, l'accumulation du pus dans la chambre antérieure est vraisemblablement le résultat de l'action chimiotaxique exercée par les toxines du pneumocoque; il est actuellement démontré que l'émigration leucocytaire qui constitue l'hypopion provient surtout des vaisseaux iriens et ciliaires.

Pneumocoque dans les dacryocystites. — Ainsi que nous venons de le voir, l'étude de l'ulcère à hypopion ne peut guère se séparer de celle des dacryocystites.

Et, de fait, les recherches relativement récentes sur la bactériologie des voies lacrymales montrent la grande fréquence du pneumocoque dans les dacryocystites. Il se trouve, il est vrai, le plus souvent associé à des germes assez variables.

Dans dix cas de mucocèle, Terson et Cuénod ont trouvé huit fois le pneumocoque, et sur ces huit cas il existait cinq fois à l'état de pureté absolue. — Sa virulence était très faible, il est vrai, puisqu'en aucun cas la souris n'était tuée par lui dans les vingt-quatre heures. — Dans les trois cas où le pneumocoque n'était pas à l'état de pureté il était associé au streptocoque et au staphylocoque.

Dans huit cas de dacryocystite purulente sans phlegmon, ils ont trouvé cinq fois le pneumocoque soit pur, soit associé à des bactéries indifférentes. Mais, dans ces cas, le pneumocoque était beaucoup plus virulent que celui qu'ils avaient trouvé dans les dacryocystites catarrhales. Dans tous ces cas le pneumocoque existe souvent en quantité très considérable.

M. de Lapersonne, ayant recherché pendant quelque temps le pneumocoque dans tous les cas de suppuration qu'il a trouvés à sa clinique de Lille, a constaté que c'était surtout dans les cas de dacryocystite avec suppuration franche ou avec sécrétion muco-purulente qu'il obtenait des cultures abondantes sur gélose. Le pneumocoque se cultivait mal lorsqu'il était associé à d'autres microbes.

Pneumocoque dans les panophtalmies. — Le pneumocoque peut causer des panophtalmies soit par infection métastatique, soit en venant compliquer un traumatisme accidentel ou opératoire de l'œil.

Le premier cas (le plus rare) est réalisé dans l'observation de Herrnheiser (ophtalmie métastatique, suite de pneumonie ; — la coloration sur coupes démontre la présence d'une embolie pneumococcique dans les vaisseaux de la choroïde).

L'observation rapportée par M. de Lapersonne en 1897 à la *Société française d'ophtalmologie* met bien en relief le deuxième mode d'infection.

Tous les examens bactériologiques récents démontrent bien que l'infection pneumococcique est la cause la plus fréquente des panophtalmies opératoires ou accidentelles ; le pneumocoque provient la plupart du temps des voies lacrymales, peut-être même, dans certains cas, de projection de salive sur les instruments (Hotta).

2° Bacille de Klebs-Löffler. — MORPHOLOGIE. — Dans les fausses membranes, le bacille de Löffler se présente sous forme de bâtonnets, légèrement incurvés, parfois renflés en poire ou en massue à une de leurs extrémités. Leur longueur est variable (forme longue, — forme moyenne, — forme courte); — elle oscille entre 5 et 2 μ; les formes longues sont d'un pronostic plus défavorable. Dans les cultures jeunes, l'aspect est analogue à celui que nous venons de décrire ; — dans les cultures âgées, on rencontre souvent des formes involutives.

Le bacille de Löffler se colore par toutes les couleurs basiques d'aniline et prend le Gram.

CULTURES. — Température optima : 37°.

En bouillon, le bacille de Löffler donne, suivant l'ancienneté du bouillon, une réaction et un aspect différents. — Dans le bouillon préparé avec de la viande fraîche, les cultures deviennent rapidement acides; les bacilles se développent en petits grumeaux fixés à la paroi ; — puis ces grumeaux se rassemblent au fond du vase en une couche blanchâtre. — Quand la culture est laissée au repos, un voile mince apparaît au bout de quelque temps à la surface du liquide et l'acidité dure indéfiniment.

Si la viande employée commençait à se putréfier, la culture ne s'acidifie pas; elle devient au contraire de plus en plus alcaline. Mais le développement est luxuriant; un voile épais se forme à la surface et le liquide ne se clarifie jamais. Si on a utilisé une viande ancienne, mais non encore putréfiée, le bouillon, primitivement acide, s'alcalinise ensuite; la culture, d'abord claire, se trouble et on voit à la surface un voile superficiel assez dense.

Sur sérum coagulé, qui constitue le milieu de choix, au bout de quinze à vingt heures le bacille de Löffler donne des taches blanches, arrondies, plus épaisses au centre qu'à la périphérie. Ces cultures sont très caractéristiques.

Inoculation. — Le cobaye inoculé sous la peau meurt en trente-six heures ; au point inoculé, œdème gélatineux : congestions viscérales, épanchement pleural fréquent. L'inoculation intrapéritonéale ne tue qu'en trois à quatre jours.

Le lapin meurt au bout de soixante-douze heures environ.

Après avoir déterminé des excoriations sur la muqueuse conjonctivale, on peut déterminer par inoculation, la production de fausses membranes.

Les altérations conjonctivales produites par le bacille de Löffler se présentent sous forme de pseudo-membranes analogues à celles de la diphtérie pharyngée. On sait que depuis longtemps les auteurs allemands distinguent les exsudations coagulées à la surface de la conjonctive ou conjonctivites croupales de l'ophtalmie diphtéritique vraie décrite par de Græfe et dans laquelle la muqueuse est envahie dans toute son épaisseur par un exsudat fibrineux. Cette distinction doit être rejetée. Déjà en 1889 les études de Leloir avaient démontré qu'en ce qui concerne la diphtérie pharyngée il n'existe entre les infections croupales et les infections interstitielles qu'une différence de degré, et Sourdille, en 1894, dans des études entreprises au Laboratoire d'ophtalmologie de l'Hôtel-Dieu, prouva que les données de Leloir étaient également applicables à la diphtérie conjonctivale. Cautérisant la muqueuse conjonctivale de lapins avec de l'ammoniaque, il obtenait, suivant la durée plus ou moins longue de la cautérisation, des fausses membranes superficielles, d'origine croupale, ou des exsudations interstitielles. L'identité des deux formes cliniques était ainsi démontrée.

Plus tard, en 1900, M. le professeur de Lapersonne, s'adressant à une toxine végétale, l'abrine, principe actif du jéquirity, obtint également des résultats fort intéressants ; l'application de cette toxine sur la muqueuse conjonctivale du lapin provoque rapidement une transsudation séro-fibrineuse qui se coagule et une chute rapide de l'épithélium. Au-dessous de cet exsudat affluent de grandes quantités de leucocytes mono et polynucléaires qui produisent çà et là dans les vaisseaux des embolies leucocytaires. L'abrine exerce donc une action chimiotaxique positive vis-à-vis des leucocytes, accompagnée d'une transsudation séro-fibrineuse qui forme la pseudo-membrane.

Rappelons enfin les expériences de Morax et Elmassian (1898). Instillant de la toxine diphtérique diluée au cinquième dans le cul-de-sac conjonctival d'un lapin, ils sont arrivés à produire au bout de quarante-huit heures une exsudation pseudo-membraneuse.

Toutes ces recherches présentent un grand intérêt au point de vue de la pathologie générale ; actuellement on ne doit plus considérer le terme de *pseudo-membrane* comme étant l'équivalent d'*infection diphtérique* ; la pseudo-membrane n'est qu'un mode de réaction commun à un grand nombre de muqueuses vis-à-vis d'irritations très diverses, chimiques (ammoniaque) ou toxiques (abrine, toxine diphtérique). Mais tantôt les toxines microbiennes ont une action spécifique, reproduisant toujours la fausse membrane à ses degrés les plus divers (bacille de Löffler), tantôt au contraire ces toxines ne peuvent produire de fausses membranes que dans certaines conditions encore mal déterminées, mais où l'état général du sujet semble jouer un rôle prépondérant (gonocoque, pneumocoque, streptocoque, bacille de Weeks).

Quoi qu'il en soit, nous devons remarquer l'importance capitale de l'examen bactériologique dans tous les cas de conjonctivite pseudo-membraneuse. Car l'aspect clinique, à lui seul, ne nous permet presque jamais de décider à quelle infection microbienne nous avons affaire. S'il est vrai de dire que la plupart du temps les conjonctivites pseudo-membraneuses à bacilles de Weeks et à pneumocoques sont caractérisées par une exsudation superficielle et une évolution bénigne, il faudrait se garder de considérer ces caractères comme absolus. Nous n'en voulons pour preuve qu'une observation rapportée par M. le professeur de Lapersonne : il s'agissait d'un enfant présentant une conjonctivite pseudo-membraneuse, réalisant d'une façon parfaite l'aspect clinique de l'ophtalmie diphtérique ; or, l'examen bactériologique ne montrait cependant que du pneumocoque à l'état de pureté. Et, inversement, des exsudations conjonctivales pseudo-membraneuses superficielles, croupales, pour employer le terme allemand, ont pu provoquer par contagion de graves épidémies de diphtérie pharyngée (observation de Haab).

Dans la grande majorité des cas de conjonctivite diphtérique, on ne rencontre pas le bacille de Löffler à l'état pur ; il s'agit presque toujours de formes associées ; le staphylocoque et le streptocoque sont les microbes le plus fréquemment observés dans ces cas, en même temps que le bacille de Löffler. On s'explique qu'il en soit ainsi, si l'on se souvient que, cliniquement, la conjonctivite diphtérique succède à une rougeole ou à une conjonctivite phlycténulaire. L'importance de ces microbes associés est très considérable ; rappelons seulement que Sourdille et Uhthoff ont attribué un rôle prépondérant au streptocoque dans les lésions cornéennes perforantes observées à la suite de la diphtérie conjonctivale.

L'examen bactériologique d'une conjonctivite diphtérique est donc assez complexe et nécessite à la fois l'examen direct sur lame, la culture et l'inoculation.

Examen de la fausse membrane diphtérique. — Quelle marche devra-t-on suivre en pareil cas? Au point de vue clinique, il est d'un grand intérêt de pouvoir poser rapidement le diagnostic de diphtérie conjonctivale (injection de sérum de Roux). L'examen direct de la fausse membrane sur lame rend dans ce cas les plus grands services. Comme le dit Morax :

« Le nombre des saprophytes est toujours très restreint sur la conjonctive ; et c'est pour cette raison que la recherche du bacille diphtérique par le microscope peut être pratiquée avec avantage. Lorsqu'on procède à la culture sur sérum coagulé sans faire auparavant l'examen microscopique, on se heurte à de grosses difficultés résultant du fait, qu'à l'état normal comme à l'état pathologique, on rencontre sur la conjonctive des bacilles qui, en raison de leur petit nombre, ne gênent pas l'examen microscopique, alors que la culture les met toujours en évidence ; or, ces bacilles forment sur sérum des colonies qui ont les plus grandes analogies avec celles du bacille diphtérique. L'inoculation au cobaye pourra seule permettre d'affirmer qu'il s'agit du bacille diphtérique virulent; mais cet examen nécessite quatre à huit jours d'attente, et il perd par conséquent toute son importance au point de vue thérapeutique ».

Pour pratiquer cet examen, on prélève une parcelle de fausse membrane, soit en frottant la conjonctive avec un tampon d'ouate hydrophile stérilisée monté sur une pince à forcipressure, soit plus simplement en détachant la fausse membrane avec une anse de platine stérilisée.

La fausse membrane est écrasée entre deux lames. On fixe par la chaleur, on pratique une première coloration par la méthode de Gram ; les bacilles de Löffler prennent la coloration. Pour étudier les microbes associés, on traite une seconde lamelle par coloration simple (bleu de Kühne ou bleu de Löffler).

Si ces examens sont négatifs, il ne faudra pas se hâter trop vite de conclure à l'absence du bacille de Löffler ; les examens devront être répétés à plusieurs reprises ; il peut arriver souvent qu'un premier examen ne suffise pas à déceler le bacille de Löffler ; on peut n'obtenir un résultat positif qu'à la suite d'examens multiples.

L'examen sur lame doit toujours être complété par la culture et l'inoculation : les cultures nous indiqueront l'importance des espèces microbiennes associées ; l'inoculation permettra de déterminer la virulence du bacille de Löffler.

Pour la culture, on prélève à l'aide d'un fil de platine une parcelle de fausse membrane et on l'ensemence sur trois tubes de sérum coagulé, suivant la méthode que nous avons déjà indiquée dans la technique générale.

Il arrive fréquemment que l'examen ainsi pratiqué ne met au début en évidence que des colonies microbiennes n'ayant qu'un rôle accessoire ; c'est ce qui arrive, par exemple, lorsqu'on ensemence une fausse membrane provenant d'un enfant atteint d'impétigo, dont les conjonctives sécrètent abondamment, dont les paupières sont agglutinées par des croûtes ; il pousse alors sur le sérum de nombreuses colonies de staphylocoque, qui peuvent masquer celles du bacille de Löffler (Coppez). Dans ces cas, il vaut mieux diluer au préalable la fausse membrane dans 1 centimètre cube de bouillon, et pratiquer ensuite l'ensemencement sur les tubes de sérum avec quelques gouttes de la dilution. C'est surtout dans ces cas que les examens devront être multipliés.

Sur les tubes de sérum placés dans l'étuve à 37°, les colonies du bacille de Löffler se développent en général au bout de dix heures, et cette précocité de développement est un des meilleurs signes du diagnostic avec le bacille du xérosis.

Inoculation. — On doit enfin toujours contrôler la virulence du bacille observé par l'inoculation sous la peau du cobaye de quelques gouttes de culture en bouillon. Lorsque l'épreuve est positive, on peut éliminer à coup sûr l'existence du bacille du xérosis, ce dernier étant dépourvu de toute virulence, même lorsqu'on l'inocule en grandes quantités.

Pour résumer, nous dirons qu'en présence d'une conjonctivite pseudo-membraneuse on doit toujours pratiquer l'examen bactériologique, alors même que l'ensemble des symptômes cliniques semblerait devoir faire porter un pronostic bénin.

1° Prélevant une parcelle de fausse membrane à l'aide d'une anse de platine, on fera deux examens sur lame, l'un en colorant par la méthode de Gram, l'autre en colorant par les méthodes ordinaires ; en cas de résultat négatif, ces examens devront être multipliés ;

2° On contrôle cet examen par l'ensemencement sur trois tubes de sérum d'une parcelle de fausse membrane ; il sera souvent avantageux de diluer au préalable les fausses membranes dans 1 centimètre cube de bouillon ;

3° Inoculation sous la peau du cobaye de 1 centimètre cube de culture en bouillon de vingt-quatre heures.

3° **Streptocoque.** — Il est admis actuellement que le streptocoque n'existe pas sur la conjonctive saine, normale, en dehors d'un état inflammatoire plus ou moins marqué des voies lacrymales. Dans ce dernier cas, il s'en faut de beaucoup que le streptocoque provoque fatalement une conjonctivite. Il ne faut pas oublier que le streptocoque contenu dans le canal lacrymal n'a le plus souvent qu'une virulence faible ; au contraire, quand la dacryocystite s'accompagne de conjonctivite, la virulence du bacille est beaucoup plus accentuée.

L'apport du streptocoque sur la conjonctive

semble donc lié le plus souvent à une infection naso-pharyngienne. On sait depuis longtemps que toute une variété d'érysipèles de la face ne reconnaissent pas d'autre origine.

MORPHOLOGIE. — Le streptocoque se présente sous forme de chaînettes de cocci mesurant 1 μ. environ, plus ou moins allongées. La disposition des chaînettes et la forme des grains peuvent être très variables. Le streptocoque se colore par les couleurs basiques d'aniline et prend le Gram.

CULTURES. — Le streptocoque est aérobie et anaérobie. Il se développe à 37° dans le bouillon avec grande facilité, formant sur la paroi du vase des dépôts floconneux adhérents qui finissent par tomber au fond en formant un dépôt grisâtre abondant. Il acidifie le bouillon et perd rapidement sa vitalité si l'on ne prend pas la précaution de le repiquer avant que le bouillon ne soit acidifié. Aussi les cultures doivent-elles toujours être légèrement alcalinisées.

Le streptocoque se développe bien sur gélose, donnant le long de la strie d'ensemencement des colonies punctiformes, grisâtres, en grains de semoule.

INOCULATIONS. — Le lapin est l'animal de choix pour essayer la virulence du streptocoque. L'inoculation classique consiste à injecter 1 centimètre cube de culture pure en bouillon de vingt-quatre heures, dans le tissu cellulaire sous-cutané de l'oreille, à l'aide d'une seringue de Pravaz. Suivant la virulence, on pourra avoir toute une série de lésions : légère rougeur érysipélateuse, virulence faible ; érysipèle phlegmoneux avec arthrites suppurées, virulence moyenne; enfin septicémie rapide entraînant la mort en quelques jours, virulence forte.

Conjonctivites streptococciques. — Sur la conjonctive, le streptocoque produit deux grandes variétés d'inflammation : les conjonctivites catarrhales d'origine lacrymale, les conjonctivites pseudo-membraneuses.

Nous rappellerons que les conjonctivites catarrhales d'origine lacrymale sont caractérisées par une injection violacée de la conjonctive et de l'épisclère, une sécrétion peu abondante, et surtout de l'iritis à forme séreuse avec dépôt sur la membrane de Descemet. Cette action à distance sur l'iris est explicable par la virulence des toxines streptococciques élaborées sur la conjonctive.

Il est en effet remarquable que, tandis que le streptocoque qui existe dans les voies lacrymales est assez peu virulent, cette virulence se trouve renforcée au niveau de la conjonctive, comme le démontrent les inoculations au lapin. On ne trouve, par l'examen sur lames, qu'un nombre de streptocoques assez peu abondant.

Les observations de conjonctivites pseudo-membraneuses à streptocoques sont maintenant assez nombreuses ; on les voit survenir souvent chez les enfants au cours d'une fièvre éruptive et la maladie débute souvent par de l'angine ou des pseudo-membranes nasales; l'aspect clinique de ces conjonctivites ne diffère nullement de celui des conjonctivites à bacille de Löffler, et l'on peut observer aussi bien des pseudo-membranes superficielles que de l'infiltration interstitielle de toute la muqueuse conjonctivale. Dans ces cas, le streptocoque peut être seul en cause ou associé au bacille de Löffler. On sait que, pour Sourdille et Uhthoff, la perforation de la cornée au cours de la conjonctivite diphtéritique est le résultat d'une infection secondaire le plus souvent streptococcique. C'est ce qui expliquerait la gravité de ces conjonctivites pseudo-membraneuses associées.

La technique de l'examen de ces pseudo-membranes a été exposée à propos des conjonctivites diphtéritiques. Nous rappellerons seulement que, avant d'affirmer l'existence d'une conjonctivite pseudo-membraneuse à streptocoques purs, on devra toujours multiplier les examens, le bacille de Löffler pouvant très facilement passer inaperçu, pour des raisons que nous avons indiquées plus haut.

Dacryocystites et péricystites. — Tandis que la présence du streptocoque n'est que rarement notée dans les mucocèles, on le trouve presque constamment dans les formes aiguës de dacryocystite et de péricystite (Morax, Poulard). Depuis longtemps déjà Widmark lui attribuait la dacryocystite phlegmoneuse. Morax, ayant étudié quatorze cas de dacryocystite aiguë, constata toujours la présence à l'état pur d'un streptocoque de virulence atténuée. De même, Cuénod trouve le streptocoque trois fois sur cinq cas de dacryocystite phlegmoneuse.

4° **Staphylocoque.** — Les premiers observateurs qui ont étudié la bactériologie de la conjonctive normale ont affirmé que le staphylocoque était l'hôte normal de cette muqueuse. En réalité, les cocci que l'on y décèle par la culture ne sont qu'une variété du staphylocoque blanc, et l'on ne rencontre que bien rarement le staphylocoque doré, le seul qui soit vraiment pathogène. On sait d'ailleurs que le staphylocoque est un germe extrêmement répandu ; on le rencontre un peu partout, dans l'air, à la surface de la peau ; aussi, lorsqu'on l'a décelé dans une culture, ne faut-il pas se hâter de lui attribuer un rôle pathogène en se basant sur un seul examen.

Contrairement au pneumocoque et au strepto-coque, le staphylocoque doré n'a que peu d'importance en pathologie oculaire, quoiqu'on l'ait rencontré dans des conjonctivites d'allures cliniques extrêmement variées (conjonctivite post-opératoire, catarrhe des nouveau-nés, catarrhe folliculaire). Il s'agit probablement dans tous ces cas d'infection secondaire, car les essais d'inoculation du staphylocoque doré sur la muqueuse conjonctivale saine sont restés infructueux.

Le staphylocoque se présente en général sous la forme classique de grains de 0,5 à 1 μ. de diamètre, tantôt isolés, tantôt réunis en amas, donnant l'aspect de diplocoques, de chaînettes ou de grappes, libres ou intracellulaires. Il se colore par toutes les couleurs basiques d'aniline et prend le Gram. Il se développe avec la plus grande facilité sur tous les milieux de culture entre 15° et 44°. Sur gélose, il produit rapidement une culture épaisse, luisante, de couleur jaune. L'inoculation intrapéritonéale amène rapidement la mort du lapin et du cobaye. — Dans certains cas, le staphylocoque se présente sous forme de diplocoques pouvant ressembler au gonocoque, mais prenant le Gram. Il s'agit là d'une variété saprophytique du staphylocoque.

Duclaux et Boucheron furent les premiers à

attribuer au staphylocoque la production de la conjonctivite phlycténulaire et leurs recherches furent confirmées par Bach. L'expérience de tous les jours montrait la grande fréquence de la conjonctivite phlycténulaire chez les enfants atteints d'impétigo de la face.

Mais on est en droit de se demander si les pustules sont vraiment liées à une inoculation staphylococcique, ou si celle-ci vient seulement compliquer d'une façon secondaire un processus banal développé sous l'influence d'irritations diverses. Axenfeld, Bach et Neumann, ayant pratiqué récemment des examens de phlyctènes, n'ont obtenu le plus souvent que des résultats négatifs.

Du reste, le staphylocoque n'est pas le seul agent susceptible de provoquer l'ophtalmie phlycténulaire. Celle-ci peut évoluer chez des sujets scrofuleux consécutivement à une conjonctivite à diplobacilles ou à pneumocoques.

Il existe un petit nombre d'observations de conjonctivites pseudo-membraneuses à staphylocoques (un cas de Pichler, trois cas de Lor); dans les cas de Lor, l'affection avait été précédée de poussées d'impétigo soit du côté de la face, soit du côté de la conjonctive.

L'orgelet est causé par une infection staphylococcique.

5° **Bacillus subtilis.** — Morphologie et cultures. — Gros bacille de 2 μ à 5 μ, à extrémités arrondies, isolé ou en chaînettes, se colorant très facilement et prenant le Gram. Ses cultures se font facilement sur tous les milieux ordinaires. Son action pathogène est très variable ; en règle générale, il n'a pas d'action pathogène sur la cornée.

Zur Nedden l'a rencontré dans deux cas d'ulcère serpigineux chez l'homme.

Il est l'agent de certaines panophtalmies posttraumatiques (Haab, Gourfein, Polatti).

III. — *Germes exigeant des procédés de culture ou de coloration spéciaux.*

1° Aspergillus fumigatus. — Bien que les observations de kératite aspergillaire observées depuis le travail de Leber soient assez rares, il est probable que le nombre en serait beaucoup plus élevé si tous les ulcères à hypopion étaient examinés systématiquement au point de vue bactériologique.

Rappelons qu'au point de vue clinique ces kératites aspergillaires ont toujours succédé à des contaminations par de la terre ou des matières végétales. Elles se présentent sous forme d'une ulcération cornéenne arrondie, grisâtre, remarquable par sa grande sécheresse. Le fond de l'ulcère, complètement nécrosé, se détache facilement du reste du tissu cornéen et, lorsqu'on l'a enlevé, la guérison s'opère avec la plus grande facilité.

Si l'on examine au microscope le produit du grattage de la portion nécrosée, on trouve un aspect des plus caractéristique ; c'est un épais feutrage de mycélium, se colorant très bien par l'hématoxyline et surtout par la coloration de Weigert pour la fibrine ; il ne se colore pas par le carmin. Son épaisseur est de 0,003 à 0,004 millimètres. De ce mycélium se détachent par places des ramifications perpendiculaires portant des conidies. Dans tous les cas observés, il s'agissait de la variété désignée sous le nom d'*Aspergillus fumigatus*, elle se distingue de l'*Aspergillus glaucus* par ses dimensions beaucoup moins considérables. Le diamètre des conidies est de 3 à 4 μ ; elles sont de couleur verdâtre, lisses et ne présentent pas de bosselures.

Les ensemencements seront pratiqués sur le liquide de Raulin ; l'*Aspergillus fumigatus* y donne en moins de quinze heures d'abondants flocons.

Sur pomme de terre, on aura très vite des stries abondantes de couleur noirâtre.

2° **Microbes anaérobies.** — Dans ces dernières années, les travaux de Veillon, Zuber, Hallé, Rist, etc., ont démontré l'existence de microbes anaérobies dans divers foyers de suppuration fétide ou gangreneuse.

Dans le pus d'une péricystite lacrymale, MM. Veillon et Morax ont trouvé, outre du streptocoque, deux espèces anaérobies auxquelles ils rapportent la fétidité du pus et l'aspect gangreneux du foyer péricystique. L'une de ces espèces est identique à celle décrite d'abord par Veillon et ensuite par Hallé sous le nom de *Bacillus fun-duliformis*; ce sont des bâtonnets de longueur très variable et polymorphes, se colorant mal, ne prenant pas le Gram et donnant dans les tubes de gélose glucosée de petites colonies microscopiques grisâtres d'abord et punctiformes, puis plus tard jaunâtres.

L'autre espèce est un cocco-bacille également anaérobie strict et n'ayant jamais été décrit jusque-là.

Dans le même ordre d'idées, Baup et Stanculéanu, étudiant les suppurations du sinus maxillaire, considèrent les empyèmes à pus fétide comme relevant d'une infection d'origine dentaire ; ils ont en effet trouvé dans ce cas de nombreuses espèces anaérobies.

Bacillus perfringens. — Bacille petit, trapu, à extrémités nettement limitées et prenant le Gram ; se présente entouré d'une aréole claire, qui ne correspond pas à une capsule, mais à une rétraction du milieu environnant. Les cultures, inoculées dans le corps vitré d'un lapin, provoquent la panophtalmie.

Chaillous l'a rencontré dans le corps vitré de deux yeux énucléés pour panophtalmie traumatique.

3° **Bacille de la tuberculose**. — Que les lésions tuberculeuses de l'œil soient secondaires à la tuberculose d'un autre organe ou qu'elles soient primitives, leur diagnostic bactériologique présente toujours un grand intérêt pour le clinicien.

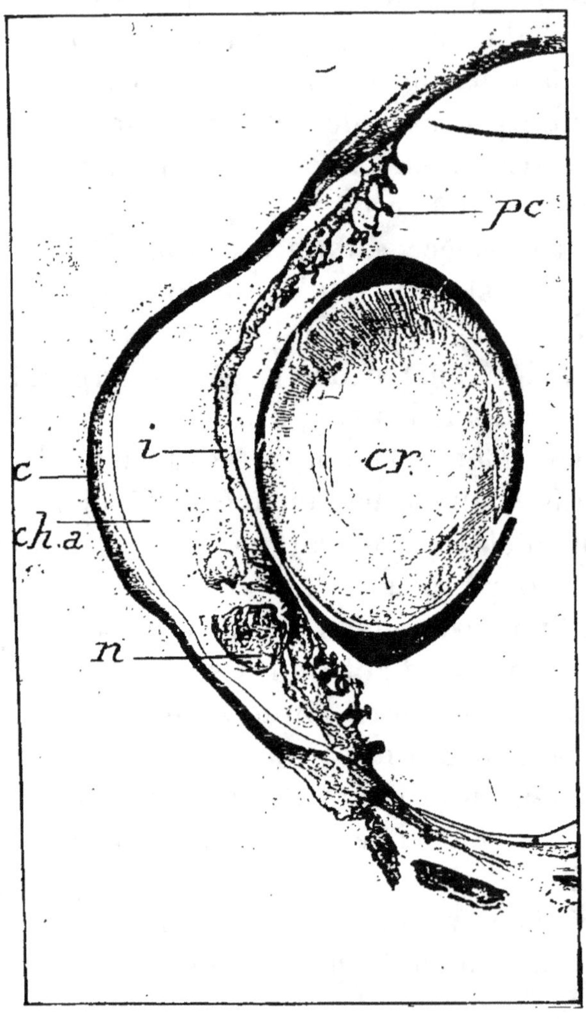

(Photo-microgr. Monpillard)

Fig. 5. — Segment antérieur d'un œil de lapin.
Grossissement 4 diam. 1/2.

ch.a, chambre antérieure ; *i*, iris ; *n*, fragment de tissu inoculé
dans la chambre antérieure ; *pc*, procès ciliaires ; *cr*, cristallin.

Dans bien des cas, l'examen anatomo-pathologique, montrant l'existence de follicules tuberculeux et de cellules géantes, assure le diagnostic.
Mais les choses ne sont pas toujours aussi simples.
Il n'est pas rare de trouver des lésions tuberculeuses avérées dans lesquelles l'examen microscopique ne décèle pas trace de granulation tuberculeuse ; et inversement, dans certaines iritis
syphilitiques, on a pu observer des infiltrations
de cellules épithélioïdes ressemblant beaucoup
à la tuberculose.

La recherche des bacilles sur coupes est également très incertaine. Dans beaucoup de cas, les
bacilles sont très rares ou manquent absolument.

L'inoculation à l'animal est donc le procédé
auquel on doit recourir. On fait de préférence
l'inoculation dans la chambre antérieure de l'œil
d'un lapin, suivant le procédé indiqué dans la
technique des inoculations (fig. 5). Dans le cas de
tuberculose, il se fait, parfois dès le cinquième ou le
sixième jour, et dans tous les cas au bout de deux
à trois semaines, un semis de fines granulations
jaunâtres dans le segment inférieur de l'iris, au
voisinage du point inoculé (Panas et Vassaux).
Dans la zone cornéenne incisée se produit une
raie blanchâtre vers laquelle l'épisclère et la
conjonctive envoient un pinceau vasculaire. Puis
la cornée s'ulcère à ce niveau, la chambre antérieure se vide de son contenu et l'iris apparaît au
fond de l'ulcération. Le corps vitré et les mem-

branes profondes sont atteintes et l'œil se perd par panophtalmie.

Pour résumer, on doit donc, en présence d'une production dont on soupçonne la nature tuberculeuse :

1° Prélever s'il est possible une quantité de tissu suffisante pour permettre l'inclusion, les coupes et l'examen histologique ; les bacilles seront recherchés sur les coupes par le procédé indiqué plus loin ;

2° Faire toujours l'inoculation dans la chambre antérieure du lapin et, s'il est possible, en même temps dans le péritoine d'un cobaye.

On peut encore ajouter, aux voies sous-cutanées intra-péritonéales et oculaires d'inoculation, la voie mammaire. Il suffit d'injecter, comme l'ont indiqué Nattan-Larrier et Griffon, le produit pathologique tuberculeux dans la mamelle d'une femelle de cobaye en lactation. Les bacilles se montrent très rapidement dans la sécrétion.

La tuberculose peut atteindre toutes les parties du globe oculaire, mais elle a surtout une prédilection pour la conjonctive et le tractus uvéal. Nous indiquerons brièvement les particularités que présentent, au point de vue anatomo-pathologique, les formes cliniques que l'on observe le plus fréquemment.

On sait que, sur la conjonctive, la tuberculose produit le plus souvent des ulcérations qui siègent en général au niveau du tarse et du pli de passage, présentant souvent à leur pourtour un semis caractéristique de fins nodules jaunâtres ; dans ces cas, on trouve toujours des follicules typiques et des bacilles en grande quantité. Dans d'autres cas, au contraire, la conjonctive est très rouge, d'aspect velouté, parsemée de petites excroissances saignant facilement. Il s'agit alors de lupus conjonctival et l'on n'observe dans ces cas que peu ou point de bacilles. Il y a parfois coexistence de cette manifestation avec une dacryocystite de même origine (ainsi que nous en avons observé un cas très net dans le service de M. le professeur de Lapersonne). Dans ce cas, pas plus que dans ceux observés par Terson, l'examen du sac lacrymal ne révélait de granulations tuberculeuses ou de bacilles de Koch.

La tuberculose de l'iris est une des localisations oculaires les plus fréquentes ; elle paraît être consécutive à une infection par la voie sanguine. Nous rappellerons qu'au point de vue clinique elle se présente sous trois formes :

1° Semis de nodules de couleur jaunâtre, se localisant surtout au voisinage du bord pupillaire ; 2° forme massive dans laquelle l'iris est transformé en totalité en un tissu granuleux remplissant la chambre antérieure ; 3° iritis tuberculeuse à forme inflammatoire ressemblant absolument, au point de vue clinique, à l'iritis syphilitique, mais en réalité apparaissant au microscope comme formée de très petits nodules constitués par des cellules épithélioïdes.

Dans tous ces cas, la recherche des bacilles est loin de donner des résultats positifs, comme l'ont déjà prouvé de nombreuses observations ; il semble que ceux-ci soient surtout fréquents dans la forme inflammatoire. Dans bien des cas, l'inoculation dans la chambre antérieure du lapin pourra seule trancher la question. Et encore ne doit-on pas, à cet égard, être trop absolu ; comme l'ont montré Leber et Van Duyse, il existe incontestablement une tuberculose atténuée du tractus uvéal ; et c'est ce qui explique que, dans un cas d'iritis dont la nature tuberculeuse fut démontrée par l'évolution ultérieure de la maladie, l'inoculation dans la chambre antérieure n'ait donné à Haensell qu'un résultat négatif.

Dans la choroïde, les tubercules peuvent être peu nombreux et disséminés ; tantôt, au contraire, ils peuvent être conglomérés ; ces masses tuberculeuses peuvent faire issue à travers la sclérotique, formant ainsi des tumeurs qui en ont maintes fois imposé pour des productions malignes (pseudo-tumeurs tuberculeuses).

Dans tous ces cas, l'examen anatomo-pathologique et bactériologique présente parfois des incertitudes. Nous n'en voulons pour preuve qu'une observation de Panas et Rochon-Duvigneaud ; il s'agissait d'une de ces pseudo-tumeurs dont la nature tuberculeuse fut démontrée par la suite.

Or, dans ce cas, l'examen microscopique n'avait pas décelé le moindre bacille, et quant au tissu de la tumeur, non seulement il ne contenait ni follicules tuberculeux ni cellules géantes, mais encore il n'offrait pas les caractères habituels des productions tuberculeuses.

Les considérations qui précèdent ne diminuent pas la grande valeur de l'examen bactériologique et anatomo-pathologique dans les cas douteux de tuberculose oculaire, mais elles montrent que dans la solution du problème il ne faudra jamais négliger de s'appuyer en même temps sur les données cliniques (antécédents, état général du sujet, localisations ganglionnaires).

MORPHOLOGIE. — Le bacille de la tuberculose est un bâtonnet très mince, très fin, parfois légèrement incurvé, immobile, ne présentant pas de spores, se colorant difficilement, mais retenant très fortement les matières colorantes, prenant le Gram.

Pour mettre en évidence le bacille de Koch sur frottis, on a recours au procédé de Ziehl-Nelsen.

Ce procédé est basé sur la grande résistance que présente le bacille de Koch à la décoloration, même si on le traite par un acide minéral dilué ; — seul, il retient la coloration, tandis que tous les autres bacilles et le fond de la préparation sont décolorés.

1° Sur une lame séchée et fixée, on dépose plusieurs gouttes de fuchsine de Ziehl. On fait chauffer la lame jusqu'à ce qu'il se produise des vapeurs, mais en évitant de laisser la fuchsine se dessécher.

2° On jette la solution colorante et on la remplace par la solution décolorante d'acide azotique au 1/3. Laisser la décoloration se faire pendant quelques secondes.

3° Lavage à grande eau. Achever la décoloration à l'aide de l'alcool absolu.

Il est inutile de recolorer le fond ; le bacille tuberculeux se détache seul en rouge sur le fond décoloré de la préparation.

4° **Bacille de Hansen.** — Les manifestations oculaires de la lèpre sont fréquentes. On constate le plus souvent l'existence de lépromes au niveau des paupières. Fréquemment les tubercules lépreux nés de l'épisclère soulèvent la conjonctive (Jeanselme et Morax). Le bacille de Hansen a une prédilection marquée pour le segment antérieur de l'œil. Ce bacille ressemble beaucoup à celui de la tuberculose. Il est en général plus court que lui, plus rectiligne (3 à 5 μ. ; Cornil). On le trouve en nombre considérable dans les productions lépreuses. Sur des coupes d'œil entier, c'est surtout au niveau du corps ciliaire qu'il faudra le rechercher. On le colorera de la même façon que le bacille de Koch en se rappelant qu'il prend plus facilement la coloration, mais qu'il se décolore plus vite. Il suffira de faire agir à froid pendant dix minutes le liquide de Ziehl avant de procéder à la décoloration pour obtenir de bonnes préparations.

Un procédé recommandable, lorsque le bacille n'a pu être décelé dans les sécrétions ou les produits pathologiques, consiste à provoquer par l'iodure de potassium une hypersécrétion nasale. La recherche du bacille dans le mucus est d'ordinaire facile. La recherche du B. de Hansen est importante ; il existe en effet en France des cas de lèpre et tout récemment Milian a signalé le cas d'une femme née dans le Cantal et n'ayant jamais quitté la France qui présentait des lépromes oculaires où « fourmillaient » les bacilles de Hansen.

5° **Spirochète de la syphilis** (*Treponema pallidum*). — Le spirochète a été découvert en 1905 par Schaudinn. Il se présente sous l'aspect d'un élément filiforme de 5 à 10 µ à spires assez serrées (5-15), et qui possède à chaque extrémité un long cil flexueux. C'est un des plus minces spirochètes connus (1/2 µ).

Procédés de coloration. — La technique de coloration du spirochète est en somme facile, mais le parasite est assez difficile à voir. Le tréponème peut être étudié à l'état frais avec un fort éclairage ou mieux en se servant de l'ultra-microscope.

Le tréponème a une affinité très faible pour les matières colorantes ; il ne prend pas le Gram.

I. *Coloration des frottis.* — *Méthode de Giemsa* (procédé rapide). — 1° Fixer les frottis pendant quinze à vingt minutes dans l'alcool absolu, ou par exposition pendant quelques secondes aux vapeurs osmiques.

Après lavage à l'eau distillée, mettre pendant

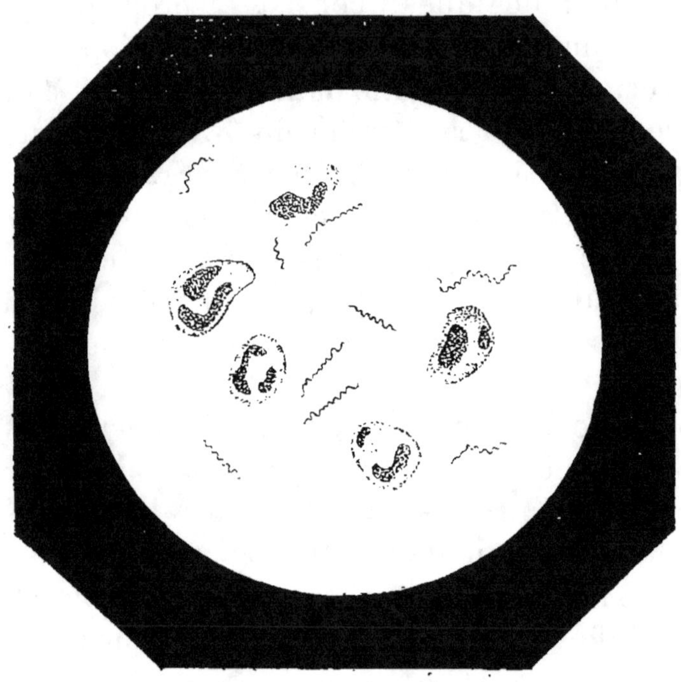

Fig. 6. — Spirochètes.

une bonne heure environ la lame dans le mélange suivant :

    Solution de Giemsa....... ......   X à XX gouttes.
        —   de carbonate de potasse à
    1 p. 1000.   X   —
    Eau distillée..................   20 cent. cubes.

Faire le mélange au moment de l'utiliser. Laver à l'eau distillée. Sécher au papier-filtre. Examiner sans lamelle à l'immersion.

Méthode du bleu de Marino. — Verser sur la lame préparée un centimètre cube de la solution :

      Bleu de Marino...............   0gr10
      Alcool méthylique absolu......   50 cent. cubes.

Laisser agir dix minutes, ne pas laver et remplacer par quelques gouttes d'éosine aqueuse.

Laver à l'eau, sécher, monter au baume.

Colorations sur coupes. — *Procédé de Levaditi.* — Fixation d'un petit fragment (1-2 millimètres) dans le formol à 10 pour 100 pendant vingt-quatre heures, puis pendant vingt-quatre heures dans l'alcool absolu. Lavage à l'eau distillée jusqu'à ce que le fragment tombe au fond du flacon. Immerger alors la pièce dans la solution suivante :

      Solution de nitrate d'argent à
         1 p. 100.................... ....   100 cent. cubes.
      Pyridine........................   10   —

Laisser dans ce bain deux à trois heures à la température ordinaire, puis quatre à six heures à l'étuve à 30°.

Lavage rapide à l'eau distillée, puis dans une solution de pyridine à 10 p. 100.

Immerger alors la pièce pendant quelques heures dans la solution suivante :

      Solution d'acide pyrogallique à
         4 p. 100.....................   100 cent. cubes.

Ajouter au moment de s'en servir :

      Acétone.........................   10 grammes.
      Pyridine   10   —

Jusqu'à coloration jaunâtre.

Déshydratation à l'alcool absolu. — Inclusion à la paraffine, colorer de préférence les coupes avec une solution aqueuse de bleu de toluidine à 2 p. 100.

Le spirochète de Schaudinn n'a pas encore été cultivé dans les milieux artificiels, mais les cultures ne seraient pas impossibles (sacs de collodion).

Siège et répartition des tréponèmes. — Il faut le rechercher de préférence au niveau de l'accident primitif où sa présence est constante (Thibierge, Ravaut et Le Sourd).

Après avoir détergé la surface du chancre, on pratique des frottis avec la sérosité que l'on produit après des grattages répétés. On peut encore exciser un fragment au bord de l'ulcération, le couper en deux et gratter la surface de section.

Le tréponème a été rencontré dans la sécrétion recueillie dans le sac conjonctival d'un hérédo-spécifique (Babes et Panea). Bab, Grouven, Schlimpert ont étudié la répartition des parasites dans les divers tissus de l'œil des hérédo-spécifiques. Dans la kératite interstitielle, ils sont disposés parallèlement aux lamelles de la cornée et prédominent au voisinage de la membrane de Descemet. On les rencontre également dans le stroma de l'iris. Ils ont surtout une localisation péri-vasculaire dans la choroïde, la rétine et le nerf optique.

Syphilis expérimentale. — Les arcades orbitaires et la paupière inférieure constituent le lieu d'élection des inoculations chez les singes anthropoïdes.

Le chimpanzé est l'animal le plus sensible à l'inoculation.

Thibierge et Ravaut recommandent de pratiquer les inoculations sur le singe macaque au niveau du bord libre de la paupière supérieure en empiétant sur les deux faces muqueuse et cutanée.

L'inoculation de la syphilis réussit sur d'autres animaux que le singe ; on a obtenu des résultats positifs sur le lapin, le chien, la brebis. Levaditi et Yamanouchi ont réussi également l'inoculation dans la chambre antérieure de l'œil du chat.

Bertarelli recommande l'inoculation dans la chambre antérieure de l'œil du lapin. Il a obtenu ainsi dans plus de la moitié des cas des lésions de kératite interstitielle où il est facile de déceler la présence de nombreux spirochètes.

On introduit dans la chambre antérieure du lapin (voir fig. 5), un fragment du tissu que l'on suppose syphilitique. On peut aussi se contenter de frotter la surface de la cornée, après y avoir pratiqué une série de scarifications (1).

(1) L'inoculation dans la chambre antérieure est la méthode de choix ; il en est de même pour l'inoculation des trypanosomes. Morax (*Société de pathologie exotique*, mai 1909) n'a obtenu que des résultats négatifs par inoculation directe des trypanosomes dans l'épaisseur de la cornée ; au contraire, par inoculation dans la chambre antérieure ou dans le sang on obtient de temps en temps des kératites interstitielles à trypanosomes toujours accompagnées d'irido-cyclite.

Au bout de quelques semaines, on voit se développer sur la cornée une kératite parenchymateuse qui évolue en deux ou trois mois. Dans la plupart des cas, la recherche des spirochètes par les méthodes sur coupes sera positive. Les coupes de la cornée doivent être faites parallèlement à la surface ; les parasites se rencontrent de préférence dans les endroits les moins lésés et sont plutôt rares dans les zones les plus atteintes.

BIBLIOGRAPHIE

Bacille de Weeks.

Koch. — Arbeiten aus dem kaiserlichen Gesundheitsamt, Bd. 3.
Morax. — *Thèse de Paris*, 1894. — *Ann. d'ocul.*, t. CXXIX, 1903.
Weeks. — *Arch. für Augenh.*, Bd. 17, 1887.

Diplobacille de Morax et diplobacille liquéfiant de Petit.

Axenfeld. — *Bakt. in der Augenheilk.*, p. 144.
Morax. — *Ann. de l'Inst. Pasteur*, juin 1896.
Petit. — *Thèse de Paris*, 1900.
Zur Nedden. — *Klin. Monatsbl. f. Augenh.*, 1902.

Pneumocoque et bacille de Friedländer.

Bach. — *Arch. f. Augenh.*, t. XXXI, 1896.
Besançon et Griffon. — *Soc. de biologie*, 1898.
Coppez. — *Congrès d'Utrecht*, 1899.
Cuénod. — *Congrès français d'ophtalm.*, 1895.
Druault et Petit. — *Ann. d'opht.*, 1899.
Gasparrini. — *Ann. d'oftalm.*, 1893.
Hotta. — *Klin. Monatsbl. f. Augenh.*, Bd. 11, 1905.
De Lapersonne. — *C. R. de la Soc. franç. d'opht.*, 1897.
Morax. — *Thèse de Paris*, 1894.
Painblan. — *Thèse de Lille*, 1897.
Parinaud. — *Ann. d'ocul.*, t. CXXVI, 1901.
Uhthoff et Axenfeld. — *Arch. f. Opht.*, Bd. 42, 1896.
Cuénod. — *Arch. d'opht.*, t. XIV, 1894, p. 495.
Terson et Gabrielidès. — *Ibid.*, p. 488.

Bacille de Löffler.

Heinersdorff. — *Arch. f. Opht.*, t. XLVI, 1898.
Morax et Elmassian. — *Ann. d'ocul.*, t. LXXI, 1899.
Sourdille. — *Arch. d'opht.*, t. XIV, 1894.

Streptocoque.

Poulard. — *Arch. d'opht.*, t. XXIII, 1903.
Uhthoff. — *Berlin. klin. Wochenschr.*, 1894.
Widmark. — *Bakt. Studien über Dakryæ.* Hygiea, 1887.

Staphylocoque.

Axenfeld. — *Bakt. in der Augenh.*, p. 215 et 232.
Bach. — *Zeitschr. f. Augenh.*, t. I et III, 1897 et 1898.
Bach et Neumann. — *Arch. f. Augenh.*, t. XXXVII.
Duclaux et Boucheron. — *Revue mensuelle des maladies de l'en fance.*
Pichler. — *Beitrage zur Augenk.*, t. II, 1876.

Gonocoque.

Dinkler. — *Arch. f. Opht.*, t. XXXIV, 1888.
Druais. — *Thèse de Paris*, 1904.
Fraenkel. — *Zeitschrift für Hygiene*, t. XXXI, 1899.
Morax. — Ophtalmie blennorragique consécutive à l'inoculation de pus de vulvo-vaginite. *Progrès médical*, 1891.
Morax et Elmassian. — *Ann. d'ocul.*, t. CXXII, 1899.
Morax. — *Ann. de gynécologie et d'obstétrique*, 1904.
Valude. — *Les ophtalmies des nouveau-nés*, 1895.

Subtilis.

Gourfein. — *Congrès de Lucerne*, 1904.
Haab. — *Fortschritte der Med.*, t. IX, 1891.
Zur Nedden. — *Arch. f. Augenh.*, t. LII, 1905.

Bacterium coli.

Axenfeld. — *Deutsche med. Wochenschr.*, 1898.
Bietti. — *Klin. Monatsbl. f. Augenh.*, 1899.
Zur Nedden. — *Klin. Monatsbl. f. Augenh.*, t. XL, 1902.

Anaérobies.

Baup et Stanculéanu. — *Congrès de médecine de Paris*, 1901. Section d'ophtalmologie.

CHAILLOUS. — *Ann. d'ocul.*, t. CXXXIV, 1905.
VEILLON et MORAX. — *Ann. d'ocul.*, t. CXXIII, 1900.

Spirochètes de la syphilis.

MORAX. — Nouveaux procédés de diagnostic de la syphilis, 1907.
BAB. — *Deutsch. med. Woch.*, 1906, n° 48.
LEVADITI et ROCHÉ. — *La syphilis*, 1909.
ROUSSEL. — *La syphilis du lapin*, 1909.

DEUXIÈME PARTIE

HISTOPATHOLOGIE
TECHNIQUE GÉNÉRALE

CHAPITRE IV

MANIÈRE DE RECUEILLIR LES PIÈCES D'EXAMEN

SOMMAIRE

Manière de recueillir les pièces d'examen. — Anesthésie des animaux. — Anesthésie du chien par les injections intra-veineuses
de chloral et de chloralose.
Instruments de laboratoire. — Microscopes. — Grossissement.
— Mise au point. — Microtome à celloïdine ; — à paraffine.
Orientation de l'œil.
Ouverture de l'œil par section équatoriale. — Examen des pièces
fraîches : liquides, tumeurs. — Manière de pratiquer des coupes
congelées lorsqu'on n'a pas à sa disposition de microtome à
congélation. — Microtomes à congélation.

Des pièces d'examen.

Les pièces fraîches seront recueillies au cours
des opérations. Par suite des tendances actuelles à
limiter les indications de l'énucléation, le nombre

des globes oculaires dont on peut disposer a considérablement diminué. Les énucléations sont pratiquées pour irido-cyclite traumatique, avec menaces d'ophtalmie sympathique, pour glaucome absolu douloureux et surtout pour les néoplasmes intra-oculaires. Cependant on peut exceptionnellement être conduit à énucléer un œil absolument sain; dans le cas par exemple d'une tumeur de l'orbite nécessitant l'exentération de cette cavité. Ces cas sont à peu près les seuls dans lesquels on puisse étudier la rétine humaine dans des conditions parfaites. Aussi ne devra-t-on jamais négliger l'étude de ces yeux après fixation aux vapeurs osmiques.

Après la mort, on peut se procurer aisément des pièces sur les tables d'amphithéâtre. Mais il est nécessaire de se rappeler avec quelle rapidité se manifestent les altérations cadavériques au niveau de la rétine. On devra donc recueillir les yeux autant que possible avant les délais légaux d'autopsie. Si l'on veut étudier seulement le segment postérieur de l'œil, on pratique l'énucléation, puis, ayant détaché le segment antérieur, on le replace entre les paupières après avoir rempli la cavité orbitaire avec de la ouate hydrophile.

On obtient d'assez bons résultats en injectant dans le corps vitré un liquide fixateur, tel que le formol, le sublimé, aussitôt que possible après la mort. Cette injection permet une conservation ordinairement suffisante pour attendre les délais légaux d'autopsie.

Comme pièces d'études prélevées chez les animaux, l'œil du lapin, du chien, du porc, etc., seront le plus souvent utilisés.

Quelle que soit l'origine de la pièce, il y a intérêt, dès qu'on la possède, à la placer sans retard dans les liquides fixateurs appropriés.

Nous avons vu précédemment la technique à employer pour recueillir les exsudats, les sécrétions dont on veut pratiquer l'examen bactériologique.

Anesthésie des animaux.

Le plus souvent, l'anesthésie locale suffit. Pour les grands délabrements ou les manipulations prolongées, on doit recourir à l'anesthésie générale. Pour l'obtenir, on a recours aux inhalations de chloroforme ou d'éther. Ces inhalations doivent être surveillées avec la plus grande attention, les animaux en expérience pouvant succomber facilement à l'emploi de ces anesthésiques. C'est le cas pour le lapin ; le chat, au contraire, supporte très bien le chloroforme.

Il peut être nécessaire de recourir à la respiration artificielle.

Le chien, dont la sensibilité vis-à-vis des anesthésiques est extrême, sera de préférence endormi à l'aide d'injections intra-veineuses d'une solution de chloral-morphine :

Chloral . . . . 12^{gr},50
Chlorhydrate de morphine. . . . . 0^{gr},30
Eau distillée. . . . . 125 grammes.

On pratique les injections dans la veine saphène, toujours très apparente chez cet animal, la peau préalablement rasée et lavée.

Il faut environ 1 à 2 centimètres cubes par kilogramme d'animal. L'anesthésie ainsi obtenue est très prolongée ; nous avons pu sans difficulté pratiquer des opérations de longue durée sur des chiens ainsi endormis. Les injections ne devront pas être poussées avec une trop grande rapidité.

On peut aussi, ainsi que l'ont recommandé Richet, Gley, Camus, obtenir l'anesthésie par injection intra-veineuse d'une solution tiède de chloralose dans l'eau salée physiologique. La quantité de chloralose à employer est d'environ 0^{gr},10 par kilogramme d'animal et l'injection peut être poussée plus rapidement.

L'anesthésie par le chloralose est, d'une façon générale, assez longue à se produire ; il faut souvent attendre une demi-heure à trois quarts d'heure avant de pouvoir opérer.

Des instruments de laboratoire.

Le microscope, pour convenir à la fois aux recherches histologiques, anatomo-pathologiques et bactériologiques, doit posséder au moins trois objectifs :

Un objectif faible, 50 diamètres environ.

Un objectif fort, 400 diamètres environ.

Un objectif à immersion à huile, 800 à 1000 diamètres.

La disposition de ces objectifs sur un porte-revolver est d'une grande commodité.

Nous recommandons l'usage de la platine mobile.

En réglant l'éclairage avec un diaphragme, surtout le diaphragme à iris, on tire le plus grand parti des colorations.

L'emploi de l'éclairage Abbe sera réservé aux grossissements forts et en particulier aux objectifs à immersion.

D'une façon générale, on doit commencer toujours l'examen d'une préparation histologique à un faible grossissement. On se renseigne ainsi sur la disposition topographique de la préparation, et on porte son choix sur les points qui doivent être étudiés à un grossissement plus fort.

Pour les grossissements faibles, la mise au point se fait à l'aide de la crémaillère. Pour les autres et pour l'immersion, la main ne doit pas quitter la vis micrométrique.

On doit veiller à la conservation en parfait état du microscope et surtout des objectifs ; prendre soin d'essuyer soigneusement l'huile de cèdre qui a servi à l'immersion, et éviter de frotter les objectifs avec des linges durs qui pourraient produire des rayures des lentilles.

Des microtomes. — Il y a toujours avantage à s'habituer aux coupes à la main ou à l'aide du microtome de Ranvier.

Mais, le plus souvent, il faut avoir recours à des appareils spéciaux.

D'une façon générale, on utilise un microtome différent, suivant que les coupes ont subi l'inclusion à la celloïdine ou à la paraffine.

En histologie oculaire, l'inclusion à la paraffine trouve surtout son application dans l'examen du nerf optique; le petit microtome à bascule construit par Dumaige (rocking), qui permet de couper des pièces de petit volume, convient très bien dans ce cas.

Mais l'inclusion en celloïdine est celle à laquelle nous aurons le plus souvent recours, soit que l'on veuille examiner des globes oculaires en totalité, soit que l'on désire étudier des parties telles que la rétine, facilement altérables par les manipulations qu'exige l'inclusion en paraffine. Pour les coupes en celloïdine, le microtome à plan incliné modèle n° 3 construit par Reichert (de Vienne) nous a toujours donné satisfaction, comme solidité et comme facilité de manipulation et de nettoyage.

Nous indiquerons plus loin un moyen de se débarrasser de la sclérotique qui oppose toujours une grande résistance aux coupes. Avec un peu d'habitude, on peut arriver à faire facilement des coupes au centième de millimètre. Enfin on peut même pratiquer l'examen de larges portions du cerveau.

Le rasoir doit appeler toute notre attention ; du bon tranchant du rasoir dépendent en partie les bonnes coupes. Après chaque manipulation on devra l'essuyer soigneusement avec un linge très fin ou de la ouate hydrophile. Pendant la confection des coupes, celles-ci devront être recueillies avec un pinceau et non avec une aiguille à dissocier qui pourrait altérer le tranchant du rasoir. La moindre brèche de ce dernier produit en effet sur la préparation des stries très apparentes, surtout au niveau du cristallin. Une préparation, d'ailleurs bien colorée, peut ainsi perdre beaucoup de sa valeur.

Les liquides colorants et les divers réactifs employés sont maintenus dans de petits flacons d'une contenance d'environ 60 centimètres cubes. Il y a avantage à placer ces flacons dans une boîte à compartiments contenant les liquides les plus usuellement employés.

Les lames et lamelles de dimensions ordinaires suffiront pour l'usage courant.

Mais il est nécessaire d'en posséder de dimensions supérieures, par exemple de 76×30 millimètres pour les lames et de 33×27 millimètres pour les lamelles.

Les lames seront conservées dans l'alcool à 70°.

Orientation de l'œil.

Pour éviter les erreurs dans l'orientation d'un œil, on peut, aussitôt l'énucléation pratiquée, marquer la partie supérieure de la cornée avec la pointe d'un crayon au nitrate d'argent.

Mais si l'on n'a pas pris cette précaution, on peut encore assez facilement l'orienter en se souvenant que le limbe scléro-cornéen ne dessine pas une circonférence régulière, mais un ovale à grand axe horizontal. Mettant, grâce à cette donnée, l'œil en position horizontale, on se rappellera que le nerf optique ne s'insère pas exactement au niveau du pôle postérieur, mais un peu en bas et en dedans. On saura ainsi s'il s'agit d'un œil droit ou d'un œil gauche.

On peut aussi, pour reconnaître le méridien horizontal, se baser sur le trajet des artères ciliaires longues ; ces artères pénètrent dans la sclérotique de chaque côté du nerf optique, et, suivant une direction horizontale, elles se dirigent vers sa partie antérieure ; elles apparaissent par transparence à travers la sclérotique, formant deux lignes sombres dont le trajet indique la situation du méridien horizontal.

Coupe de l'œil à l'état frais.

En règle générale, il faut toujours s'abstenir

d'ouvrir un œil avant son durcissement complet ; on s'expose ainsi à déchirer la rétine, à rompre la zonule et à perdre une notable quantité de corps vitré, mais surtout on donne issue à des exsudats ou à des hémorragies dont l'étude histologique eût été très intéressante.

Néanmoins, on est amené dans certains cas à examiner le contenu de l'œil, pour vérifier un diagnostic aussitôt après l'énucléation.

Dans ce cas, on oriente la coupe parallèlement à l'équateur de l'œil.

On commence, à l'aide d'un rasoir bien affilé, par faire une première section de toutes les membranes de l'œil ; plaçant celui-ci sur une compresse, on achève, au moyen d'une pince et de ciseaux droits et fins, la section complète de l'œil suivant son méridien équatorial.

Le segment postérieur sera manipulé avec précautions en évitant de l'incliner brusquement, ce qui produirait un décollement de la rétine au pourtour du nerf optique.

On ne doit jamais couper un œil à l'état frais suivant son diamètre antéro-postérieur.

Examen des pièces à l'état frais.

L'examen des pièces fraîches, sans durcissement préalable, présente un grand intérêt clinique. Il est souvent très utile d'être renseigné rapidement sur la nature d'une tumeur dont on vient de pratiquer l'ablation. D'autre part, il est toujours nécessaire de pratiquer l'examen immédiat des liquides auxquels on a donné issue par une ponction exploratrice.

1° *Examen des liquides.* — Cet examen peut se faire très simplement en plaçant sur une lame porte-objet quelques gouttes du liquide que l'on recouvre d'une lamelle. Il est également intéressant de faire des préparations sèches, en employant les mêmes procédés que pour l'examen bactériologique des sécrétions. On colore au carmin et à l'hématoxyline et on examine à l'immersion.

2° *Examen des tumeurs.* — L'examen des tumeurs peut être pratiqué par dissociation ou par coupes.

L'examen des parcelles de tumeur après dissociation se fera d'une façon analogue à celle des sérosités. On gratte avec une aiguille à dissocier la surface de la tumeur ; on recueille les parcelles néoplasiques que l'on place sur une lame. Ces parcelles pourront être étudiées : 1° dans une goutte de glycérine ou de solution saline isotonique que l'on recouvre d'une lamelle ; 2° après étalement, desséchement et coloration par le carmin, l'hématoxyline ou tout autre colorant approprié.

3° *Examen des pièces congelées.* — Lorsqu'on veut pratiquer des coupes extemporanées, on peut recourir à la méthode de la congélation. Cette méthode n'est pas à recommander toutes les fois qu'il s'agit de pièces fragiles ou volumineuses. Les tissus sont en effet facilement déchirés par les fragments de glace qui se forment à leur intérieur. On ne devra donc guère compter sur ce procédé pour pratiquer des coupes de tout un segment postérieur ; en revanche, la méthode est très applicable aux coupes de petits objets (fragments de tumeurs, nerf optique).

On emploiera d'habitude le microtome à congélation ; le type qui nous a paru le plus pratique est le microtome de Becker à l'acide carbonique. Nous indiquerons cependant une méthode très simple qui nous a permis de le remplacer lorsque nous avions à pratiquer des coupes sur des fragments de tumeurs.

On prend un petit cylindre de moelle de sureau que l'on fend en deux moitiés suivant son axe longitudinal ; le sureau doit au préalable avoir été maintenu dans l'eau pendant quelques jours ; sur l'une des faces planes d'un demi-cylindre ainsi obtenu, on creuse une logette destinée à recevoir la pièce que l'on veut couper. La pièce étant mise en place, on réunit les deux demi-cylindres par leur face plane et on les assujettit à l'aide d'un fil. On monte le tout dans la pince du microtome à plan incliné ; il ne reste plus qu'à congeler la pièce ; on y parvient aisément par des pulvérisations au chlorure d'éthyle. Il est dès lors facile de pratiquer un nombre de coupes suffisant pour l'étude de la tumeur ; on pulvérise après chaque coupe un peu de chlorure d'éthyle à la surface de la pièce.

Les coupes sont ensuite lavées à l'eau et colorées par les procédés ordinaires.

Ces coupes trouvent leur application lorsqu'on veut rechercher dans une pièce certaines formes de dégénérescence graisseuse ou colorer des graisses, par exemple par le Soudan III. Le passage des pièces dans l'alcool et l'éther amènerait en effet la dissolution des graisses.

CHAPITRE V

TECHNIQUE DES FIXATIONS

La fixation a pour but de conserver aux éléments des tissus la forme qu'ils avaient pendant
la vie, et de rendre insolubles les éléments cons-
titutifs des cellules qui, sans cela, pourraient être
plus ou moins dissous et enlevés par les opérations ultérieures.

Le mode d'action des fixateurs est très variable ;
les uns fixent en coagulant l'albumine des
tissus : alcool, acide picrique ; d'autres, tels que
le bichromate de potasse, se combinent avec le
protoplasma des cellules ; enfin l'acide osmique,

le sublimé, agissent en se réduisant au contact des tissus.

« Un bon fixateur devrait posséder les propriétés suivantes : tuer aussi rapidement que possible ; conserver tous les éléments qu'on désire fixer ; donner une bonne différenciation optique ; posséder assez de pouvoir de pénétration pour fixer aussi bien les couches profondes de tissu que les couches superficielles ; causer le moins possible de ratatinement des tissus. » (Henneguy.)

Aucun réactif simple ne réunit toutes ces qualités et l'on s'explique ainsi que les meilleurs fixateurs soient constitués par des mélanges.

Étant donnée la variété des éléments histologiques qui entrent dans la constitution de l'œil, on conçoit la nécessité d'une connaissance approfondie des indications et des propriétés des différents fixateurs.

Les pièces doivent être immergées dans le fixateur aussitôt recueillies. Si cette condition ne peut être réalisée, on les mettra en attendant dans un flacon vide hermétiquement bouché, et non pas, comme on le fait trop souvent, dans une compresse ou dans de la ouate hydrophile. Il est très important en effet d'éviter le desséchement de la pièce. Même au bout de vingt-quatre heures on a pu obtenir sur des pièces ainsi conservées de bonnes colorations cytologiques.

On doit employer les liquides fixateurs en assez grande quantité par rapport au volume de la pièce à fixer. Nous plaçons généralement le globe oculaire dans un flacon contenant 100 centimètres cubes du fixateur, que nous renouvelons ensuite plus ou moins fréquemment suivant les règles indiquées plus loin. Le fond du flacon doit être garni d'ouate hydrophile, surtout lorsqu'on a affaire à un œil hypotone (œil irido-cyclitique). Si l'on ne prend pas cette précaution, il se déforme facilement en s'aplatissant au fond du flacon. Il sera bon de suspendre le nerf optique à l'aide d'un fil.

Parmi les fixateurs, certains sont utiles pour la pratique courante, à cause de la modicité de leur prix et de la facilité de leur emploi ; d'autres, plus coûteux ou plus difficiles à manier, doivent être réservés pour les cas où l'on veut se livrer à des examens cytologiques ou à certaines études spéciales.

Fixation à l'alcool. — L'alcool agit en coagulant l'albumine et en déshydratant les tissus. Son action s'accompagne donc d'une rétraction prononcée. Aussi n'en parlerons-nous que pour mémoire, car son emploi doit être abandonné. Dans l'œil, le corps vitré et la rétine après fixation trop énergique par l'alcool sont ratatinés et déchirés ; la sclérotique, malgré sa grande résistance, est souvent rétractée et bosselée.

La fixation à l'alcool est malheureusement encore trop souvent employée par des médecins peu au courant des techniques histologiques et qui s'en servent pour fixer les pièces qu'ils vont envoyer examiner dans un laboratoire. Nous avons vu souvent, après ces fixations faites sans aucune précaution, des globes oculaires, dont l'étude eût été très intéressante, devenir à peu près inutilisables.

Il y a quelques années, on employait encore la fixation à l'alcool pour l'examen des fragments de tissus très petits — parcelles de tumeurs, fragments de rétine. C'est ainsi que, pour l'étude de l'épithélium pigmentaire de la rétine, l'alcool nous a donné d'excellents résultats. De même, Druault a employé avec grand avantage l'alcool absolu pour fixer la rétine détachée dans le but de colorer les granulations de Nissl. Actuellement le liquide de Dominici doit être employé de préférence à tous les autres fixateurs pour les examens cytologiques.

La fixation à l'alcool doit donc être désormais à peu près complètement abandonnée.

1. — Fixations utiles pour la pratique courante.

Fixation à la liqueur de Müller. — La liqueur de Müller, fixateur employé pendant bien longtemps à l'exclusion de tous les autres, est composée de :

Bichromate de potasse............ 2gr,5
Sulfate de soude.................. 1 gramme.
Eau distillée.......... .... 100 grammes.

Après un certain temps de séjour dans cette solution, on peut en employer une plus forte à 4 grammes pour 100.

La liqueur de Müller pénètre rapidement à l'intérieur des tissus ; un courant de diffusion s'établit en sens inverse ; aussi doit-on la renouveler tous les jours pendant les huit premiers jours et de temps en temps par la suite. La durée du séjour d'un bulbe entier dans ce fixateur est de six semaines environ.

Quand la fixation est achevée, on lave le bulbe à l'eau courante pendant vingt-quatre heures et on le durcit dans des alcools à concentration croissante.

Quand il s'agit de système nerveux (voies optiques) que l'on désire étudier par la méthode de Weigert ou de Pal, il est préférable, comme l'a indiqué Bernheimer, de ne pas laver la pièce à l'eau, mais aux alcools. Le bichromate est en effet très soluble dans l'eau et celle-ci en enlève une plus grande quantité ; par suite l'imprégnation ultérieure des fibres fines par la laque hématoxylique risque d'être moins complète que si on a laissé la pièce exclusivement dans les alcools.

La quantité de fixateur employée doit être considérable par rapport au volume de la pièce (cinq à six fois au moins) et le renouvellement fréquent. Pour le nerf optique ou le globe oculaire, la durée de fixation sera de un à deux mois ; pour un cerveau entier, elle est d'au moins six mois.

Indications. — D'une façon générale, la liqueur de Müller est un excellent fixateur pour l'usage courant ; elle permet en effet la plupart des recherches ; elle fixe admirablement les globules rouges dans les vaisseaux, leur conservant leur forme et leur donnant une teinte brun rougeâtre. Elle est précieuse parce qu'elle permet l'étude du nerf optique et des nerfs ciliaires par la méthode de Weigert. Les coupes de nerf optique bien fixées au Müller et colorées au picrocarmin sont très belles.

Néanmoins, elle ne convient pas à l'étude de certaines structures nucléaires fines, et en particulier à celle de la rétine. Elle amène en effet un gonflement de la couche des fibres nerveuses et le décollement de la limitante interne. Son emploi exclusif par les anciens histologistes a contribué à propager certaines erreurs ; comme l'a montré Dimmer, elle exerce sur la région maculaire des tiraillements qui en modifient complètement la configuration.

Pour l'étude du système nerveux, des voies optiques en particulier, la fixation au Müller est indispensable dans l'immense majorité des cas. On devra éviter d'utiliser d'emblée des solutions trop concentrées qui amèneraient facilement une fixation excessive et rendraient la pièce cassante.

Fixation au formol. — Le formol est une solution aqueuse d'aldéhyde formique. La solution du commerce est au titre de 40 p. 100. On doit la considérer comme une solution pure et l'étendre de neuf fois son volume d'eau pour l'utiliser ; la solution employée est une solution au titre de 10 p. 100.

L'œil est plongé en entier dans le formol. S'il s'agit d'une pièce susceptible de se recroqueviller ou de se déformer, on doit lui conserver sa forme en l'étendant sur un bouchon de liège ou par tout autre procédé analogue. En effet, le formol fixe rapidement et définitivement, et c'est un de ses grands avantages.

La fixation demande douze à vingt-quatre heures, suivant l'épaisseur de la pièce ; on ne dépassera pas cette limite. Sans quoi la cornée, la sclérotique et surtout le cristallin prendraient une trop grande dureté.

Aussitôt après, et sans avoir besoin de laver à l'eau, passage aux alcools progressifs, inclusion, coupes.

AVANTAGES. — La fixation au formol est commode pour l'usage courant, lorsqu'il s'agit de globes oculaires sur lesquels on ne se propose pas de faire des recherches bien spéciales, ou des examens cytologiques. Elle permet de les étudier dans un délai assez court, puisque la fixation est terminée en vingt-quatre heures et que l'on n'a pas besoin de passer à l'eau. Elle n'empêche pas d'employer la méthode de Weigert-

Pal, bien que l'imprégnation par la laque hématoxylique après fixation au formol se fasse moins facilement qu'après fixation au Müller. La cornée traitée par le formol garde toute sa transparence ; la rétine n'est ni gonflée, ni plissée comme après l'emploi du liquide de Müller.

Le formol étant très pénétrant est surtout avantageux pour fixer et durcir rapidement le cerveau. La pratique suivie par M. le professeur Marie est très recommandable ; quelques heures après la mort, on injecte avec une forte seringue, par l'angle interne de l'orbite, une certaine quantité de formol pur dans l'intérieur de la cavité sous-arachnoïdienne. On obtient ainsi une bonne fixation du cerveau qui permet d'attendre sans inconvénient les délais légaux d'autopsie.

Mais la fixation au formol ne convient guère pour les examens cytologiques tant soit peu délicats. Le formol peut gêner les colorations si l'on n'a pas pris soin de l'enlever complètement par les lavages à l'alcool. Aussi, lorsqu'on veut pratiquer de bonnes colorations nucléaires sur des pièces fixées au formol, est-il utile de recourir à certains artifices (surcoloration des coupes à l'hématéine et décoloration par l'alun de fer ou la teinture d'iode).

Ces inconvénients sont très atténués si l'on associe le liquide de Müller au formol dans les proportions suivantes :

Liquide de Müller................... 100 parties.
Formol à 40 p. 100................. 50 —
Acide acétique à 1 p. 100........... 100 —

Ce liquide est employé par Durante ; l'adjonction d'acide acétique contribue à le rendre plus pénétrant. La durée de fixation et les manipulations ultérieures sont les mêmes que pour le Müller.

II. — Fixations pour examens cytologiques ou pour petites pièces.

Fixation au sublimé. — La solution de sublimé employée pour fixer est une solution forte :

Sublimé....................... 50 grammes.
Chlorure de sodium............. 10 —
Eau distillée.................. 1000 —

L'œil plongé en entier dans cette solution y est laissé pendant douze à vingt-quatre heures. Laver à l'eau *courante* pendant un à deux jours.

On doit ensuite enlever tout le sublimé contenu dans la pièce pour en éviter ultérieurement la précipitation sous forme de dépôts noirs. Pour cela, on la fait passer dans de l'alcool à 70° que l'on a additionné d'iode jusqu'à ce que la solution ait une teinte brun-acajou ; on renouvelle cette solution jusqu'à ce qu'elle ne se décolore plus par suite de la formation d'iodate de mercure.

Laver ensuite à l'alcool à 70° et faire passer par les alcools progressifs. Inclusion.

INDICATIONS. — La fixation au sublimé était, il

y a quelques années, une des plus précieuses dont nous disposions ; c'est à elle qu'on s'adressait pour étudier de fines structures nucléaires, des figures de karyokinèse. C'est à elle que Druault a eu recours, dans ses belles recherches sur l'amaurose quinique, pour étudier les altérations des corps de Nissl dans les cellules ganglionnaires de la rétine. Actuellement, le liquide de Dominici, mélange de sublimé et de teinture d'iode, donne des résultats encore meilleurs et doit être préféré pour les examens cytologiques.

Fixation à l'iodochlorure de mercure (liquide de Dominici). — Ce mode de fixation a permis à Dominici de réaliser de grands progrès en hématologie et en cytologie ; aussi est-il regrettable que son emploi ne se soit pas encore généralisé dans les laboratoires où l'on s'occupe d'ophtalmologie.

Le liquide de Dominici est formé en additionnant d'iode du bichlorure de mercure. Il faut le préparer au moment de s'en servir.

Mettre dans une capsule de porcelaine contenant une quantité d'eau à peu près égale à la quantité du fixateur que l'on désire faire (500 grammes pour un œil) un notable excès de bichlorure de mercure. Faire dissoudre le sublimé à une température égale ou supérieure à 60°, puis laisser refroidir à 40°. On constate que la solution est saturée, car il se forme des cristaux

de sublimé par refroidissement. On décante ou
l'on filtre la solution encore chaude (40°) et l'on
ajoute goutte à goutte de la teinture d'iode tout
en agitant vivement. Le liquide reste d'abord
incolore, car l'iode se combine au bichlorure de
mercure, puis peu à peu il se teinte, l'iode
restant simplement à l'état de mélange. On
continue d'ajouter de l'iode jusqu'à ce que le
liquide prenne une belle teinte jaune orangé. Il
ne doit pas se former de précipité. Si l'on ajoute
trop d'iode, il peut s'en produire un ; il n'y a alors
qu'à filtrer, mais souvent le liquide filtré est nettement rouge et il y a un excès d'iode. Il faut alors
ajouter du sublimé, car l'excès d'iode est à éviter ;
il est susceptible, en effet, de produire des altérations cellulaires.

Le liquide étant franchement jaune orangé, on
ajoute 12 parties de formol du commerce à
40 p. 100 à 100 parties de l'iodochlorure de
mercure iodé ainsi formé. Le liquide est dès lors
terminé ; sa température doit être voisine de 37°,
car il s'est refroidi pendant les manipulations et
on peut y plonger les pièces que l'on désire fixer.
Quand on ajoute le formol, le liquide pâlit légèrement ; il est bon parfois de l'additionner de nouveau
de quelques gouttes de teinture d'iode pour lui
rendre la teinte voulue.

Le flacon contenant le liquide de Dominici et les
pièces anatomiques peut être laissé à la température ordinaire du laboratoire. La durée de la

fixation varie suivant l'épaisseur des pièces : cinq ou six heures représentent pour l'œil une bonne moyenne.

Au cours de la fixation, le liquide se décolore. On maintient sa teneur en iode en ajoutant de temps en temps quelques gouttes de teinture d'iode, mais il faut toujours se défier de l'excès d'iode, et il vaut mieux pécher par défaut que par excès. La quantité de fixateur doit toujours être relativement considérable par rapport au volume des pièces qu'on y immerge, afin que la formule du fixateur reste aussi constante que possible pendant toute la durée de la fixation. Pour fixer un œil, on emploiera 400 ou 500 centimètres cubes de fixateur.

Au sortir de l'iodochlorure, les pièces sont placées dans l'alcool à 90° et elles y sont laissées jusqu'au moment où l'on pratiquera l'inclusion. Il y a tout intérêt à ce que celle-ci ne soit pas trop différée, l'action de l'alcool, nécessairement plus ou moins chargé de sublimé, pouvant être nuisible à la longue.

Sur les pièces fixées par le liquide de Dominici on pourra pratiquer des examens cytologiques délicats; par exemple : mettre en évidence des karyokinèses; — caractériser les différentes espèces de globules blancs et leurs granulations (éosinophiles, neutrophiles, basophiles); — étudier l'affinité des protoplasmas pour les colorants acides ou basiques; — observer la dégénérescence érytrophile découverte par Dominici. Toutes recherches à peu près impossibles avec les fixateurs usuels (Müller ou formol). On doit d'ailleurs compléter cette fixation par l'emploi de certains procédés de coloration dont nous parlerons au chapitre suivant (1).

Fixation à l'acide osmique. — L'acide osmique ou tétroxyde d'osmium possède la propriété de se réduire en noir au contact des substances organiques. Aussi doit-il être conservé à l'abri de la lumière et surtout des poussières, dans des flacons bouchés à l'émeri.

Il émet à l'air libre des vapeurs très irritantes pour les bronches et la conjonctive.

L'acide osmique n'est que très peu pénétrant; et comme, d'autre part, son action est extrêmement rapide, il produit très vite des fixations excessives; les cellules prennent alors un aspect homogène et vitreux, ne montrant que fort peu de détails de structure. Il en résulte que si l'on plonge dans une solution d'acide osmique une pièce un peu trop volumineuse, les parties superficielles seront trop fixées, alors que les

(1) Pour donner un exemple de l'intérêt qui s'attache à cet ordre de recherches, si négligées jusqu'ici en anatomie pathologique oculaire, rappelons que, dans ces dernières années, le professeur Fuchs, étudiant des globes oculaires énucléés pour ophtalmie sympathique, a constaté que dans ces cas l'exsudat qui infiltre la choroïde est formé par des lymphocytes et des cellules géantes, tandis que dans l'irido-cyclite ordinaire il est constitué par des grands mononucléaires et surtout des polynucléaires (*Archiv f. Ophtalmologie*, t. LI, p. 3).

parties profondes ne seront même pas pénétrées.

Aussi devrons-nous toujours prendre des objets très minces et ne pas en prolonger la fixation trop longtemps.

L'acide osmique est le meilleur fixateur de la rétine ; son emploi en vapeurs a donné depuis longtemps à Ranvier de merveilleux résultats ; il permet d'étudier certaines parties de la rétine telles que les cônes et les bâtonnets ; rien n'est plus propre à montrer aux débutants les avantages d'une fixation appropriée que la comparaison d'une coupe de rétine fixée aux vapeurs osmiques et d'une autre coupe après simple fixation au Müller ou au formol.

L'acide osmique colore en noir les graisses ; aussi est-il utile dans l'étude de toutes les dégénérescences graisseuses (rétinite albuminurique).

C'est un des meilleurs fixateurs pour l'étude cytologique ; un exsudat, une préparation de sang fixés à l'état frais par les vapeurs osmiques donnent de très beaux résultats.

L'acide osmique est encore un très bon fixateur pour le nerf optique. Les gaines et les cylindraxes sont très bien mis en évidence.

L'acide osmique peut être employé de deux manières : en vapeurs ; en solution à 1 p. 100.

Acide osmique en vapeurs. — Voy. *Rétine.*

Acide osmique en solution. — Il n'est jamais nécessaire de dépasser le titre de 1 p. 100. On emploiera de préférence des solutions à 0,50 p. 100.

La fixation ne devra jamais être prolongée au delà de vingt-quatre heures. Pour de petites pièces, cinq à six heures seront suffisantes.

L'acide osmique précipite facilement au contact de l'alcool. Si, au sortir du fixateur, on portait les pièces directement dans l'alcool, il pourrait se produire pour cette raison de petits précipités noirâtres qui nuiraient plus tard aux préparations. Pour obvier à cet inconvénient, on peut employer deux moyens :

Ou bien, au sortir de la solution osmique on lave la pièce à l'eau courante pendant vingt-quatre heures, avant de la passer aux alcools, de manière à enlever toute trace d'acide osmique ;

Ou bien on la place directement dans le liquide de Müller ; nous employons volontiers ce procédé qui a en outre l'avantage de mordancer la pièce et de faciliter les colorations ultérieures.

La coloration des pièces fixées par les solutions osmiques est en effet difficile. Il ne faudra pas craindre de prolonger le séjour des coupes dans les colorants.

On voit que la fixation par l'acide osmique pur exige de grandes précautions ; et il arrive assez souvent que la fixation est insuffisante ou excessive.

Aussi, quand on n'emploie pas la fixation par les vapeurs osmiques (qui est le procédé de choix pour la rétine), nous conseillons plutôt de recourir aux mélanges d'acide osmique avec d'autres fixateurs : liquide de Flemming ou Müller osmié.

Müller osmié. — Nous recommandons beaucoup l'emploi de ce fixateur, qu'il est très facile de faire extemporanément. Il convient pour la fixation de pièces peu volumineuses et en particulier du nerf optique. Il est également très utile pour compléter la fixation et le durcissement des rétines déjà fixées au moyen de l'acide osmique en vapeurs. Elles y séjournerⁿ; pendant cinq heures environ et peuvent être ensuite lavées et déshydratées.

On obtient ce liquide en mélangeant l'acide osmique au liquide de Müller suivant les proportions indiquées par Renaut :

Liqueur de Müller.............	100 cent. cubes.
Acide osmique à 1 p. 100......	2 à 5 —

La pièce est suspendue par un fil dans ce liquide que l'on renouvelle deux ou trois fois en vingt-quatre heures.

Puis on le remplace par la liqueur de Müller pure.

Fixateurs isotoniques. — Une notion nouvelle en histologie est celle de l'*isotonie des solutions fixatrices* avec les liquides qui baignent les tissus en question à l'état vivant. M. Cantonnet (1), qui a introduit cette notion au point de

(1) A. CANTONNET, Solution chlorurée isotonique aux larmes pour lavages et bains de l'œil. *Congrès de la Soc. fr. d'ophtal-mologie*, 5 mai 1908, et *Archives d'ophtalmologie*, 15 mai 1908, — Collyres isotoniques aux larmes. *Archives d'ophtalmologie* 15 octobre 1908, et *Presse médicale*, 9 décembre 1908.

vue thérapeutique pour les liquides de lavage de l'œil et
les collyres, a voulu l'appliquer aussi aux fixations des
tissus oculaires. Les liquides baignant les tissus oculaires
sont d'une part les larmes, d'autre part l'humeur aqueuse
et le corps vitré. Les larmes ont une concentration moléculaire égale à une solution de NaCl à 14 grammes p. 100.
Le corps vitré et l'humeur aqueuse isotoniques entre eux
semblent être isotoniques aussi au sérum sanguin, soit à
une solution de NaCl à 9 p. 100. Il faudra donc, *pour fixer
une pièce*, se servir d'un liquide fixateur (sublimé ou autre)
ramené à l'isotonie par addition de NaCl de façon que la
solution ainsi obtenue ait la même concentration qu'une
solution de NaCl soit à 14, soit à 9 p. 100 selon le cas.

CHAPITRE VI

LAVAGE. — DURCISSEMENT ET SECTION DE L'ŒIL.
INCLUSION ET MONTAGE DES PIÈCES

Lavage.

Nous avons vu qu'au sortir de presque tous les
liquides fixateurs le globe oculaire doit être lavé
plus ou moins longtemps.

Pour ce faire, on place l'œil au fond d'un bocal
dont le bouchon est percé de deux trous ; dans

l'un de ces trous est placé un entonnoir sur lequel on fait arriver l'eau d'un robinet ; cette eau remplit le bocal et ressort par le second trou ; on peut donc très commodément laver la pièce aussi longtemps qu'on le voudra sous un courant continu.

Durcissement aux alcools. — La pièce une fois lavée doit être passée aux alcools qui ont pour effet de la déshydrater complètement et de lui donner la consistance indispensable pour être coupée.

On ne doit pas recourir d'emblée aux alcools forts dont l'action trop brutale amènerait une rétraction des tissus.

On commencera par mettre le globe oculaire :

```
Un jour dans l'alcool à 70 p. 100.
Puis un jour        —    à 80 p. 100.
Un jour             —    à 95 p. 100.
Deux jours          —    absolu.
```

La pièce est prête pour l'inclusion. C'est à ce moment seulement que l'on doit procéder à l'ouverture de l'œil.

Section de l'œil. — Cette section est des plus importante ; si elle n'est pas exécutée correctement, on éprouve de grandes difficultés à bien orienter la pièce sur le microtome.

On a souvent l'habitude de couper l'œil suivant un grand cercle antéro-postérieur passant en avant par le centre de la cornée, en arrière par la papille. Cette section présente deux inconvénients :

1° Elle est très difficile à exécuter correctement ;

2° On risque surtout de perdre la partie la plus intéressante de l'œil : la macula. Dans ces conditions, en effet, la région papillo-maculaire est celle qui viendra la première à la coupe lorsqu'on aura placé la pièce sur le microtome. Et les premières coupes sont toujours des coupes d'essai plus ou moins sacrifiées.

La coupe de l'œil en totalité est parfois intéressante ; par exemple pour faire apprécier d'une façon immédiate l'augmentation de volume subie par la coque oculaire à la suite de glaucome ou de staphylome ; ou pour montrer l'intégrité de l'œil dans un cas de grosse tumeur épibulbaire.

Pourtant, ce n'est pas à elle que nous conseillerons de recourir d'une façon habituelle. En effet, les membranes qui constituent la coque oculaire offrent à la coupe une résistance très inégale ; si la rétine et la choroïde se laissent couper facilement, la sclérotique, au contraire, est très résistante. D'autre part, lorsqu'on pratique les coupes, le cristallin s'échappe de sa capsule avec la plus grande facilité tandis qu'on manipule la préparation. On sera donc obligé, si l'on veut avoir des coupes qui tiennent, de leur donner une assez grande épaisseur, qui ne permettra guère de pratiquer des examens histologiques bien fins. Ces coupes antéro-

postérieuresnedevrontêtreemployéesendéfinitive
que pour obtenir une vue d'ensemble de l'œil,
pour les préparations destinées à être projetées,.
par exemple. Pour les
pratiquer, on enlèvera,
comme l'indique la fi-
gure 7, au pôle supé-
rieur et au pôle infé-
rieur de l'œil, deux ca-
lottes sphériques (c et c')
dont la hauteur sera
égale au cinquième en-
viron du diamètre de
l'œil ; leur surface de

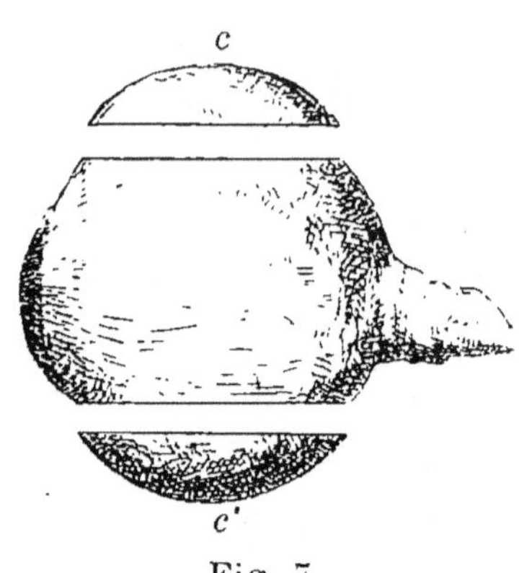

Fig. 7.

section sera perpendiculaire au diamètre vertical. Il suffira de coller, après l'inclusion, l'œil
sur la surface de section inférieure et de
commencer les coupes
par la surface supé-
rieure ; il sera donc
très facile de pratiquer
au niveau de la région
papillo-maculaire des
coupes bien orientées.

Mais, lorsqu'on veut
pratiquer des examens

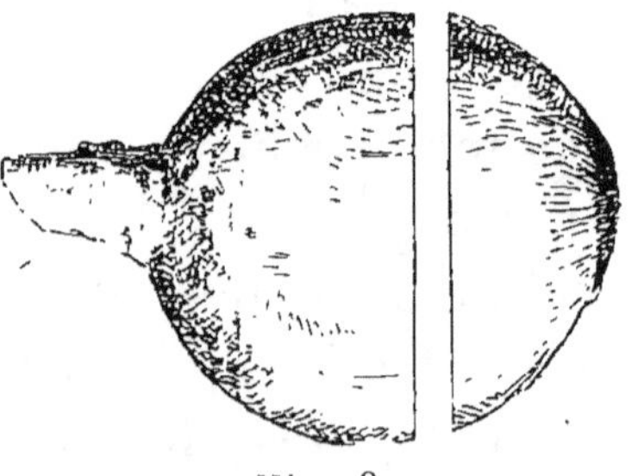

Fig. 8.

plus précis, il est bien préférable de diviser l'œil
par une section équatoriale, en deux parties :
segment antérieur, segment postérieur (fig. 8).
Le segment postérieur sera collé ensuite parallè-

lement à l'axe horizontal antéro-postérieur de l'œil, de manière à pouvoir orienter les coupes parallèlement à la région papillo-maculaire.

Au contraire, pour des raisons que nous indiquerons plus loin, le segment antérieur sera collé et coupé parallèlement à son axe vertical.

Nous indiquerons plus loin un procédé personnel permettant de pratiquer en celloïdine des coupes beaucoup plus minces que celles obtenues par les procédés courants.

I. — Préparation des coupes incluses à la celloïdine.

L'inclusion donne à la pièce la consistance qui lui permet d'être coupée. Nous ne retiendrons que deux méthodes d'inclusion : la celloïdine et la paraffine. La première nous paraît la méthode de choix en technique oculaire.

Inclusion à la celloïdine. — Pour l'inclusion à la celloïdine, deux solutions sont nécessaires : une solution forte et une solution faible.

La celloïdine nous est livrée en tablettes. Pour obtenir la solution forte, on découpe la plaque de celloïdine en petits fragments qu'on introduit dans un flacon où se trouve un mélange d'alcool absolu et d'éther sulfurique dans les proportions :

```
Éther sulfurique.... ............. ..... 225 parties.
Alcool absolu........................ 200    —
```

On dissout la celloïdine de manière à avoir une solution ayant une consistance sirupeuse.

Pour obtenir la celloïdine faible, on ajoutera, à 100 centimètres cubes de la solution forte, 50 centimètres cubes du mélange d'alcool absolu et d'éther dans les proportions ci-dessus.

Pour obtenir une bonne inclusion à la celloïdine, on devra déshydrater complètement le globe oculaire. Or, au sortir de l'alcool absolu, on a été obligé de le manipuler assez longtemps pour l'ouvrir. Il est donc indispensable de le faire repasser quelques heures par l'alcool absolu avant de l'inclure.

Le globe oculaire est alors porté à l'aide d'une pince pendant vingt-quatre heures dans un mélange à parties égales d'alcool et d'éther et placé ensuite dans la solution de celloïdine faible.

On doit le laisser longtemps dans cette solution, de manière qu'il soit bien imprégné de celloïdine; c'est la condition essentielle pour obtenir une bonne inclusion. Pour un globe entier, la durée est au minimum de quinze jours.

La pièce passe alors dans la celloïdine forte : on la met à cet effet dans un cristallisoir assez élevé pour qu'elle soit complètement recouverte de la celloïdine (1). Avant tout, il faut éviter une

---

(1) Le segment antérieur et le segment postérieur sont placés dans le cristallisoir de façon à reposer sur leur surface de coupe équatoriale. On s'assure qu'on n'emprisonne pas de bulles d'air dans leur concavité. D'ailleurs, la présence de bulles d'air autour de la pièce, lorsque la celloïdine est desséchée, prouve que l'imprégnation n'a pas été parfaite.

8.

dessiccation trop rapide des couches superficielles. On y arrive en assurant la fermeture hermétique du cristallisoir pendant un jour ou deux.

Au bout du troisième ou quatrième jour, on pratique autour de la pièce des incisions libératrices, et généralement vers le sixième jour elle est prête pour le montage.

Méthode d'inclusion en celloïdine à sec. — Nous donnons ici l'indication du procédé technique décrit par Wolfrum (*Klinische Monatsbl. f. Augenheilkunde*, 1905, p. 61), qui présenterait, au dire de cet auteur, de nombreux avantages sur le procédé classique que nous venons de décrire. Nous notons en italiques les points essentiels par lesquels cette technique diffère de la technique ordinaire.

D'après Wolfrum lui-même, ce procédé n'est pas nouveau ; on le trouve dans la *Technique histologique* de Lee et Mayer (deuxième édition, 1901, p. 114) et dans l'*Encyclopédie de technique histologique*. Son emploi a permis à Wolfrum d'obtenir des coupes de segment antérieur ou postérieur n'ayant pas plus de 5 à 6 μ d'épaisseur, sans avoir besoin de recourir à la paraffine qui produit des rétractions et est particulièrement défavorable à l'étude de la cornée. Elle permet aussi de pratiquer des coupes d'orbite en totalité.

Les pièces sont fixées de préférence au liquide de Zenker, durcies par les alcools, tout comme pour l'inclusion classique en celloïdine, puis passées au sortir de l'alcool absolu dans une celloïdine de consistance peu épaisse qu'on laisse épaissir peu à peu ; on peut aussi d'ailleurs se servir de solutions de celloïdine de plus en plus épaissies. Quand la celloïdine a pris une consistance gélatineuse telle qu'en l'inclinant elle ne montre plus de tendance à couler, *on place la capsule qui contient la pièce dans un cristallisoir fermé hermétiquement, au fond duquel on a versé 30 à 50 grammes de chloroforme.* Il est bon que la couche de celloïdine ne surpasse la pièce que de quelques millimètres. Les vapeurs de chloroforme, pénétrant dans la celloïdine, en amènent le durcissement rapide, sans y produire la moindre rétraction ; habituellement, pour les couches de celloïdine qui n'ont pas plus de 2 centimètres d'épaisseur, tout est terminé en douze heures si l'on utilise suffisamment de chloroforme. Pour les couches plus épaisses, il faut un temps plus long. On reconnaît facilement à la coloration un peu laiteuse de la celloïdine que les vapeurs de chloroforme l'ont pénétrée en totalité. La pièce a acquis alors la consistance nécessaire pour la coupe. On enlève tout autour d'elle la celloïdine et, pour les manipulations ultérieures, *on la plonge aussitôt dans un mélange de chloroforme et d'huile de cèdre ordinaire, à parties égales, dans un récipient fermé.* La quantité doit être mesurée de manière à dépasser le double de la hauteur du bloc de celloïdine et le mélange doit être bien fait.

Le bloc surnage pendant quelque temps, puis s'enfonce bientôt, et doit être recouvert par le liquide. Il est utile de placer la capsule ouverte sur l'étuve à paraffine à 30° ou 40°. En un jour ou deux, le chloroforme s'évapore, réduisant naturellement beaucoup le volume du liquide. Avoir soin d'ajouter, s'il le faut, de l'huile de cèdre de façon que le bloc reste toujours bien recouvert. Si l'on oublie cette prescription, la pièce peut se rétracter.

Lorsqu'il n'y a plus d'odeur de chloroforme, nous savons qu'il n'en reste plus ou presque plus dans le mélange. Par précaution, on peut encore replacer pendant une demi-journée la pièce dans l'huile de cèdre pure. La celloïdine devient jaune et transparente comme du verre. La pièce acquiert ainsi une grande transparence. Lorsqu'il se produit dans le bloc des troubles blanchâtres, c'est qu'elle n'est pas absolument anhydre. Cela n'empêche pas d'ailleurs de pratiquer les coupes ; cela ne fait que gêner pour l'orientation de la pièce. *On la sort de l'huile, et on la laisse une demi-journée environ à l'air libre, ce qui rend les coupes encore plus faciles à pratiquer.* Lorsque la pièce a été bien pénétrée, on ne doit pas constater sur ses côtés le moindre affaissement pendant qu'elle séjourne à l'air.

La pièce est collée sur bois par le procédé ordinaire ; on essuie l'huile et on colle avec de la celloïdine de consistance épaisse ; on attend que, par dessèchement de cette celloïdine à l'air, il y ait une adhérence absolue, ce qui demande une demi-heure à une heure (ne pas comprimer l'objet contre le bloc de bois).

Pour les coupes, le couteau sera placé perpendiculairement ou seulement en obliquité légère. Il est préférable d'employer un couteau court et épais. *Les coupes sont pratiquées, à sec, sans que l'on ait besoin d'un liquide quelconque.*

Le bloc de celloïdine ne doit jamais être mis en contact avec l'alcool, car l'eau que contient ce dernier troublerait immédiatement la celloïdine.

Les coupes restent sur le couteau, où elles présentent des plissements; on les prend avec les doigts et on les jette aussitôt dans l'alcool à 85 p. 100, où elles se déplissent aussitôt. Il est bon de changer une autre fois l'alcool afin d'enlever toute trace d'huile.

On peut abandonner la pièce plusieurs heures ou même une demi-journée sur la pince du microtome sans la couper. Lorsqu'on veut la laisser plus longtemps, il est préférable de la mettre dans un vase fermé au fond duquel on a versé quelques gouttes d'huile de cèdre.

L'auteur emploie cette méthode depuis plusieurs années pour toutes ses recherches. Grâce à elle, on coupe la cornée et la sclérotique beaucoup plus facilement que par les procédés ordinaires. Elle réalise sur l'ancienne méthode d'inclusion de nombreux avantages: rapidité plus grande dans l'inclusion; — possibilité de faire les coupes à sec ; — obtention plus facile des coupes ; — transparence de la pièce permettant de l'orienter plus commodément ; — possibilité d'abandonner la pièce pendant plusieurs heures sur le microtome, ce qui est particulièrement utile lorsqu'on veut éviter les changements d'orientation ; — grande minceur des coupes.

Cette méthode paraît donc très recommandable.

Collage de la pièce. — On arrondit au scalpel les angles du bloc de celloïdine et, à l'aide du rasoir, on égalise la surface qui doit reposer sur le bloc de bois.

La pièce doit être en effet collée sur un petit cube de bois ou sur un bouchon. Mais il faudra éviter d'employer pour cet usage des fragments de bois n'ayant pas séjourné longtemps dans de l'alcool à 70° ; ils contiennent en effet des matières colorantes susceptibles de diffuser à l'intérieur du bloc de celloïdine.

Le montage de la pièce est des plus simple. Il suffit de verser sur le cube de bois un peu de celloïdine forte ; on colle alors la pièce en la comprimant pendant quelques minutes contre la surface du bloc de bois.

Lorsqu'on ne veut pas mettre les pièces en coupes immédiatement, on peut les conserver aussi longtemps qu'on le veut en les plaçant dans de l'alcool à 70°.

On se gardera bien, en effet, d'abandonner à l'air une pièce collée en celloïdine, sous peine de la voir se racornir et devenir en quelques heures inutilisable.

Coupes. — La pièce, une fois collée, est placée quelques jours à l'alcool à 70° pour compléter son durcissement.

La pièce peut alors être mise en coupes.

On se servira du microtome à plan incliné.

Le bloc de bois ou le bouchon sur lequel est collée la pièce est assujetti dans la pince du microtome, de façon que la surface de la coupe soit dans un plan horizontal. D'autre part, le rasoir est placé très obliquement, de manière que son tranchant entame le côté de la pièce suivant une direction tangentielle.

Les trois glissières sur lesquelles se déplace le porte-rasoir ont été soigneusement huilées de manière que l'excursion du rasoir se fasse sans à-coup tout le long du microtome.

La pince qui porte la pièce dans le microtome de Reichert est munie de deux vis qui permettent de donner à cette dernière toutes les inclinaisons voulues. On met en parallélisme la pince avec le tranchant du rasoir ; on juge alors de l'inclinaison que l'on doit donner à la pièce au moyen des deux vis précitées pour que la surface à couper se présente tout entière sous le rasoir.

On laisse tomber avec un flacon compte-gouttes quelques gouttes d'alcool à 90° sur le rasoir et sur la pièce. Déplaçant alors le rasoir, on pratique quelques coupes destinées à égaliser la surface de la pièce. Une précaution très utile est d'examiner à ce moment la surface de section pour s'assurer qu'elle ne présente pas quelque strie due à un défaut dans le tranchant du rasoir. Ces petites striations apparaissent bien nettement quand on laisse sécher l'alcool à la surface de la pièce et qu'on l'examine obliquement en l'éclairant au besoin avec une loupe. S'il existe des stries, il suffira de déplacer le rasoir le long de la pince du microtome jusqu'à ce qu'on obtienne une surface de section absolument nette. C'est toujours un contretemps désagréable que de constater, lorsqu'on monte une préparation, l'existence de striations ; souvent, elles sont placées de manière à altérer la région dont l'examen eût été le plus intéressant.

On pratique alors les coupes en donnant à la vis de réglage du microtome le nombre de tours convenable suivant la minceur que l'on veut obtenir. Les coupes de début sont toujours forcément un peu épaisses et ce n'est que progressivement que l'on arrive à en pratiquer de minces. Aussi ne doit-on jamais commencer la coupe d'une pièce dans une région dont l'étude serait particulièrement intéressante. Comme on le conçoit, la largeur et l'homogénéité de la pièce jouent un grand rôle. Il ne faut guère s'attendre à pratiquer en celloïdine des coupes de segment antérieur dont l'épaisseur soit très inférieure à 20 μ. Si l'on coupe au contraire de petits fragments de rétine, il est facile de les obtenir à

5 ou 10 µ d'épaisseur. Dans tous les cas, il est important de bien humecter à l'alcool la pièce et le rasoir après chaque coupe.

La coupe est recueillie sur le rasoir au moyen d'un pinceau imbibé d'alcool à 90° ; on la porte dans un cristallisoir rempli d'alcool. Cette manœuvre doit être exécutée avec précaution lorsqu'il s'agit d'une coupe mince, susceptible de se fragmenter. Essuyer très soigneusement le rasoir après s'en être servi ; enlever aussi avec de la ouate hydrophile l'huile qui se trouve le long des glissières et l'alcool qui a coulé sur la pince. On doit tout particulièrement surveiller les glissières pour en empêcher l'oxydation.

La confection des coupes d'œil en celloïdine exige beaucoup d'habitude. Ce n'est que par une pratique prolongée que l'on arrive à obtenir des préparations minces. Redisons encore qu'une bonne inclusion est la condition *sine qua non* de la réussite.

Coupes sériées en celloïdine.

L'inclusion en celloïdine ne se prête pas, comme l'inclusion en paraffine, à la confection de coupes en série. Les coupes se font toujours beaucoup moins régulièrement ; un certain nombre sont manquées ; l'épaisseur des autres n'a pas l'égalité mathématique que l'on obtient avec les microtomes à paraffine. Néanmoins, il est souvent très utile de conserver l'arrangement en série de coupes obtenues en celloïdine. On peut employer les deux procédés suivants :

Un cristallisoir ayant à peu près le diamètre des coupes que l'on se propose de faire est rempli d'alcool. On découpe des rondelles de papier-filtre, d'un diamètre leur permettant de tenir dans le cristallisoir. Ces rondelles sont numérotées au

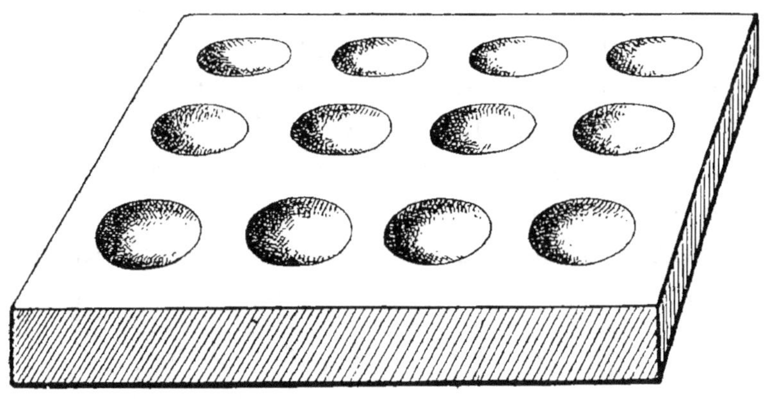

Fig. 9.

crayon, empilées les unes sur les autres et imprégnées d'alcool. On pratique les coupes. Chacune d'elles est déplissée au pinceau sur le rasoir du microtome; on comprime sur elle légèrement un des disques en papier, de manière à l'y faire adhérer. Les disques sont ensuite superposés dans le cristallisoir les uns sur les autres de manière que chaque coupe se trouve placée sur un disque de numéro correspondant.

Nous avons plus volontiers recours à l'emploi

de plaques en porcelaine, creusées d'un nombre variable de logettes, semblables à celle que représente la figure 9. Chacune de ces logettes est remplie d'alcool. Lorsqu'on fait les coupes, on place une coupe dans chaque logette, de 1 à 12 ; — la 13ᵉ coupe sera placée dans la logette n° 1, et ainsi de suite. On ne court en effet aucun risque de confondre deux coupes portant sur des points de la pièce suffisamment éloignés. On pourra donc recueillir 24 coupes. — La plaque de porcelaine est ensuite recouverte d'une lame de verre empêchant l'évaporation de l'alcool et permettant ainsi de garder les coupes un certain temps avant de les utiliser.

Cette manière de faire est extrêmement pratique.

Coloration des coupes.

Si l'on veut se servir de colorants en solution aqueuse, on fera au préalable passer la coupe pendant quelques minutes dans l'eau distillée. La coupe sera ensuite portée dans un godet contenant le colorant où elle séjournera pendant le temps voulu.

Après quoi on la reprendra sur une spatule et on la lavera à l'eau.

Déshydratation. — Faire passer la coupe pendant quelques minutes dans deux alcools, le premier à 90 p. 100, le second à 95 p. 100, contenus dans deux petits cristallisoirs.

Étalement de la coupe. — Lorsqu'on a pratiqué des coupes minces en celloïdine, il arrive fréquemment qu'au sortir des alcools elles présentent des plissements qui empêcheraient de les monter sur lame. Dans ces cas, au sortir de l'alcool à 95°, il suffit d'attirer la coupe sur l'extrémité d'une lame, on laisse tomber sur elle quelques gouttes d'alcool absolu, qui ramollit légèrement la celloïdine et la rend beaucoup plus souple. Il suffit, avec un petit pinceau, d'étirer légèrement la coupe sur ses côtés en différents sens pour qu'elle s'étale sur la lame sans aucun plissement. Il faut cependant éviter l'excès d'alcool absolu qui dissoudrait la celloïdine et rendrait difficiles les manipulations ultérieures.

La coupe est aussitôt passée dans le xylol ; pour cela on incline l'extrémité de la lame en l'enfonçant progressivement de manière à ce que la coupe flotte à la surface du xylol où elle reste parfaitement étalée.

Éclaircissement. — La coupe reste quelques minutes dans le cristallisoir contenant du xylol phéniqué, où elle s'éclaircit et devient absolument transparente. L'adjonction de l'acide phénique au xylol a l'avantage de compléter la déshydratation de la coupe. Celle-ci peut donc être montée.

Montage. — A l'aide d'une petite spatule, étendre la coupe sur une lame porte-objet bien propre. Très rapidement, afin d'éviter la condensation de l'eau à la surface de la lame, on dépose sur la coupe une goutte de baume de Canada dissous au xylol.

On recouvre la préparation avec une lamelle en ayant soin de ne pas laisser tomber celle-ci brusquement, ce qui aurait pour effet d'emprisonner des bulles d'air.

Lorsque nous avons monté la préparation, nous avons l'habitude d'appliquer sur la lame un petit poids de 10 à 20 grammes que nous laissons pendant un ou deux jours, jusqu'à ce que la préparation soit sèche. De cette manière, elle reste bien étalée entre la lame et la lamelle.

Moyen de pratiquer en celloïdine des coupes minces sur la totalité du segment postérieur de l'œil. — Comme nous l'avons dit, la présence de la sclérotique, membrane fibreuse et épaisse, constitue toujours un obstacle à la confection des coupes. Cependant, dans la plupart des cas, son étude ne présente guère d'intérêt, et l'histologiste s'attache surtout à examiner la choroïde et la rétine. Pour cela on peut détacher des fragments isolés de ces deux membranes. Mais ce procédé a le grand inconvénient de ne pas permettre d'en examiner simultanément les parties correspondantes dans toute l'étendue du segment postérieur. Or cette comparaison est souvent très instructive, car l'anatomie pathologique nous apprend que leurs lésions histologiques sont loin d'avoir toujours une marche parallèle. Dans le glaucome, par exemple, alors que les vaisseaux rétiniens sont sclérosés, les segments choroïdiens adjacents peuvent présenter des vaisseaux absolument normaux (Rochon-Duvigneaud); et inversement, dans la rétinite brightique, à une choroïde très scléreuse peuvent correspondre des artères rétiniennes à peu près saines (Rochon-Duvigneaud et Opin).

Aussi avons-nous recours depuis quelque temps

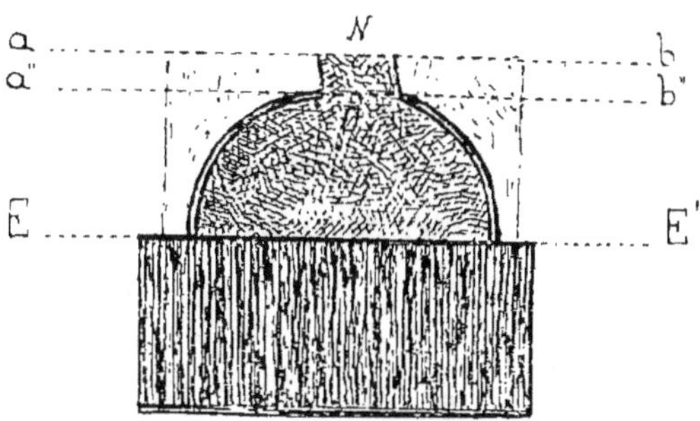

Fig. 10.

Le segment postérieur inclus en celloïdine est collé sur bouchon sur sa face équatoriale EE'.
NO, nerf optique.
a b, première section parallèle au plan équatorial de l'œil ;
a" b", section effleurant la choroïde de la région péripapillaire.

au procédé suivant qui, en nous débarrassant de la sclérotique, nous permet d'examiner sur coupes minces le segment postérieur de l'œil, et assure en même temps un examen plus complet de la portion rétrobulbaire du nerf optique.

Le segment postérieur détaché par section équatoriale après la fixation et le passage aux alcools est inclus en celloïdine. L'inclusion terminée, la celloïdine est enlevée de manière à n'en laisser qu'une mince couche tout autour du bulbe, et on le colle sur bouchon suivant sa surface équatoriale, comme l'indique la figure 10. Le nerf optique se présente donc de manière qu'il soit aisé d'en pratiquer des coupes perpendiculaires à l'axe suivant ab, jusqu'à ce qu'après avoir entamé la paroi postérieure du bulbe, on arrive à affleurer la choroïde, de la région péripapillaire, ce dont on se rend compte facilement grâce à la coloration noirâtre que présente la surface de section $a''b''$. On obtient ainsi toute une série de coupes perpendiculaires de la portion rétrobulbaire du nerf optique. Elles sont très utiles, car elles permettent d'examiner les vaisseaux centraux en une région où ils sont souvent altérés et les nerfs ciliaires avant leur pénétration dans l'œil. Sur les coupes pratiquées, comme on le fait le plus ordinairement, suivant le diamètre antéro-postérieur de l'œil, il arrive fréquemment que les vaisseaux centraux du nerf optique ne soient pas coupés exactement suivant leur diamètre longitudinal, mais suivant un diamètre oblique, condition peu propre à l'examen anatomo-pathologique.

Ceci fait, avec un bistouri coupant très bien ou avec un rasoir, on enlève par petits fragments toute la celloïdine qui entoure le bulbe et en même temps la sclérotique, en procédant un peu comme on fait pour peler un fruit. On ne conserve qu'une très mince pellicule scléroticale et on évite soigneusement d'entamer la choroïde. On y arrive facilement à cause de la coloration noirâtre de cette membrane.

On sépare alors la pièce du bouchon et on la plonge pendant vingt-quatre heures dans deux bains successifs d'éther qui dissolvent complètement la celloïdine d'inclusion.

On se trouve alors en présence d'un segment postérieur qui n'est plus constitué que par la rétine et la choroïde revêtue d'une mince pellicule de sclérotique. On le passe alors à l'alcool à 95 p. 100, à l'alcool absolu, et on l'inclut de nouveau.

Cette fois on le colle sur bouchon de manière à en pratiquer des coupes orientées dans le sens antéro-postérieur. Il est facile de pratiquer avec le microtome de Reichert des coupes de 10 à 15 μ d'épaisseur que l'on n'obtiendrait jamais si l'on avait conservé la sclérotique dans toute son épaisseur.

Le seul inconvénient de cette méthode est de nécessiter deux fois l'inclusion de la même pièce. Cet inconvénient est largement compensé par l'avantage de pratiquer un examen anatomo-pathologique plus complet et plus précis qu'on ne le fait avec les méthodes couramment employées.

Enfin, lorsqu'on veut obtenir des coupes très fines de rétine et de choroïde, on doit recourir au procédé que nous indiquerons plus longuement à l'article *Rétine*, et qui consiste, après fixation, à découper à l'aide de ciseaux fins le segment postérieur en cinq fragments. Rien n'est ensuite plus facile que de séparer à l'aide d'une spatule, sur ces segments isolés, la sclérotique, de la choroïde et de la rétine. On peut donc pratiquer en celloïdine des coupes fines de ces deux membranes, condition absolument nécessaire si l'on veut les étudier à l'aide des techniques cytologiques dont nous parlerons plus loin.

II. — Préparation des coupes incluses à la paraffine.

Le principe de l'inclusion à la paraffine est de laisser la pièce à inclure s'imprégner d'un liquide dans lequel la paraffine soit soluble ; et ensuite de la faire passer dans des bains successifs de paraffine jusqu'à ce qu'elle soit entièrement pénétrée. On a vanté l'usage d'un certain nombre de dissolvants de la paraffine : essence de térébenthine, xylol, huile de cèdre, chloroforme. Certains, tels que l'essence de térébenthine et le xylol, ont l'inconvénient d'altérer les éléments cellulaires délicats. Nous donnons la préférence au chloroforme qui n'altère pas les tissus et dissout très bien la paraffine. Mais, lorsqu'on l'emploie, on doit s'assurer, avant de pratiquer l'inclusion définitive, que la pièce en est complètement débarrassée ; les moindres traces peuvent en effet nuire à la solidification complète de la paraffine.

9.

Il existe de grandes variations suivant les différents auteurs dans la technique de l'inclusion à la paraffine; nous nous bornerons à indiquer le procédé que nous employons au laboratoire de l'Hôtel-Dieu.

Il comporte l'usage de trois sortes de paraffine.

Une fusible à 37°, une à 44°, et enfin une paraffine dure ou paraffine d'inclusion fusible selon la saison à 60° ou à 50°.

La pièce, soigneusement déshydratée à l'alcool absolu, est d'abord placée dans un tube contenant un mélange à parties égales de chloroforme et d'alcool. Au bout de quelques heures, la pièce tombe à la partie inférieure du tube dans le chloroforme.

Placer ensuite la pièce dans un mélange de chloroforme et de paraffine où elle restera pendant douze heures environ.

Passage dans deux ou trois bains successifs de paraffine fusible à 37° et maintenue à l'étuve à cette température. Chaque bain dure de deux à trois heures. Au bout du dernier bain, on s'assure que toute trace de chloroforme a bien disparu en plongeant dans la masse une aiguille chauffée; on ne doit plus avoir de dégagement de bulles de vapeur de chloroforme.

Passage pendant une heure dans un bain de paraffine fusible à 44°.

Enfin, passage définitif dans la paraffine d'inclusion. On chauffe celle-ci à 50° ou 60° suivant la saison et on la coule dans des moules en métal démontables ou dans des boîtes en papier. La pièce y est maintenue pendant un quart d'heure ; on l'oriente dans sa position définitive à l'aide d'aiguilles chauffées.

Quand la paraffine commence à se prendre, on achève l'inclusion en plaçant le moule sous un robinet d'eau froide ; le refroidissement rapide a pour but de rendre la paraffine plus homogène.

Coupes. — Chauffer légèrement la partie inférieure du bloc de paraffine et le coller sur un cube de bois.

Les coupes en série seront pratiquées au microtome rocking, très commode pour débiter en série de petites pièces telles que le nerf optique. On pourra aussi employer le microtome à plan incliné. Mais, dans ce cas, le rasoir devra être orienté perpendiculairement à la coupe ; les coupes se font à sec. A l'aide d'un pinceau que l'on appuie avec le doigt à la surface de la coupe, on empêche que celle-ci ne se casse, ne s'enroule ou ne se tasse.

Montage des coupes. — Les coupes à la paraffine sont montées sur des lamelles en employant les procédés suivants :

1° *Procédé ordinaire (collage des coupes).* — Placer sur une lamelle bien sèche quelques gouttes de glycérine ou d'eau albumineuse ; étendre la coupe sur la lamelle.

Poser cette dernière sur une lame porte-objet, de façon que la coupe se trouve placée en l'air.

On a interposé au préalable quelques gouttes d'eau entre la lame et la lamelle.

On maintient quelques secondes la lame ainsi préparée au-dessus de la flamme d'une lampe à alcool ; cette manœuvre a pour but de ramollir légèrement la paraffine et de lui permettre de s'étaler complètement ; l'interposition d'eau entre la lame et la lamelle évite que la paraffine n'entre en fusion.

On tamponne légèrement sur la lamelle quelques doubles de papier-filtre imbibé d'eau, dans le but de la refroidir et d'achever complètement le collage de la coupe. On la laisse sécher pendant quelques heures.

Il ne reste plus alors qu'à débarrasser la coupe de la paraffine. On la plonge, à cet effet, dans un bain de xylol pendant une minute environ.

2° *Procédé de Rochon-Duvigneaud*. — Un procédé excellent et simple est celui que nous employons, suivant les indications de Rochon-Duvigneaud, pour les coupes de nerf optique faites à la paraffine.

Il consiste à recevoir directement les coupes dans un petit cristallisoir de xylol, où elles se débarrassent de leur paraffine. On les passe ensuite à l'alcool absolu, à 90°, à 70°, dans l'eau, puis dans les colorants.

Les résultats obtenus par ce procédé (employé aussi par Dominici et Rubens-Duval) sont bien upérieurs à ceux que donne le procédé ordinaire ;

en effet, les éléments cellulaires ne subissent pas les tassements que leur imprime le collage sur lame ; ils sont beaucoup mieux pénétrés par les colorants, puisque la coupe y est immergée en totalité. C'est vraiment le procédé de choix pour les recherches d'histologie fine. Il faut seulement prendre beaucoup de précautions dans la manipulation de ces coupes minces et fines qui s'effriteraient avec grande facilité.

Passage à l'alcool absolu qui débarrasse du xylol.

Puis, passage dans l'alcool à 90°.

La pièce, définitivement appliquée sur la lamelle, est colorée et montée par les procédés qui ont été déjà décrits pour les coupes à la celloïdine.

Indications de l'inclusion en paraffine. — En technique oculaire, l'inclusion à la paraffine n'a que des applications beaucoup plus restreintes que l'inclusion en celloïdine.

D'abord la confection de coupes d'œil inclus *in toto* en paraffine est beaucoup plus difficile qu'en celloïdine.

En second lieu, certains éléments de l'œil, tels que la rétine, sont légèrement altérés par les manœuvres qu'exige l'inclusion en paraffine.

L'inclusion à la paraffine trouve surtout son application pour l'étude du nerf optique. On obtient de très bons résultats de coupes en paraffine pratiquées au microtome rocking.

Montage des coupes à la glycérine. — Le montage des préparations à la glycérine s'impose lorsqu'on veut examiner des objets frais sans les faire passer par les alcools dont l'action rétractante serait nuisible ; ainsi, par exemple, des iris de lapins sur lesquels on étudie les terminaisons nerveuses après coloration par le bleu de méthylène vital.

La glycérine doit être neutre ; elle peut être employée soit étendue d'eau, soit pure. Dans le premier cas on obtient toujours une plus grande visibilité des fins détails. Mais les préparations se conservent moins longtemps que lorsqu'on emploie de la glycérine pure.

Le montage est des plus simple ; la préparation étant étalée sur la lame, on la recouvre de quelques gouttes de glycérine; puis on pose la lamelle sur la préparation en la faisant descendre peu à peu de manière à éviter la formation de bulles d'air. La préparation s'éclaircit au bout de deux ou trois jours.

On peut luter extemporanément les préparations avec de la paraffine, après avoir eu soin d'enlever tout l'excès de glycérine qui déborde la lamelle. On lute ensuite avec la cire ou la gomme-laque si l'on veut conserver la préparation d'une façon définitive.

Nous résumons dans les deux tableaux ci-après la marche à suivre pour la fixation, le lavage et le durcissement des pièces, ainsi que les manœuvres nécessaires pour les inclure à la celloïdine ou à la paraffine.

Tableau résumant la marche à suivre pour la fixation.

Formol à 10 p. 100.	Liqueur de Müller.	Müller osmié.	Acide osmique en vapeurs (rétine).	Liquide de Dominici pour examen cytologique.
Fixation.... 1 jour.	Fixation : 15 jours au minimum. Pendant la première semaine, renouveler le liquide tous les jours. Lavage à l'eau courante pendant 1 jour. S'il s'agit de tissu nerveux qu'on veuille traiter par le Pal, laver directement dans les alcools.	Fixation .... 1 jour. Renouveler deux ou trois fois le liquide pendant ces vingt-quatre heures. Passage au liquide de Müller et continuer la fixation comme il est indiqué à la colonne précédente.	Fixation pendant 3/4 d'heure. Passage au Müller osmié pendant 5 h. Lavage à l'eau courante, 1 jour.	Ouverture immédiate de l'œil et fixation pendant cinq heures. (Le liquide sera préparé extemporanément.) Après fixation, on ne prolongera pas inutilement le séjour dans les alcools.
Alcool à 70°. 1 jour. — à 80°. 1 — — à 95°. 1 — — absolu. 2 jours. Ouverture de l'œil.	Alcool à 70°. 1 jour. — à 80°. 1 — — à 95°. 1 — — absolu. 2 jours. Ouverture de l'œil.		Alcool à 70°. 1 jour. — à 80°. 1 — — à 95°. 1 — — absolu. 2 jours.	Alcool à 80°. 1 jour. — à 95°. 2 jours. — absolu. 2 —

Ensuite, inclusion en celloïdine ou en paraffine.

Inclusion à la celloïdine.

Alcool-éther . . . . 1 jour.
Celloïdine faible . . . . 15 jours au minimum.
Celloïdine forte . . . . 8 —

Collage de la pièce sur bois ou liège.

Alcool à 70 p. 100 . . . . 1 jour.

Coupes au microtome.
Alcool à 70 p. 100.
Passage à l'eau pendant quelques minutes.
Coloration.
Lavage rapide à l'eau.

Alcool à 90° . . . . Quelques minutes.
— à 95° . . . .   —
Xylol phéniqué . . . .   —

Montage.

Inclusion à la paraffine.

Chloroforme et alcool absolu à
parties égales . . . . 2 à 6 heures.
Chloroforme et paraffine . . . . 10 à 12 heures.
Paraffine à 37° . . . . 2 bains de 2 heures chacun.
— à 44° . . . . 1 bain de 1 heure.
— à 60° ou 50° . . . . 1 bain de 1/4 d'heure.
Refroidir le bloc de paraffine à l'eau.
Collage du bloc.
Coupes.
Collage des coupes, ou passage direct au xylol.

Xylol . . . . 1 minute.
Alcool absolu . . . . 1 —
— à 90° . . . . 1 —

Eau distillée.
Coloration. Alcools progressifs. Xylol. Baume.

CHAPITRE VII

LES COLORATIONS

Dans ce chapitre, après les définitions indispensables, nous donnerons des notions sur les deux modes essentiels de coloration : coloration directe et coloration après mordançage.

Nous étudierons ensuite l'action élective des colorants sur les éléments histologiques, soit qu'on fasse agir un seul colorant, soit qu'on en fasse agir plusieurs successivement ou simultanément.

Enfin nous passerons en revue les colorants les plus usités en histologie oculaire.

I. — Généralités sur les colorants.

On nomme *colorant* tout corps susceptible de s'unir en solution à d'autres corps solides en leur communiquant une couleur. Le pouvoir colorant dépend de la constitution moléculaire.

Dans la série aromatique, il existe un grand nombre de groupements moléculaires, nommés *chromogènes*, susceptibles de donner des colorants par leur combinaison avec des groupes salins soit acides, soit basiques. Dans le premier cas, la couleur est dite *acide*, dans le second on la nomme *basique*.

Sous le nom de *colorant amphophile* on désigne l'union d'un chromogène à différents groupes salins dont les uns sont acides, les autres basiques, de telle sorte que le composé obtenu peut jouir à la fois des propriétés des colorants basiques et de celles des colorants acides.

Le mélange de la solution aqueuse d'un colorant acide avec celle d'un colorant basique donne en général un composé qu'Ehrlich appelle *colorant neutre*. Ces composés sont difficilement solubles dans l'eau, mais, ainsi que l'a montré Ehrlich, ils le deviennent lorsqu'il y a un excès de colorant acide ou basique. On peut donc utiliser cette propriété pour reconnaître si un colorant donné est basique ou acide. Par exemple, si l'on ajoute à la solution aqueuse d'un colorant une solution aqueuse saturée d'acide picrique et qu'il se forme un précipité, c'est que la couleur était basique.

La coloration d'un tissu peut s'obtenir de deux manières :

Directement lorsque le colorant se fixe immédiatement sur le tissu à colorer ;

Indirectement lorsqu'il faut au préalable traiter le tissu par un composé approprié, le mordancer.

Coloration directe. — Pour expliquer le phénomène de la coloration directe, on a admis deux théories.

L'une est purement physique : la coloration se fait par fixation directe du colorant dans les tissus, sans formation de sels. Il existe en effet des substances inertes, telles que la cellulose, qui ne peuvent former de sels et qui sont susceptibles cependant de prendre la coloration. Il en est de même dans la coloration des graisses par le Soudan III. Le Soudan ne possède en effet aucun groupement atomique susceptible de former des sels. La nature même de ce processus physique est d'ailleurs mal connue ; il est admissible qu'il existe entre les molécules du corps dissous et les espaces intermoléculaires du dissolvant une certaine harmonie ; le colorant se trouverait dans le tissu comme un corps dissous dans son dissolvant. Certains faits semblent le démontrer : on sait, par exemple, que l'éosine n'est fluorescente qu'en solution, tandis qu'à l'état solide elle ne montre pas trace de fluorescence ; or des fibres de soie teintes par l'éosine sont fluorescentes comme une véritable solution de cette substance.

D'après la théorie chimique, la coloration serait une véritable combinaison ; par exemple, si l'on colore des fibres de soie par l'acide picrique, la soie joue le rôle de base par rapport à l'acide, il y a formation d'un véritable sel. La coloration ne peut plus être enlevée par un simple dissolvant tel que l'alcool, mais bien par des acides.

Il est probable que dans beaucoup de cas les deux modes de coloration s'associent; la combinaison chimique est précédée par une véritable dissolution du colorant dans les espaces intermoléculaires du tissu.

Coloration indirecte ou mordançage. — Le second mode de coloration, coloration indirecte, porte le nom de *mordançage*. La fixation de certains colorants par les tissus ne se fait pas d'emblée, mais après traitement du tissu par un autre corps nommé *mordant*. Les mordants généralement employés sont les sels des métaux lourds : fer, zinc, chrome, aluminium, cuivre.

L'union d'une matière colorante avec un métal lourd constitue une laque ; c'est pour cela que l'on parle de la laque hématoxyline ferrique ; la couleur de la laque diffère le plus souvent de celle du colorant qui entre dans sa composition : ainsi la laque hématoxyline ferrique est bleu noir, la laque alizarine-fer est brun foncé.

Les colorants susceptibles de former des laques peuvent être divisés en deux grandes catégories :

Les uns ne peuvent former de laques qu'avec des oxydes métalliques ou des sels métalliques basiques ; ces laques sont insolubles dans l'eau

Les autres ne forment de laques qu'avec des sels métalliques neutres, et ces dernières sont solubles dans l'eau. On désigne les solutions ainsi obtenues sous le nom d'encres.

Ainsi une solution aqueuse d'hématoxyline donne avec une solution d'alun une laque violette ; — et cette laque est soluble dans la solution d'alun comme une encre. Cette propriété permet d'abréger les manipulations. Au lieu d'imprégner d'abord le tissu avec le mordant, puis de faire agir le colorant, on peut faire agir directement la solution de laque colorante. C'est ce que l'on fait lorsqu'on se sert du carmin aluné ou de l'hématoxyline à l'alun de Bœhmer.

Au point de vue de leurs propriétés, les laques se rapprochent des couleurs basiques par leur affinité pour les noyaux.

Affinités des divers colorants. — D'une façon générale les colorants acides sont des colorants diffus, c'est-à-dire qu'ils sont susceptibles de colorer tous les éléments histologiques d'un tissu. Comme l'a montré Ehrlich, leur pouvoir colorant est plus grand en solution aqueuse qu'en solution alcoolique, parce que leur affinité pour l'eau est moins grande que pour l'alcool.

Les colorants acides facilement diffusibles appartiennent tous à la partie gauche du spectre. Les plus usités sont l'acide picrique, l'orange G, l'éosine et ses dérivés, la fuchsine acide. Il est deux éléments pour lesquels leur affinité est réduite : les noyaux cellulaires et les granulations basophiles.

Les colorants basiques, malgré leur diversité chimique d'origine, ont vis-à-vis des tissus une propriété commune. Ils ont pour les noyaux une affinité marquée, de sorte qu'en solution aqueuse, comme en solution alcoolique, les noyaux seuls se colorent. Ils ont pour les granulations basophiles et pour le mucus une affinité encore plus grande que pour les noyaux.

Aussi, dans plusieurs traités divise-t-on les colorants en colorants nucléaires ou basiques et colorants de fond ou acides. Mais cette classification pourrait induire en erreur ; il n'est pas exact que tous les éléments du noyau aient l'affinité basophile. Si, après mordançage par l'alun de fer on colore les coupes par éosine-orange, puis par bleu de méthylène, la chromatine des noyaux se colorera en bleu ; mais les nucléoles se teinteront nettement en rouge orangé (Rubens-Duval).

Pour cette raison, nous diviserons seulement les colorants en colorants basiques et colorants acides.

Métachromasie. — Un grand nombre de colorants basiques ont la propriété de colorer d'une manière différente divers éléments histologiques. Ainsi, la thionine colore les noyaux en bleu et le mucus en rouge ; le violet de méthyle colore les noyaux en bleu violet, la substance amyloïde en rouge. En règle générale, la nuance métachromatique d'une couleur basique n'est autre que la nuance de sa base libre. Ainsi la base de la thionine est rouge ; de même celle du violet de méthyle ; si l'on ajoute en effet un alcali à du violet de méthyle, il se fait un précipité rouge constitué par la base libre.

Souvent d'ailleurs ces colorations métachromatiques sont peu stables ; ainsi la coloration rouge du mucus par la thionine disparaît en partie au cours des manipulations dans l'alcool.

II. — Étude des colorants.

Nous n'indiquerons ici que les colorants d'un emploi usuel en technique. Nous croyons cependant utile d'insister sur certains procédés qui ont permis de faire progresser beaucoup les études cytologiques. Ces méthodes de grand avenir ne sont malheureusement guère usitées dans les laboratoires d'ophtalmologie ; leur emploi ne peut qu'être d'un grand profit pour l'anatomie pathologique de l'œil (1).

(1) Nous recommandons vivement la lecture de la remarquable

1° COLORANTS BASIQUES

Hématoxyline.

L'hématoxyline est une matière colorante extraite du bois de campêche qui se présente sous forme cristalline. Il est établi maintenant que le principe colorant des teintures d'hématoxyline n'est autre que l'hématéine, produit d'oxydation par l'air de l'hématoxyline ; c'est ce qui explique le précepte donné par les anciens histologistes de laisser « mûrir » les solutions d'hématoxyline avant de les employer.

L'hématoxyline est un colorant des noyaux extrêmement énergique ; mais elle donne aussi des colorations de fond. Les noyaux sont colorés en bleu foncé, les tissus en bleu pâle. Les solutions neutres ou alcalines donnent un bleu pur et les solutions acides un ton rougeâtre.

Or, l'hématoxyline par elle seule ne donnerait qu'une coloration diffuse des tissus et, pour obtenir de bonnes élections colorantes, il faut lui adjoindre un mordant tel que le chrome, le fer, l'aluminium.

L'hématoxyline constitue le colorant le plus employé pour la pratique courante. Mais on ne

thèse de Rubens-Duval (*Cytologie des inflammations cutanées*, 1908) dans laquelle on trouvera la description des principaux procédés techniques de Dominici.

perdra jamais de vue qu'elle surcolore les coupes avec la plus grande facilité; dans ce cas, la coupe prend une teinte bleu noir opaque qui nuit à sa transparence; aussi devra-t-on laver celles-ci très longtemps à l'eau avant de les monter. Nous indiquerons plus loin des moyens de décolorer les coupes surcolorées.

La coloration réussit très bien après fixation à l'alcool, au sublimé, au formol, au Müller; elle est très difficile à obtenir après fixation au Flemming.

La technique en est des plus simple :

Lavage des coupes à l'eau distillée.

Passage des coupes dans la solution d'hématoxyline pendant quatre à cinq minutes. Surveiller au microscope la coloration des noyaux si on craint que la coupe ne soit surcolorée.

Lavage long et énergique à l'eau distillée.

Alcool à 80°. Alcool à 95°. Xylol. Baume.

Nous indiquerons les solutions d'hématoxyline qui sont de l'usage le plus courant.

Hématoxyline de Bœhmer. — On fait une solution de :

Hématoxyline cristallisée.........	1 partie.
Alcool absolu...................	12 parties.

Et une seconde solution avec :

Alun purifié....................	1 partie.
Eau distillée...................	240 parties.

On ajoute deux ou trois gouttes de la première à un verre de montre plein de la seconde.

Pour avoir de bonnes colorations, il faut que la coloration alcoolique soit mûre, ce que l'on reconnaît à la coloration brune. Pour cela, on aura toujours une provision d'hématoxyline dans l'alcool absolu; cette solution doit être gardée un an si possible, plusieurs mois en tout cas avant de l'employer.

La solution de Bœhmer est la plus ancienne et la plus couramment employée.

Hématoxyline de Delafield. — A 400 centimètres cubes d'une solution saturée d'alun ammoniacal dans l'eau (il s'en dissout environ 1 partie dans 11 d'eau) on ajoute 4 grammes d'hématoxyline cristallisée dissoute dans 25 centimètres cubes d'alcool fort. On laisse le tout exposé à l'air et à la lumière pendant trois ou quatre jours, on filtre et on ajoute 100 centimètres cubes de glycérine et 100 centimètres cubes d'alcool méthylique. On laisse reposer jusqu'à ce que la solution ait acquis une couleur suffisamment foncée (on fera bien de la laisser mûrir six semaines à deux mois), on filtre et l'on conserve la solution dans un flacon bien bouché. Au moment de s'en servir, on doit l'étendre d'une quantité considérable d'eau.

Lorsqu'on aura obtenu des coupes trop colorées, on pourra y remédier facilement par l'emploi des procédés suivants :

1° Solution d'alun à 0,5 ou 1 p. 100 dans laquelle on laisse la coupe pendant quelques heures, jusqu'à ce que sa couleur bleue ait pris une teinte violet clair.

Si l'on veut aller plus vite, on emploiera une solution d'alcool chlorhydrique (1 partie d'acide chlorhydrique pour 100 parties d'alcool à 70°).

On laissera les coupes dans cette solution pendant quelques minutes. On les lavera ensuite à l'eau à laquelle on ajoutera un peu d'ammoniaque destinée à enlever l'excès d'acide (1 goutte pour 100 centimètres cubes d'eau).

2° Dominici a remarqué (voir thèse de Rubens-Duval) que la teinture d'iode décolorait l'hématéine.

On peut procéder de la façon suivante : La coupe placée sur lame est surcolorée pendant quelques minutes avec la glycérine hématoxylique de Renaut (1). Lavage rapide à l'eau pour enlever l'excès de colorant. Puis au moyen d'un compte-gouttes on recouvre la coupe avec de la teinture d'iode qu'on laisse agir plus ou moins suivant que l'on veut pousser la décoloration plus ou moins loin. — Lavage à l'alcool à 90°; la coupe perd la coloration rousse qu'elle avait au sortir de la teinture d'iode. On continue le lavage

(1) L'hématoxyline de Renaut se prépare en saturant d'alun de la glycérine neutre. On verse ensuite goutte à goutte environ 1/2 son volume d'une solution alcoolique saturée d'hématoxyline jusqu'à ce qu'il se forme un précipité. Si l'on a employé trop d'hématoxyline, on ajoutera de la glycérine alunée. Exposer ce liquide à la lumière pendant quelques semaines, jusqu'à disparition de l'odeur d'alcool.

jusqu'à ce que l'alcool ne soit plus teinté. — Puis xylol. — Baume. — Lamelle.

Nous avons obtenu ainsi sur des coupes sur-colorées de rétine de très bonnes élections nucléaires, alors que la pièce avait été simplement fixée au formol.

Il faut se souvenir aussi qu'après les fixateurs osmiques (rétine) on doit laisser agir l'héma-téine pendant plus longtemps que lorsqu'on s'est servi des fixateurs usuels.

Carmin.

Le carmin est retiré de la cochenille, prépara-tion desséchée d'un insecte. Il se présente sous forme de masses rouges, poreuses, se laissant facilement réduire en une poudre rouge. Il est insoluble dans l'eau pure, soluble dans l'eau addi-tionnée d'alun.

Tout comme l'hématoxyline, le carmin ne peut agir sur les tissus qu'à l'aide d'un mordant; l'alun est le plus communément employé.

Le carmin est un excellent colorant des noyaux.

Son seul défaut est d'agir lentement, ce qui rend son emploi peu pratique lorsqu'on a de nombreuses coupes à colorer.

On emploie les solutions suivantes :

Carmin aluné. — Ajouter à une solution aqueuse d'alun de potasse d'une concentration de 1 à 5 p. 100, une quantité de 0,5 à 1 p. 100 de carmin en poudre. Faire bouillir pendant dix à vingt minutes. Filtrer après refroidissement. Ajouter à la solution un peu d'acide phénique ou un cristal de thymol pour empêcher le développement des moisissures.

Le carmin aluné est, de tous les carmins, celui qui donne les colorations les plus électives. En dehors de la chromatine des noyaux, il n'y a guère que les nucléoles et la substance contractile des muscles striés qui s'y colorent. On peut laisser les préparations indéfiniment dans les solutions sans crainte de voir se produire des surcolorations. Néanmoins, cette teinture a le défaut de colorer lentement et de pénétrer assez mal.

On colorera les coupes pendant plusieurs heures. Lavage rapide à l'eau. Montage dans le baume.

Carmin boracique à l'alcool. — Dissoudre 3 grammes de carmin et 4 grammes de borax dans 93 grammes d'eau. Au bout de un à deux jours, ajouter 100 centimètres cubes d'alcool à 70 p. 100, agiter, filtrer.

Colorer les coupes un quart d'heure ou plus (sans les faire passer au préalable par l'eau distillée, puisqu'il s'agit là d'une solution colorante alcoolique).

Différencier dans :

Acide chlorhydrique concentré........... 1
Alcool à 90°.............................. 100

Alcool à 70°. Alcool à 95°. Xylol. Baume.

10.

Cette solution, également très commode pour la coloration en masse, donne de très belles colorations nucléaires.

Safranine.

La safranine est très utile lorsqu'on veut mettre en évidence des noyaux et des figures de karyokinèse. C'est le colorant de choix à employer après fixation par le liquide de Flemming.

On emploie généralement la safranine en solution dans l'eau et l'alcool absolu.

Safranine......................	1 partie.
Alcool absolu...................	100 parties.
Eau.............................	200 —

L'eau n'est ajoutée qu'au bout de quelques jours.

1° Colorer dans cette solution pendant vingt-quatre heures ;

2° Laver à l'alcool absolu pendant cinq ou dix minutes jusqu'à ce que la celloïdine soit entièrement décolorée ;

3° Xylol. Baume.

Les figures de karyokinèse sont colorées en rouge foncé, les noyaux en rose pâle.

La safranine colore aussi les fibres élastiques et le contenu de certaines cellules glandulaires (mucine).

Thionine.

La thionine ou violet de Lauth appartient à la

série aromatique, groupe thiazine. En solution aqueuse, elle a une coloration bleu violet. C'est un type de colorant métachromatique ; il colore en effet les noyaux en bleu violet ; le mucus, le tissu cartilagineux en rouge ; la substance amyloïde en bleu-ciel. C'est le meilleur colorant que nous possédions pour mettre en évidence les corps de Nissl des cellules ganglionnaires de la rétine (Druault).

2° COLORANTS ACIDES

Éosine.

L'éosine appartient dans la série aromatique au groupe dérivé de la phtaléine ; elle a une coloration fluorescente jaune très prononcée. Elle est moins soluble en solution aqueuse que dans l'alcool et en particulier dans l'acétone. C'est un colorant très employé (fluorescéine de potasse tétrabromée) communiquant aux tissus une coloration rouge-lilas. L'éosine colore en rouge l'hémoglobine, propriété extrêmement précieuse pour caractériser les globules sanguins.

D'autres colorants de fond, tels que l'acide picrique, sont employés en mélange avec des colorants nucléaires. Nous sommes donc amenés à parler de l'action des doubles colorations et des mélanges colorants.

3° DOUBLES COLORATIONS

On peut comprendre de deux manières le terme *double coloration* :

Ou bien l'on fait agir chaque colorant successivement ;

Ou bien on les fait agir simultanément.

L'effet obtenu peut être bien différent dans les deux cas :

a. *Action successive*. — Il peut arriver que chacun des deux colorants ait de l'affinité pour des tissus différents. C'est le cas pour la coloration classique hématéine-éosine : l'hématéine colore les noyaux basophiles, l'éosine le fond du tissu et les globules rouges.

b. *Action simultanée*. — Le mélange de deux colorants a souvent sur les éléments histologiques un action très différente de leur action isolée. Si l'on fait agir de la fuchsine sur des leucocytes, le noyau et le protoplasma seront colorés en rouge ; le bleu de méthylène les colorerait en bleu. Si l'on fait agir un mélange des deux colorants, on pourrait croire qu'il va se produire une coloration mixte ; en réalité, le noyau sera coloré en bleu, le protoplasma en rouge.

Les doubles et les triples colorations ont de grands avantages, puisqu'elles permettent de caractériser des éléments cytologiques différents ; après coloration par le mélange éosine-orange G, les globules rouges se teignent en orangé pur, tandis que le tissu conjonctif se teint en rouge vif (1).

Doubles colorations par l'hématoxyline.

Hématoxyline-éosine. — Les coupes conservées dans l'alcool sont passées dans un cristallisoir d'eau.

Coloration à l'hématoxyline de manière à ne pas avoir de surcoloration (trois à cinq minutes).

Lavage énergique à l'eau.

Placer la coupe dans la solution aqueuse d'éosine. La laisser assez longtemps pour qu'elle prenne une coloration rouge pâle.

Lavage rapide à l'eau.

Passage rapide aux alcools pour éviter que l'éosine ne s'y dissolve.

Xylol. Baume.

Cette double coloration, dans laquelle les noyaux sont colorés par l'hématoxyline et le

(1) La connaissance de ces élections colorantes s'est bien précisée dans ces dernières années grâce aux travaux de Dominici ; il a montré que certains éléments cytologiques présentent des affinités très différentes suivant leur âge, suivant les conditions anatomo-pathologiques ; ainsi les protoplasmas présentent une acidophilie corrélative de leur vieillissement. Dans la moelle osseuse, les normoblastes traités par le mélange éosine-orange-bleu de méthylène se coloraient d'abord en bleu, puis en bleu violacé, puis en rouge violacé, puis en rouge, en rouge orangé, enfin en orangé franc.

Ce seul exemple montre toute la portée et l'avenir réservé à cet ordre de recherches.

fond par l'éosine, est une des plus courantes et des plus simples.

Picrocarmin. — Le picrocarmin est un mélange de carmin et d'acide picrique donnant une double coloration.

Ce réactif est inoffensif pour les cellules et en conserve bien les formes. Les noyaux sont colorés en rouge, les fibres élastiques en jaune, les muscles en brun jaunâtre, le tissu conjonctif en rose.

Nous indiquerons deux techniques de coloration au picrocarmin.

Dans la première, plus facile à appliquer et d'un usage plus courant, les coupes seront montées dans le baume.

1° Coloration des coupes au picrocarmin pendant une heure ou plus ;

2° Lavage à l'eau ;

3° Décolorer avec l'alcool picrique de Orth :

Solution aqueuse saturée
d'acide picrique........... 30 cent. cubes.
Alcool à 70 p. 100........... 73 —
Acide chlorhydrique pur..... 1 cent. cube.

4° Alcool à 90°. Alcool à 95°. Xylol. Baume.

Dans le second procédé, les coupes sont montées à la glycérine ; c'est à ce dernier qu'on devra accorder la préférence lorsqu'il s'agira de préparations un peu délicates :

1° Coloration dans la solution de picrocarmin pendant une heure ou plus longtemps :

2° Laver dans la glycérine acide à 1 p. 100, à laquelle on a ajouté un peu de solution d'acide picrique, jusqu'à ce que la glycérine ne se colore plus ;

3° Laver à l'eau pure, à laquelle on ajoute une goutte de solution picrique ;

4° Monter à la glycérine.

La double coloration suivante nous a également donné de très bons résultats dans la pratique courante (en particulier pour colorer les coupes de nerf optique) :

1° Coloration au picrocarmin pendant dix minutes environ ;

2° Lavage énergique à l'eau ;

3° Hématéine pendant dix minutes environ ;

4° Lavage à l'eau ;

5° Alcools. Xylol. Baume.

Les noyaux sont colorés en bleu foncé, le fond du tissu en bleu clair, les fibres musculaires en jaune.

4° TRIPLES COLORATIONS

Méthode de Van Gieson. — Fixation à l'alcool, au sublimé, au formol, au liquide de Müller.

1° Coloration des coupes à l'hématoxyline Delafield pendant dix à quinze minutes ;

2° Lavage énergique à l'eau ;

3° Colorer pendant une minute dans le mélange :

Solution aqueuse concentrée d'acide
picrique.............................. 5 parties.
Solution aqueuse concentrée de fuch-
sine acide............................ 1 partie.

Il est encore préférable de se servir de la solution de Van Gieson (de Grübler) que l'on trouve
toute préparée dans le commerce.

4° Laver à l'eau pendant trente secondes;

5° Alcool. Xylol. Baume.

Cette coloration est extrêmement utile pour les
coupes de nerf optique. Les noyaux apparaissent
en bleu violet, le cylindraxe en rouge foncé, les
gaines myéliniques en jaune. Les substances
hyalines se colorent en rouge orangé, les fibres
musculaires lisses en jaune, les fibres conjonctives
en rouge.

L'acide picrique décolore toujours les noyaux;
aussi est-il indispensable de faire agir longtemps
l'hématéine. Rubens-Duval conseille d'employer
l'hématéine concentrée de Dominici, puis de plonger la préparation dans l'alun de fer à 3 p. 100.
L'excès d'hématéine est chassé par l'alun de fer
et la coloration devient exclusivement nucléaire.
On arrête l'action de l'alun par lavage à l'eau
filtrée. Les noyaux étant fortement colorés par
la laque ferrique d'hématoxyline, on peut laisser
agir assez longtemps le Van Gieson (une minute
environ).

Les préparations au Van Gieson doivent être
montées par exception, non dans l'huile de cèdre,

mais dans le baume acide, ainsi que l'a recommandé Curtis. Dans ce milieu acide, en effet, les vives couleurs de la fuchsine ne perdent rien de leur intensité et se conservent admirablement. Curtis prépare le baume acide en dissolvant l'acide salicylique à saturation à froid dans du xylol et emploie le xylol salicylé comme dissolvant du baume.

Méthode de Dominici. — *Éosine-orange-bleu de toluidine.* — Cette coloration est la coloration cytologique par excellence, car elle permet d'étudier l'état basophile ou acidophile des cellules et les caractères des granulations leucocytaires. Nous l'exposons d'après Rubens-Duval :

Laisser les coupes dans l'éosine-orange environ une heure.

Lavage à l'eau filtrée pendant quelques instants jusqu'à ce que l'eau ne se teinte plus par l'éosine.

Passage des coupes dans une solution de bleu de toluidine à 1 p. 100 pendant une minute, de façon que la coupe soit colorée à fond dans toute son épaisseur.

Laver et décolorer aussi lentement que possible à l'alcool absolu en jetant de temps en temps l'alcool qui s'hydrate et en le remplaçant par de l'alcool absolu. Quand on juge la décoloration près du terme, on repasse encore une fois de l'alcool absolu pour terminer la déshydratation, puis du xylol, et on monte à l'huile de cèdre. On examine au microscope. S'il y a un excès de bleu, on enlève l'huile par le xylol et on revient à l'alcool absolu, mais en se souvenant que la décoloration par l'alcool absolu est plus rapide après l'action de l'huile de cèdre et en surveillant encore de plus près. S'il y a un gros excès de bleu, on peut activer la décoloration en employant de l'alcool à 90° ou de l'alcool à 60°. Plus un alcool est faible et plus son action décolorante sur le bleu de toluidine est accusée. Mais on perd en précision ce que l'on gagne en rapidité, et les alcools faibles ont en outre l'inconvénient d'enlever une certaine quantité d'éosine. A moins qu'un excès concomitant d'éosine n'indique l'emploi de l'alcool à 60°, il vaut mieux s'en tenir à l'alcool absolu et prolonger son action le temps nécessaire.

Ces préparations doivent être montées dans l'huile de cèdre et non dans le baume du Canada. L'huile de cèdre conserve en effet beaucoup mieux les couleurs d'aniline que le baume du Canada. Une déshydratation parfaite est aussi une condition de bonne conservation.

Les fibres conjonctives sont colorées en rose pâle, la chromatine des noyaux en bleu foncé, les hématies en orange; les granulations neutrophiles en rouge, les granulations éosinophiles en orangé.

CHAPITRE VIII

MÉTHODES NÉVROLOGIQUES

Dans ces dernières années, on a décrit beaucoup de nouvelles techniques d'examen du tissu nerveux et il ne saurait être question ici de les rappeler toutes ; en revanche, une connaissance approfondie d'un certain nombre de ces procédés est indispensable à l'ophtalmologiste. Faire de l'histologie oculaire, c'est presque toujours faire de l'histologie nerveuse, et la plus difficile, puisque dans beaucoup de cas c'est la rétine, le plus délicat et le plus altérable des tissus nerveux, que l'on doit examiner. Actuellement, l'étude d'une névrite optique, d'une tumeur cérébrale, ne peut être considérée comme vraiment complète qu'à condition de mettre en œuvre des procédés techniques variés, s'adressant à des éléments différents du système nerveux (névroglie, fibres myéliniques).

Nous nous attacherons moins à multiplier les descriptions de procédés qu'à donner des techniques les plus courantes une description détaillée. Nous pensons ainsi éviter des erreurs de technique, source de découragement et, ce qui est plus grave, d'interprétations erronées.

D'une façon générale, les pièces soumises à l'examen doivent être recueillies dans des conditions de fraîcheur absolue sous peine de s'exposer à des mécomptes ou à de graves erreurs d'interprétation.

Rien ne s'altère plus vite et plus facilement que le tissu nerveux ; les fibres à myéline se fragmentent et deviennent variqueuses ; le protoplasma des cellules ganglionnaires subit des altérations dont une des plus manifestes est la difficulté de colorer les corps de Nissl ; la névroglie prend un aspect granuleux. On peut donc dire que tout examen de tissu nerveux nécessite l'immersion immédiate de la pièce dans le fixateur.

Mais, si cette condition est facile à réaliser toutes les fois qu'on expérimente sur les animaux, il n'en est plus de même dès qu'il s'agit de l'homme. Comme il est bien rare que l'on puisse recueillir les pièces immédiatement après la mort, certaines méthodes névrologiques demeurent à peu près inapplicables à l'homme.

Aussi pourrait-on classer les méthodes névrologiques en deux catégories :

Les unes, méthodes cliniques, applicables à l'homme, peuvent donner de bons résultats, même avec des pièces recueillies plusieurs heures après la mort : méthodes de Weigert, de Pal, de Marchi, d'Azoulay, méthodes d'examen de la névroglie, et même, dans certains cas, méthode de Nissl.

Les autres, méthodes d'expérimentation, n'ont guère été appliquées jusqu'ici que dans les laboratoires et sur l'animal, car elles nécessitent l'usage de pièces absolument fraîches : méthodes de Golgi, de Cajal, de Bethe, de Joris, etc.

Nous voyons bien tout ce que cette division présente d'artificiel ; c'est ainsi que la méthode de Golgi a pu être appliquée à l'étude de gliomes de la rétine, recueillis aussitôt après l'énucléation. Mais cette classification permet de ne pas confondre les méthodes d'application courante pour les neurologistes avec celles qui ne sont guère utilisables que pour l'expérimentation

Le tissu nerveux, tissu éminemment complexe, présente à notre étude les éléments histologiques suivants :

Les cellules nerveuses ;

Les fibres nerveuses ;

Le tissu de soutènement ou névroglie.

On peut d'abord, comme on le fait couramment en clinique, recourir aux méthodes générales de coloration indiquées précédemment, lorsqu'on veut se contenter d'avoir une vue d'ensemble du système nerveux.

Mais on peut aussi se proposer d'étudier plus particulièrement l'un des éléments précités. Par exemple, on colorera la myéline à l'exclusion de tous les autres éléments (méthode de Weigert) ou les granulations chromatophiles des cellules nerveuses ganglionnaires (méthode de Nissl); ce sont les procédés spécifiques de coloration : procédés électifs.

A. — Méthodes applicables a l'examen
anatomo-clinique.

I. — Procédés simples de coloration.

Le premier mode d'examen, d'application courante, ne sera jamais négligé ; actuellement, en histologie nerveuse, on n'attache plus la même importance qu'autrefois aux colorations de la myéline (Weigert ou Pal). Ces dernières méthodes ne peuvent nous montrer les phénomènes les plus délicats qui se passent dans le protoplasma des fibres nerveuses et l'on ne saurait parler de dégénérescence ou de disparition d'un nerf tant que le protoplasma qui constitue l'élément vivant du segment n'est pas lui-même dégénéré ou disparu. Pour mettre en évidence les altérations des tubes nerveux, Durante a recours à des procédés de coloration assez simples : l'un par l'hématoxyline et le Van Gieson, — l'autre par la safranine et que nous croyons utile d'indiquer ici.

I. Hématoxyline et Van Gieson (1).

1° Coloration des coupes à l'hématoxyline alunée de Bœhmer.

2° Lavage, puis coloration sur lame pendant quelques secondes avec :

Solution saturée à chaud d'acide picrique......................	150 cent. cubes.
Solution aqueuse saturée à chaud de fuchsine acide............	3 —

3° Lavage rapide à l'eau, puis déshydratation.

II. Méthode rapide à la safranine.

1° Coloration légère des coupes à l'hématoxyline. Lavage à l'eau.

2° Mordançage, puis passage rapide dans une

(1) Cornil et Ranvier, *Manuel d'histologie pathologique*, t. III, p. 112.

solution alcoolique de potasse à 1 p. 100. Lavage à l'eau.

3° Coloration pendant une demi-heure dans la solution de safranine :

$$\left. \begin{array}{l} \text{Solution de safranine à chaud dans eau} \\ \quad \text{anilinée} \dots \dots \dots \dots \dots \dots \dots \dots \dots \dots \\ \text{Solution de safranine dans alcool à 90°.} \end{array} \right\} \text{ ää P. E.}$$

4° Différenciation dans l'alcool.

Toutefois ces méthodes, qui donnent de bons résultats avec la plupart des nerfs, dont les fibres de diamètre sensiblement égal sont pourvues de gaines de Schwann bien apparentes, n'en donnent pas d'aussi bons pour l'étude du nerf optique de l'homme. Les fibres optiques chez l'homme sont en général d'un calibre très fin, et leurs limites sont beaucoup moins faciles à apprécier par suite de l'absence de gaine de Schwann. Aussi, en histologie oculaire, la méthode d'examen de Durante donne surtout de bons résultats sur des nerfs optiques d'animaux tels que le chien, ou sur des nerfs craniens. Il importe donc de bien connaître les procédés spéciaux d'examen dont nous allons nous occuper, d'autant plus que dans bien des cas il est possible de les combiner avec les procédés généraux de coloration dont nous avons déjà parlé ; par exemple il est facile, lorsqu'on a traité des nerfs optiques par la méthode de Pal ou de Marchi, d'avoir recours sur la même coupe aux procédés de coloration par le Van Gieson, l'hématéine ou la safranine.

II. — Procédés électifs.

1° *Myéline normale.*

Méthodes de Weigert et de Pal. — Malgré des détails techniques en apparence très différents, les deux méthodes de Weigert et de Pal reposent toutes deux sur le même principe.

Coloration à l'hématoxyline de tissus mordancés par le bichromate de potasse, de manière qu'il se forme une laque chrome-hématoxyline donnant aux tissus une coloration bleu noirâtre foncé.

Puis *décoloration* de cette laque au moyen d'un oxydant (ferricyanure de potassium dans le Weigert, permanganate de potasse dans le Pal), de manière à la transformer en un produit d'oxydation de l'hématoxyline légèrement coloré en jaune. Mais, comme la laque colorante s'est fixée en plus grande quantité dans les gaines myéliniques que dans les autres tissus, celles-ci restent cependant colorées en bleu foncé lorsqu'on fait agir un agent de réduction tel que l'eau ammoniacale.

Dans chacune de ces méthodes, le mordançage par le bichromate est complété par un autre mordançage au moyen d'un sel de cuivre dans le Weigert, au moyen d'un sel de fer dans le Pal. On produit ainsi des laques hématoxyline-cuivre ou hématoxyline-fer qui ont pour effet de renforcer la coloration du tissu.

11.

L'adjonction de ces mordants au bichromate de potasse a donc pour effet de rendre l'imprégnation plus forte. Mais elle n'a rien d'indispensable. Et l'on pourrait réussir les méthodes de Weigert et de Pal en colorant les pièces fixées et mordancées au bichromate de potasse.

Pour mettre de la clarté dans ces manipulations plus compliquées en apparence qu'en réalité, nous les diviserons en trois séries :

1° Fixation et mordançage.

2° Coloration.

3° Décoloration.

Méthode de Weigert pour la coloration des fibres myéliniques. — 1° *Fixation et mordançage.* — *a.* Fixation et mordançage des pièces dans le bichromate de potasse (liquide de Müller);

b. Compléter le durcissement par les alcools sans laver au préalable à l'eau ;

c. Inclusion en celloïdine et collage sur liège par la méthode ordinaire ;

d. Mordançage de la pièce dans une solution saturée d'acétate neutre de cuivre allongée d'un volume d'eau. On maintient le tout à l'étuve pendant un à deux jours. Après traitement par le cuivre, les tissus sont devenus verts, le manteau de celloïdine vert bleu. On peut conserver les pièces dans l'alcool à 80°.

e. Coupes.

2° *Coloration.* — *a.* Coloration pendant douze à

vingt-quatre heures environ pour le nerf optique dans la solution colorante :

```
Hématoxyline.............. 0,75 à      1 partie.
Alcool absolu.....................    10 parties.
Eau..............................     90   —
Solution saturée de carbonate de
    lithine ....................... .  1 partie.
```

(L'addition d'alcali a pour but de faire mûrir la solution d'hématoxyline.)

b. Laver rapidement à l'eau.

3° *Décoloration. — a*. Décoloration pendant une demi-heure à plusieurs heures dans la solution :

```
Borax.........................      2    parties.
Ferricyanure de potassium........   2,5    —
Eau...........................    200      —
```

On continuera la différenciation jusqu'à ce que les gaines du nerf optique aient pris une coloration brun clair ;

b. Lavage à l'eau ;

c. Alcools. Xylol. Baume.

Les gaines myéliniques sont colorées en violet foncé ; tous les autres tissus en brun clair. Les portions du nerf dégénérées prennent une coloration brun jaunâtre.

Lorsque la différenciation a été insuffisante, on doit reporter les coupes pendant vingt-quatre heures dans l'alcool et différencier à nouveau dans la solution de borax-ferricyanure de potassium.

Pour des nerfs très atrophiés, on doit prendre la solution décolorante très allongée d'eau et donner à la décoloration une durée proportionnellement prolongée. Par exemple, pour des coupes transversales de nerfs atrophiés, il faut étendre la solution de 50 volumes d'eau et décolorer pendant douze heures au moins.

Méthode de Pal. — 1° *Fixation et mordançage*. — *a*. Fixation au Müller. Alcools sans laver à l'eau. Inclusion en celloïdine ;

b. Coupes.

Les coupes sont reçues dans l'alcool à 90°.

c. On les passe ensuite pendant un quart d'heure dans une solution de :

Alcool absolu......................	1 partie.
Alcool à 90°......................	2 parties.
Perchlorure de fer...............	1 partie.

Le perchlorure de fer agit comme mordant; mais, comme on l'a déjà dit, ce temps n'est pas indispensable. Les coupes sont ensuite fortement lavées à l'eau.

2° *Coloration*. — Coloration avec la solution d'hématoxyline de Weigert (Voy. plus haut) pendant vingt-quatre heures.

3° *Décoloration*. — *a*. Au sortir du colorant, la coupe présente une coloration noire. On la lave dans un cristallisoir contenant une certaine quantité de solution aqueuse de carbonate de lithine à saturation ; la solution lithinée se charge de l'excès d'hématoxyline. On passe ensuite la coupe dans l'eau. A ce moment, les portions nerveuses de la préparation tranchent par leur coloration bleu foncé sur le fond plus clair de la celloïdine.

b. Premier bain de différenciation dans une solution fraîchement préparée de permanganate de potasse à 0,25 p. 100, pendant vingt à trente secondes ; au sortir de ce bain, la celloïdine de la coupe a une coloration brun rouge sur laquelle les parties myéliniques tranchent par leur coloration brun noirâtre.

c. Laver rapidement à l'eau ;

d. Deuxième bain de différenciation avec :

Acide oxalique............................   1
Sulfite de potasse..........................   1
Eau..................................... 200

C'est la partie la plus délicate de la méthode ; en effet, si la décoloration est poussée trop loin, on risque de décolorer des fibres nerveuses fines.

Si elle est insuffisante, il peut persister ensuite à la surface de la préparation des îlots bleuâtres qui nuisent à sa netteté. Pour le nerf optique, on peut dire que la différenciation doit être poussée jusqu'à ce que les gaines soient complètement décolorées.

e. Quand on a atteint ce degré de décoloration, la pièce est lavée à l'eau additionnée de quelques gouttes d'ammoniaque. Au niveau des parties myéliniques, l'hématoxyline oxydée se réduit de nouveau sous l'influence de l'ammoniaque ; sa coloration roussâtre se transforme en une belle coloration bleu foncé. Toutes les régions de la coupe qui ne contiennent pas de myéline restent incolores.

Si la décoloration n'a pas été poussée aussi loin, on peut trouver sur la coupe d'autres éléments histologiques colorés, en particulier les vaisseaux sanguins et leur contenu.

Certaines fautes de technique peuvent nuire au résultat définitif. Assez souvent, par exemple, au moment où l'on passe la coupe dans le décolorant bisulfite de soude-acide oxalique, on voit se former sur la préparation des taches jaunâtres que l'on ne peut faire disparaître par la décoloration. Cela tient à l'existence d'impuretés dans la solution de permanganate. D'autres fois, les pièces gardent une coloration noirâtre foncée lorsqu'on les décolore au bisulfite, au lieu de la coloration roussâtre qu'elles devraient prendre.

Cela se produit quand le lavage avec la solution de carbonate de lithine a été mal exécuté, et n'a enlevé qu'une insuffisante quantité d'hématoxyline. Lorsqu'il a été bien fait, on doit voir la préparation trancher nettement sur le fond de celloïdine beaucoup moins coloré. L'habitude permettra d'éviter facilement ces erreurs de technique.

Le passage des coupes dans les solutions de perchlorure de fer et de permanganate les rend cassantes ; nous conseillons, lorsqu'elles sont minces, de les étaler sur une lamelle à leur sortie du perchlorure de fer. Il est très facile alors de faire subir à la préparation ainsi étalée les nombreuses manipulations qu'exige la méthode.

Les pièces traitées par le Pal se colorent ensuite avec une très grande facilité ; les colorations de nerf optique au Van Gieson et au picrocarmin donnent de très beaux résultats.

2° *Myéline dégénérée.*

Méthode de Marchi. — Pour la coloration des fibres myéliniques dégénérées, la méthode de Marchi présente l'avantage de donner, des portions dégénérées des nerfs, des images positives, alors que les méthodes de Weigert et de Pal ne donnent de ces parties que des images négatives.

Le principe de la méthode est le suivant :

Si l'on place un nerf en voie de dégénérescence dans le liquide de Müller, et plus tard dans l'acide osmique, le sel de chrome se fixant sur la myéline normale aura pour effet d'empêcher son imprégnation ultérieure par l'acide osmique. Au contraire, les parties dégénérées, chargées de produits graisseux, seront encore teintes en noir par l'acide osmique (1).

1° Fixation de la pièce pendant huit jours au moins dans le liquide de Müller. La pièce devra être coupée en fragments de 1 centimètre de côté environ pour faciliter ultérieurement la pénétration de l'acide osmique.

2° Passage dans une solution récemment préparée de :

Liqueur de Müller..................   2 parties.
Acide osmique à 1 p. 100..........   1 partie.

pendant cinq à huit jours. On agitera la pièce de temps à autre de façon que toutes ses faces soient bien imprégnées par l'acide osmique.

3° Lavage à l'eau courante pendant vingt-quatre heures.

4° Alcool. Celloïdine. Coupes.

5° Les coupes peuvent être surcolorées ensuite au picrocarmin, au Van Gieson (Druault).

Sans surcoloration, le tissu nerveux normal apparaît teinté en jaune clair ; les points dégénérés se présentent sous forme d'un pointillé noirâtre formé par les petites gouttes myéliniques ayant subi la dégénérescence graisseuse.

(1) En réalité, les phénomènes sont encore plus complexes. Vlassak admet qu'il existe dans la myéline normale trois éléments : protagon, lécithine, graisse, cette dernière en très petite quantité. L'adjonction à l'acide osmique du bichromate de potasse (liquide de Marchi) empêche la lécithine de réduire l'acide osmique ; au contraire, lorsque la myéline dégénère, elle se transforme en graisse et, par suite, réduit l'acide osmique.

La méthode de Marchi est une des plus précieuses acquisitions de l'anatomie pathologique ; en effet, les dégénérescences récentes de la myéline échappent complètement à la méthode de Weigert ; au contraire, le procédé de Marchi a permis à Singer et Münzer de mettre en évidence des dégénérescences expérimentales quarante-huit heures après leur début. Malheureusement, cette méthode très sensible expose aussi à de graves erreurs d'interprétation. Rien n'est plus facile que de produire, au moment de l'autopsie, de menus traumatismes ayant pour résultat de faire sourdre la myéline au dehors des gaines qui l'enveloppent. Tous ces points traumatisés se coloreront en noir par l'acide osmique. On trouvera donc à ce niveau un pointillé noirâtre qui ne correspondra pas à une lésion dégénérative, mais à une altération artificielle.

Comme nous le verrons, l'application de la méthode de Marchi au nerf optique expose avec la plus grande facilité à ces erreurs de technique.

3° *Coloration des corps de Nissl des cellules ganglionnaires.*

On sait que, après passage dans certains fixateurs, les cellules ganglionnaires du cerveau, de la moelle, de la rétine présentent, disséminés dans leur protoplasma, des blocs chromophiles qui fixent avec élection les couleurs basiques d'aniline ; ces « corps chromatiques », découverts par Nissl, sont sujets à de grandes variations dans leur forme et dans leur répartition suivant les différentes espèces animales.

Sous l'influence de la fatigue, des intoxications, les corps de Nissl se colorent moins bien, se désagrègent et finissent par disparaître complètement (chromatolyse).

Ces altérations sont très importantes, puisqu'elles impliquent un surmenage, une usure des cellules ganglionnaires. Leur étude constitue le seul moyen que possède actuellement l'histologie pour mettre en évidence la fatigue rétinienne. Birsch-Hirschfeld a pu, en effet, observer des altérations des corps de Nissl à la suite de l'éblouissement par les rayons ultra-violets. Druault, dans sa remarquable thèse de 1900, a montré l'influence des intoxications (quinine) dans la genèse de ces altérations.

Nous aurons surtout en vue ici les corps de Nissl des cellules ganglionnaires de la rétine.

Quelle que soit la méthode colorante employée, la fixation devra toujours se faire suivant les mêmes règles.

D'abord, on ne devra prendre que des rétines absolument fraîches. L'œil devra donc être mis dans le fixateur un quart d'heure au plus tard après la mort de l'animal.

On devra rejeter tout autre fixateur que le sublimé ou l'alcool absolu.

L'alcool absolu donne de bons résultats ; mais, comme l'a montré Druault, il n'est applicable qu'à des rétines détachées ; si l'on s'en sert pour fixer des yeux en totalité, il amène une rétraction considérable de tous les tissus, très nuisible à la netteté des coupes.

Pour fixer l'œil en totalité, on aura donc recours au sublimé. Les règles de la fixation sont celles qui ont déjà été indiquées plus haut.

Les procédés de coloration sont nombreux, mais leur principe est toujours le même : colorer fortement la cellule ; puis décolorer, peu à peu ; comme le colorant a une affinité maximum pour les corps de Nissl, il arrive un moment où ceux-ci tranchent fortement sur le reste du protoplasma ; c'est ce moment qu'il faut choisir pour arrêter la décoloration. Malgré l'apparente simplicité de la méthode de Nissl, tous ceux qui ont cherché à l'appliquer à l'étude des cellules ganglionnaires de la rétine savent combien elle est délicate ; il faut en effet beaucoup d'habitude pour éviter le double écueil d'une différenciation trop poussée et décolorant complètement les corps de Nissl ; — ou, au contraire, insuffisante, et ne permettant pas d'en caractériser les contours avec netteté.

Divers colorants ont donné de bons résultats : fuchsine acide, bleu de méthylène, bleu polychrome, thionine. Nous ne retiendrons que le bleu de méthylène, procédé employé par Nissl, et la thionine, qui a donné à Druault d'excellents résultats.

Coloration par le bleu de méthylène. — 1° Coloration au moyen de la solution :

Bleu de méthylène	3,75 parties.
Savon de Venise	1,75 —
Eau distillée	1000 —

que l'on place dans un verre de montre et que l'on chauffe sur une lampe à alcool jusqu'à ce que des bulles éclatent à la surface ;

2° Différencier dans le mélange :

Huile d'aniline	20
Alcool à 90°	200

jusqu'à ce qu'il ne se dégage plus de nuages colorés ;

3° Alcool. Xylol. Baume.

Coloration par la thionine. — La méthode de coloration par la thionine a été employée avec de très beaux résultats par Lenhossek, Druault, Birsch-Hirschfeld.

La technique est la suivante :

1° Coloration dans la thionine à 1 p. 100 pendant une demi-heure à trois quarts d'heure ;

2° Laver rapidement à l'eau distillée ;

3° Différencier longuement d'abord dans l'alcool à 95°, puis dans l'alcool absolu.

On surveillera la différenciation au microscope.

La décoloration des coupes surcolorées à la thionine est toujours longue.

4° Xylol. Baume.

Le grand défaut des préparations à la thionine est leur peu de stabilité; elles pâlissent très rapidement, surtout exposées à la lumière. Il est probable que cette décoloration, que nous avons observée autrefois sur toutes nos préparations montées au baume, serait atténuée si l'on employait le montage à l'huile de cèdre.

Druault a obtenu des résultats suffisants par la coloration avec le carmin aluné; sans être aussi bons qu'avec la thionine, ils permettent cependant la comparaison des deux yeux d'un animal.

Les procédés indiqués plus haut d'après les auteurs classiques ne sont pas ceux qui ont été employés par Nissl. La méthode de cet auteur, telle qu'il l'a décrite récemment, ne comporte aucune espèce d'inclusion. Aussi n'est-elle pas applicable à l'étude de la rétine. Il nous a cependant paru intéressant de la résumer ici, car elle pourrait être appliquée à l'étude du ganglion ciliaire.

Fixation à l'alcool de fragments de tissu nerveux n'ayant pas plus de 1 centimètre de côté. La fixation durera cinq jours environ. Chaque fragment nécessite 50 centimètres cubes d'alcool. Renouveler celui-ci toutes les vingt-quatre heures.

Une des faces du bloc de tissu nerveux est bien égalisée; on égalise aussi la surface d'un bouchon et on porte sur cette dernière une épaisse solution de gomme arabique; on colle le bloc sur le bouchon; — le tout est porté dans une cupule contenant de l'alcool à 96 p. 100; — au bout de quelques minutes la gomme devient blanche et dure.

Couper au microtome en humectant le rasoir d'alcool à 96 p. 100. Recevoir les coupes dans l'alcool à 96 p. 100. Elles doivent être colorées immédiatement.

Porter avec une spatule la coupe bien étalée dans un verre de montre rempli d'une solution ancienne filtrée et froide de savon au bleu de méthylène.

Cette solution est préparée comme il suit :

Bleu de méthylène B............	2,75
Savon de Venise...............	1,75
Eau distillée...................	1000 cent. cubes.

Mêler, agiter, et laisser au moins trois mois avant de s'en servir, car les solutions anciennes sont préférables aux fraîches. Agiter et filtrer chaque fois avant l'usage.

Quand la coupe nage sans faire de plis à la surface du verre de montre, on chauffe ce dernier à la flamme d'une lampe à alcool, jusqu'à émission des premières bulles. Les coupes de très petites dimensions (ganglion ciliaire, par exemple), pourront être colorées sur lame pendant une heure environ, à froid.

Différencier dans une solution avec 10 parties d'aniline pour 90 d'alcool à 96 p. 100, pendant cinq à vingt secondes. La coupe est placée sur une lame, séchée avec du papier-filtre, puis imbibée avec l'huile de cajeput. La coloration est terminée et on peut laisser l'huile pendant quelques minutes. Lorsque la coupe est bien transparente, on enlève l'excès d'huile en inclinant la lame ; elle est séchée avec du papier-filtre, puis toute l'huile est enlevée avec de la benzine. Aussitôt après que la coupe a été séchée, verser en abondance la benzine sur la lame. Lorsqu'on ne lave pas de cette manière, la préparation pâlit plus tard.

La coupe encore imbibée de benzine est imprégnée avec du xylol-colophane.

Le xylol-colophane est préparé en agitant 30 grammes de colophane du commerce pulvérisée dans un flaçon à large ouverture avec une quantité double de xylol ; très vite se sépare une couche claire, transparente, de la couche sirupeuse inférieure. On décante cette couche supérieure qui seule doit servir.

La coupe est imbibée partout avec le xylol-colophane. On chauffe légèrement la lame jusqu'à ce que le xylol-colophane soit bien fluent. On incline la lame de manière à faire écouler l'excès et on recouvre aussitôt la coupe avec une lamelle. Les manipulations doivent être faites vite pour éviter un desséchement partiel.

Les coupes bien régulièrement montées sont incluses dans une masse ayant la dureté de la pierre et, dans les cas les moins favorables, tiennent environ trois mois ; quelques-unes peuvent être utilisables pendant près d'un an.

4° *Coloration des cylindraxes.*

L'étude des modifications du cylindraxe a acquis une grande importance en histologie nerveuse ; elle permet, par exemple, de mettre en évidence les processus de régénération au niveau des nerfs atrophiés. Nous rappellerons que sur les nerfs optiques de l'homme, à cause de la très grande finesse des fibres nerveuses, il est le plus souvent très difficile de distinguer nettement les cylindraxes ; tandis que sur les nerfs optiques d'animaux (chien, chat) cette étude devient beaucoup plus facile. En revanche, sur les nerfs moteurs de l'œil, les cylindraxes apparaissent avec une grande netteté.

Des procédés très simples peuvent mettre en évidence le cylindraxe. Que l'on colore par le picrocarmin une coupe transversale mince d'un nerf optique de chien fixé au Müller, et l'on verra les fibres nerveuses sous forme de cercles, de dimensions variables, contenant en leur centre un point coloré en rose, représentant la coupe du cylindraxe rétracté. Suivant les fixateurs employés, cette rétraction est plus ou moins forte; après fixation par les réactifs osmiques, le cylindraxe occupe à peu près les trois quarts de l'épaisseur de la fibre.

Pour colorer le cylindraxe d'une façon élective, il faut recourir à des mordançages particuliers. Parmi les procédés décrits, nous n'en retiendrons que deux :

Le procédé de Strahuber;

Le procédé de Kaplan.

Procédé de Strahuber.

1° Fixation, *ad libitum*, sans alcool ;

2° Mordançage pendant cinq jours dans la solution :

Bichromate de potasse	5	parties.
Alun de chrome	2	—
Eau	100	—

3° Alcool. Inclusion en celloïdine. Coupes ;

4° Coloration des coupes pendant douze heures avec toutes couleurs d'aniline, de préférence avec le bleu d'aniline (solution aqueuse concentrée) ;

5° Différencier soit par le Pal, soit par l'eau additionnée de quelques gouttes d'hypochlorite de soude;

6° Lavage à l'eau. Déshydratation à l'alcool à 96°. Xylol. Baume.

On peut surcolorer à l'éosine.

Ce procédé ne colore pas les fibrilles du cylindraxe, mais le neuroplasma.

Procédé de Kaplan.

1° Fixation et mordançage au Müller pendant trois mois au plus; le passage préalable au formol n'est pas nuisible;

2° Déshydrater à l'alcool de coloration croissante. Couper au microtome en celloïdine ou en paraffine;

3° Coloration pendant trois jours avec la solution aqueuse, fraîchement préparée, d'encre d'anthracène à 10 p. 100, de préférence à l'étuve à la température de 35°; on peut cependant aussi faire cette coloration à la température de la chambre; un séjour plus long dans le colorant n'est pas nuisible;

4° Lavage rapide à l'eau ;

5° Différencier de préférence dans le Pal;

6° Lavage rapide à l'eau ; éventuellement, coloration de contraste avec la fuchsine acide à 1 p. 100 ou le carmin ;

7° Déshydrater à l'alcool progressivement croissant, xylol phéniqué, puis colophane et xylol. Craindre les longs séjours dans l'alcool.

Résultat : coloration bleu foncé intense du cylindraxe. Cette coloration réussit très facilement. Avec elle aussi on ne colore que l'axoplasma, mais non les fibrilles cylindraxiles.

5° *Coloration de la névroglie.*

La connaissance des procédés électifs de coloration de la névroglie a une grande importance en histologie oculaire ; le rôle des altérations de la névroglie dans la pathogénie des névrites optiques, longtemps méconnu, a été bien mis en évidence par Nuel, et il y a là pour les ophtalmologistes un sujet de recherches du plus haut intérêt.

Méthode de Weigert. — Cette méthode peut être considérée comme spécifique pour la coloration de la névroglie. Les fibres et les noyaux névrogliques s'y colorent en bleu, le tissu conjonctif en violet, les gaines myéliniques en jaunâtre. Par ce procédé, on colore également en bleu les fibres de la zonule de Zinn.

Le procédé de Weigert, basé sur un ensemble de réactions complexes, dont la théorie est mal connue, comprend quatre séries d'opérations :

1° Fixation ;
2° Mordançage ;
3° Réduction ;
4° Coloration.

1° et 2° Fixation et mordançage.

a. Il est avantageux d'unir ensemble ces deux opérations; les fragments de système nerveux, qui ne doivent pas avoir plus de $0^{cm},5$ d'épaisseur, sont placés dans une large cupule aplatie, dont le fond est recouvert d'une couche de papier-filtre. On verse sur eux un mélange de 90 parties de la solution mordançante (1) et de 10 parties de formol à 10 p. 100. Le liquide est renouvelé au bout de vingt-quatre heures. Les pièces restent dans le fixateur pendant huit à dix jours. Un séjour plus prolongé n'est pas nuisible.

b. Lavage rapide à l'eau.

c. Déshydratation et inclusion en celloïdine. Coupes aussi minces que possible.

3° Réduction.

a. Placer les coupes pendant dix minutes environ dans une solution de permanganate de potasse à 1/3 p. 100.

b. Laver à l'eau à fond.

(1) La solution mordançante de Weigert pour la névroglie est composée de :

Alun de chrome	2,5
Acétate neutre de cuivre	5
Acide acétique	5
Eau	100

On la prépare en dissolvant l'alun de chrome dans l'eau, dans une casserole émaillée. On porte à l'ébullition, on ajoute d'abord l'acide acétique, puis l'acétate de cuivre bien pulvérisé en agitant constamment avec une baguette de verre.

La solution ainsi préparée est stable.

c. Passage pendant deux à quatre heures dans la solution suivante :

Chromogen .....   5 parties ⎫
Acide formique..   5   —   ⎬ pour 90 cent. cubes.
Eau..............   990   —   ⎭

On filtre soigneusement ce mélange auquel on ajoute 10 centimètres cubes d'une solution de sulfite de soude à 10 p. 100. Les coupes, qui avaient pris une coloration brune dans la solution de permanganate, se décolorent dans celle-ci.

d. Lavage.

e. Passage des coupes dans une solution de chromogen à 5 p. 100 pendant douze à vingt-quatre heures.

f. Lavage.

4° Coloration.

Comme les coupes sont très minces, la coloration et les autres manipulations doivent être faites sur lame, en versant, au moyen d'une pipette, le colorant, la solution iodo-iodurée, l'aniline-xylol. On évitera, pendant ces manipulations, de produire des plis dans la préparation.

a. Coloration avec :

Solution saturée à chaud de violet de méthyle dans l'alcool à 70 ou 80 p. 100. Cette solution, décantée après refroidissement, est additionnée de 5 p. 100 d'une solution aqueuse d'acide oxalique à 5 p. 100. On laisse le colorant agir pendant une minute, puis on le sèche avec du papier-filtre.

b. On laisse tomber quelques gouttes de solution saturée d'iode dans une solution d'iodure de potassium à 5 p. 100. On rejette l'excès de cette solution et on sèche très rapidement.

c. Différencier dans la solution :

Aniline................................ ⎰
Xylol................................. ⎱ ãã P. E.

Prolonger l'opération jusqu'à ce que la coupe devenue transparente ait pris une coloration bleu clair.

d. Lavage soigneux au xylol.

e. Baume.

Ce procédé complexe est de réussite incertaine. Aussi n'est-il pas inutile d'indiquer certaines modifications de détail qui ont été apportées par Aguerre-Krause.

1° Séjour des pièces pendant deux à huit jours dans la solution de chromogen à 5 p. 100. Un séjour plus long rendrait la préparation trop sombre ; plus court, la couleur ne se détache plus assez nettement.

2° Coloration : la coloration sur lame au moyen de la solution alcoolique de violet de méthyle a l'inconvénient de produire des précipités colorés et de ne donner le plus souvent qu'une coloration insuffisante. Les auteurs laissent la pièce à colorer pendant une demi-heure à deux heures dans un verre de montre bien recouvert. Les fibres névrogliques les plus fines sont ainsi bien colorées. Le lavage après coloration doit être rapide, et on emploiera la solution saline physiologique.

3° La solution iodo-iodurée de Weigert est trop forte. Aguerre et Krause emploient de préférence la solution de Lugol des bactériologistes et ne la laissent agir que pendant quelques secondes.

Le procédé décrit dans ces dernières années par Anglade est d'une application beaucoup plus simple et nous le recommandons vivement.

Procédé d'Anglade.

1° Les fragments du tissu nerveux sont fixés pendant quarante-huit heures dans la solution :

Liquide de Fol (1)............... 37 parties.
Solution de subliné à 7 p. 100.... 17 —

On les place à l'étuve à 37°.

2° Lavage. Alcools.

3° Passage dans l'acétone pendant vingt-quatre heures. Inclusion en paraffine.

4° *Coupes.* — Les fragments minces sont chauffés dans une solution de bleu Victoria (de Grübler) jusqu'à émission de vapeurs.

5° Laver rapidement dans la solution de Gram :

Iode.................................... 1
Iodure de potassium.................... 2
Eau.................................... 300

(1) Le liquide de Fol est ainsi composé :

Acide osmique à 1 p. 100......... 2 parties.
Acide chromique à 1 p. 100....... 25 —
Acide acétique à 2 p. 100......... 5 —
Eau.................................... 68 —

6° Différencier dans le mélauge :

Xylol............................ 17 parties.
Huile d'aniline.................. 27   —

7° **Baume.**

Ce procédé nous a donné de bons résultats sur des nerfs optiques de chien.

Ces deux procédés sont électifs, puisqu'ils communiquent à la névroglie une coloration qui tranche sur le fond décoloré du tissu nerveux. Mais on aurait tort de croire que les procédés ordinaires de fixation et de coloration ne permettent pas d'apprécier l'existence de la trame névroglique.

Par exemple, des coupes minces de nerfs optiques bien fixés au liquide de Müller et colorés au picro-carmin permettent de se livrer à un examen très suffisant de tout le réseau névroglique.

B. — Procédés d'expérimentation.

Coloration du tissu nerveux par le bleu de méthylène.

Nous croyons devoir exposer avec quelques détails cette méthode dont l'application donne de si beaux résultats dans l'étude du tissu nerveux.

Sous le nom de *bleu de méthylène vital*, on désigne une couleur basique d'aniline obtenue dans des conditions de fabrication qui assurent son absolue pureté. Elle possède la propriété d'être parfaitement tolérée par les cellules vivantes qui s'en imprègnent, d'être par conséquent un colorant vital. Si l'on met, par exemple, quelques gouttes de bleu de méthylène dans un vase d'eau contenant des organismes inférieurs, on constate en effet que, très rapidement, ceux-ci ont fixé la matière colorante.

Or, le bleu de méthylène ne se fixe pas également vite sur les différents tissus ; tandis que les cellules épithéliales s'en imprègnent très vite, le tissu nerveux ne se colore que beaucoup plus tard. Au bout de très peu de temps, d'ailleurs, les tissus perdent la matière colorante d'autant plus vite qu'ils ont été les premiers à s'en imprégner.

On conçoit donc qu'à un moment donné le tissu nerveux puisse se trouver imprégné de bleu de méthylène à l'exclusion de tous les autres. Si l'on arrive à fixer la matière colorante par des moyens appropriés, on aura une coloration permanente de ce tissu. La condition essentielle pour avoir une bonne élection colorante, c'est que la fixation soit faite au moment opportun : ni trop tôt, car alors les tissus seraient colorés en masse ; ni trop tard, car alors plus rien ne serait coloré.

L'expérience n'a pas tardé à montrer que les tissus peuvent encore très bien se colorer après la mort, à condition qu'ils n'aient pas été mis en présence d'agents chimiques, que leur état moléculaire n'ait été, par conséquent, que peu modifié ;

d'autre part, la coloration bleue des éléments nerveux semble activée par le contact de l'air ; d'où
le précepte, aussitôt l'injection de bleu faite à
l'animal, d'exposer le plus rapidement possible
à l'air les tissus que l'on désire colorer ; on ignore
d'ailleurs si cette action est due à la présence de
l'oxygène ou aux traces d'ammoniaque qui s'y
trouvent toujours normalement.

Bien qu'il s'agisse d'une technique spéciale dont
la description trouverait mieux sa place dans la
troisième partie de cet ouvrage, nous allons indiquer, à titre d'exemple, la méthode qui permet
de mettre en évidence les différents éléments de
la rétine, et en particulier la couche des fibres
nerveuses et celle descellul es ganglionnaires.

Ces imprégnations peuvent être obtenues par
des procédés variés : injection de bleu de méthylène dans le corps vitré, injection intra-veineuse,
application directe sur la rétine étalée à plat. Le
premier procédé nous a donné de bons résultats.
Nous indiquerons cependant la technique beaucoup
plus simple suivie par Dogiel. On prendra de
préférence un lapin albinos sur lequel, après énucléation, on détache immédiatement le segment
antérieur de l'œil. Couper ensuite le segment
postérieur en quatre secteurs que l'on sépare du
nerf optique.

Avec une fine spatule, on décolle la rétine de la
choroïde et on l'étend sur une lame porte-objet,
sa face interne étant tournée en haut; on doit

toujours laisser une certaine quantité de corps vitré adhérente à la surface de la rétine, pour empêcher son desséchement.

Sur le bord de la préparation, on dépose avec une pipette quelques gouttes d'une solution à 1/16 p. 100 de bleu de méthylène dans l'eau distillée. Au bout de cinq à dix minutes, les fibres nerveuses et les cellules ganglionnaires commencent à se colorer. On ajoute encore quelques gouttes de solution au bord de la préparation.

On place les pièces à l'étuve maintenue à 37°. On contrôle de temps à autre au microscope le degré de coloration des fibres nerveuses. Le temps exigé par les différentes couches de la rétine pour se colorer est extrêmement variable. On indique les chiffres de une à trois heures qui ne sont que très approximatifs. Diverses circonstances accessoires (température extérieure, épaisseur des pièces, concentration de la solution colorante) sont cause de la grande diversité des résultats obtenus. Le contrôle du microscope devra toujours nous guider.

Lorsqu'on juge la coloration suffisante, on doit fixer; pour cela, on verse sur la préparation quelques gouttes d'une solution saturée aqueuse de picrate d'ammoniaque à laquelle on a ajouté quelques gouttes d'ammoniaque. On recouvre avec un verre de montre pour empêcher l'évaporation.

Au bout de dix-huit à vingt heures, on enlève

goutte à goutte le picrate d'ammoniaque avec une solution de glycérine étendue d'eau à parties égales et on monte à la glycérine, en ayant soin, afin d'éviter toute pression, d'entourer le fragment de rétine d'une bordure en papier imbibée de glycérine.

Sur les rétines bien imprégnées et étalées à plat, on peut, en faisant varier l'objectif, étudier les différentes assises. Rappelons que, par ce procédé, Dogiel a obtenu des colorations des corps de Nissl des cellules ganglionnaires plus belles et plus nettes que par les méthodes ordinaires.

La fixation par le picrate d'ammoniaque a l'inconvénient de donner aux pièces une teinte noir verdâtre; de plus, la coloration n'est pas suffisamment stable pour permettre l'inclusion.

Au contraire, le mode de fixation indiqué par Bethe a l'avantage de laisser au bleu de méthylène sa coloration primitive et de permettre l'inclusion des préparations à la celloïdine et à la paraffine. Cette méthode consiste dans un passage des pièces colorées dans une solution de molybdate d'ammoniaque dans l'eau distillée. Elle a été adoptée par Cajal et par Dogiel. Cajal a pu ainsi pratiquer ces belles imprégnations de chiasmas de jeunes animaux (chat, lapin) qui lui ont permis de mettre en évidence l'existence dans le chiasma de fibres bifurquées.

Les fragments de système nerveux après coloration sont fixés dans le mélange de Bethe :

        Molybdate d'ammoniaque.......   1 gramme.
        Eau distillée..................   10 grammes.
        Acide chlorhydrique...........   1 goutte.

sans addition d'eau oxygénée, puis on porte les coupes pendant trois à quatre heures dans le mélange suivant :

        Formol ....   40 cent. cubes.
        Eau distillée   60   —
        Chlorure de platine à 1 p. 100.   5   —

Ce mélange a pour effet de renforcer l'insolubilité de la combinaison de bleu de méthylène avec le molybdate d'ammoniaque.

Les petits fragments sont alors rapidement lavés à l'eau distillée, puis placés quelques minutes dans une solution alcoolique à 1/3 p. 100 de chlorure de platine. Inclusion à la paraffine par le procédé ordinaire. Puis les coupes sont passées dans l'alcool absolu additionné de 0,3 p. 100 de chlorure de platine, éclaircies au xylol et enfin incluses dans le baume.

Dogiel a donné d'une façon très précise les règles de la fixation par le molybdate d'ammoniaque :

Suivant le nombre et la grosseur des pièces, on fait une solution de 5 à 8 p. 100 de molybdate d'ammoniaque dans l'eau distillée ; si la solution est trouble, elle doit être filtrée. Les pièces colorées y sont placées immédiatement et la quantité doit être proportionnée à la grosseur des organes fixés. Les petits fragments, les coupes, les membranes minces nécessitent 20 à 50 centimètres cubes de solution : pour les fragments plus gros de 2 à 10 centimètres cubes, il en faut 100, 200 ou 300 centimètres cubes.

Pour la première catégorie d'objets, la durée de la fixation sera de dix ou quarante minutes à une ou deux heures ; pour la seconde, dix, douze ou vingt-quatre heures. Mais un séjour plus prolongé des préparations n'est pas nuisible.

Lavage des préparations dans une grande quantité (un demi-litre à un litre) d'eau distillée, que l'on renouvellera surtout si les pièces à laver sont grandes. Le lavage durera trente à quarante minutes pour les petits fragments, deux à trois heures pour les gros.

Passage des pièces dans l'alcool absolu, où elles ne restent que très peu de temps, car la couleur est extraite par l'alcool ; pour les coupes, les membranes minces et les petits fragments, un séjour de quinze à vingt minutes dans l'alcool est suffisant : les pièces plus grosses doivent y rester une à deux heures, six au maximum. Les pièces minces qui doivent être examinées en totalité (parois intestinales, muqueuses, iris) seront étendues avec des épingles sur un morceau de carton avant d'être placées dans l'alcool. Lorsqu'elles sont suffisamment durcies pour qu'il n'y ait plus de danger de rétraction, le carton est retiré et la pièce sera placée, pour terminer son durcissement, dans un nouvel alcool.

Si l'on ne veut pas mettre les pièces en coupes, on les porte dans le xylol, et finalement dans la laque dammar ou le baume du Canada. Si les pièces doivent être coupées, on les portera de l'alcool dans la celloïdine faible où, suivant leur grosseur, elles restent une demi-heure, une heure, deux ou trois heures; on les colle sur bouchon, puis on les met à durcir dans l'alcool à 70°. Les fragments inclus en celloïdine sont coupés au microtome, les coupes sont déshydratées à l'alcool absolu, éclaircies au xylol, incluses dans la laque dammar.

Lorsqu'on ne peut pratiquer les coupes immédiatement, on porte les pièces incluses en celloïdine, au sortir de l'alcool à 70°, dans l'eau où elles peuvent rester deux ou trois jours sans nuire à la coloration. L'inclusion à la paraffine est toujours plus ou moins défavorable à la coloration du tissu nerveux.

Si l'on veut colorer les gaines myéliniques des fibres nerveuses, il convient d'ajouter de l'acide osmique à la solution de molybdate d'ammoniaque, dans la proportion de deux à trois gouttes de solution osmique à 0,5 p. 100 à 25 centimètres cubes de solution de molybdate à 5 ou 8 p. 100. Les pièces ne doivent rester dans ce mélange que pendant dix à vingt minutes, jusqu'à ce qu'elles aient pris une légère teinte brune. Ensuite elles sont traitées par la méthode ordinaire (lavage, déshydratation).

Ces deux procédés de fixation se complètent et permettent d'étendre beaucoup les applications de la coloration par le bleu de méthylène. Le premier mode de fixation a été employé par Dogiel pour étudier les rapports des éléments nerveux de la rétine.

Méthode de Golgi. — La méthode de Golgi, qui a fait faire de si grands progrès à l'histologie de la rétine, a moins d'intérêt pour l'anatomo-pathologiste, car il est indispensable de n'employer que des pièces absolument fraîches. Cependant Greeff a pu, grâce à elle, mettre en évidence dans des gliomes de la rétine des cellules nerveuses et névrogliques ; et l'emploi de cette méthode nous a donné aussi dans le gliome d'assez bons résultats (Monthus).

Dans la méthode de Golgi, les éléments d'un même tissu ne sont jamais tous colorés à la fois dans une préparation, et c'est une des raisons pour lesquelles la méthode permet de suivre avec une grande facilité les ramifications et les dendrites d'une même cellule. Les cellules nerveuses, les cylindraxes, la névroglie (fibres et cellules) s'imprègnent par la méthode de Golgi.

Mais il existe deux grandes causes d'erreur dans l'interprétation de ces préparations :

Tout d'abord, la méthode n'est nullement spécifique pour le tissu nerveux ; des éléments glandulaires et conjonctifs peuvent subir l'imprégnation.

D'autre part, il peut se produire des figures de précipitation qui simulent absolument des prolongements nerveux.

La méthode de Golgi est basée sur la réaction qui se produit lorsqu'on traite par le nitrate d'argent un fragment de tissu nerveux durci par le liquide de Müller ou le bichromate de potasse. Il se forme dans les cellules nerveuses ou névrogliques et autour des prolongements nerveux un précipité noir ou rougeâtre de chromate d'argent qui donne à la cellule une teinte noire tranchant vivement sur le fond jaunâtre de la préparation.

Golgi a employé trois techniques différant les unes des autres par la longueur plus ou moins grande du bain d'imprégnation. Nous indiquerons le procédé rapide qui est le plus communément employé.

1. Mettre les pièces fraîches et coupées en fragments de 1 centimètre à $1^{cm},5$ au plus dans le mélange :

Solution de bichromate de potasse à 2 p. 100....	8 parties.
Acide osmique à 1 p. 100........	2 —

L'imprégnation durera de deux à trois jours pour les cellules névrogliques, de trois à cinq jours pour les cellules nerveuses. Elle ne devra en aucun cas excéder huit à dix jours, sous peine de voir la pièce absolument perdue.

2. Mettre les pièces dans un bain de nitrate d'argent à 0,75 p. 100. On emploiera une quantité

de solution très abondante relativement à la grosseur de la pièce.

Au moment où l'on met la pièce dans la solution, il se forme un abondant précipité jaune de chromate d'argent. On fait donc bien, avant de faire passer les pièces dans le bain, de les laver dans une solution d'imprégnation plus faible (0,25 p. 100, par exemple) ou dans une solution déjà usagée. Les pièces sont laissées quarante-huit heures dans le bain. Ce n'est là qu'un terme minimum ; on peut les y abandonner pendant plusieurs semaines.

3. Lavage soigneux à l'alcool jusqu'à ce que tout l'excès de nitrate d'argent ait été enlevé. Ce lavage ne devra pas durer plus d'une demi-heure.

On doit éviter de mettre les pièces en contact avec les liquides aqueux pendant les opérations qui suivent l'imprégnation. L'alcool dont on se servira devra être de l'alcool absolu.

4. Inclusion. Coupes.

L'inclusion à la paraffine, qui altérerait les éléments cellulaires, doit être rejetée.

On pourra se contenter dans beaucoup de cas de pratiquer des coupes au microtome de Ranvier, après avoir calé les pièces dans de la moelle de sureau, ou bien on pourra inclure rapidement à la celloïdine. Au sortir de l'alcool absolu, la pièce est laissée dix minutes dans l'éther, puis arrosée ensuite avec une solution épaisse de celloïdine.

Lorsque la celloïdine est durcie, on colle la pièce sur bouchon par le procédé ordinaire et on la fait passer pendant deux minutes dans l'alcool à 95 p. 100 où le durcissement s'achève.

Coupes par les procédés ordinaires. Mais on ne doit pas chercher à faire des coupes trop minces; leur épaisseur devra varier entre $0^{mm},05$ et $0^{mm},1$, ce qui permettra de suivre les prolongements nerveux sur une beaucoup plus grande étendue.

5. Montage.

La coupe, étendue sur une lamelle, est rapidement examinée au microscope; si l'imprégnation est bonne, on lave la coupe une minute à l'alcool absolu, puis quelques minutes au xylol, et enfin on la monte sur lame. Il importe de bien enlever avec du papier-filtre l'excès de xylol avant de mettre le baume, de manière que ce dernier ne soit pas trop fluide. En effet, les préparations ne doivent pas être recouvertes d'une lamelle, car elles se conserveraient difficilement; on ne les recouvrira que d'une couche de baume. Quand celui-ci est sec, on place la lamelle dans une logette, creusée dans un porte-objet en bois; la face de la lamelle recouverte de baume est tournée en bas. On emploie une lamelle de préférence à une lame, de manière à pouvoir rapprocher davantage l'objectif et examiner à de plus forts grossissements.

Nous avons vu que, lorsqu'on porte la pièce dans le bain de nitrate d'argent, il se produit à sa surface un abondant précipité de chromate d'argent ; ce précipité peut être plus tard préjudiciable à la netteté des préparations ; on peut y remédier en enrobant la pièce dans du pain azyme avant de la plonger dans le nitrate d'argent ; le précipité se fait en grande partie à la surface de l'enveloppe et il est facile de débarrasser la pièce de cette dernière quand on fait les coupes.

Double imprégnation de Cajal. — La méthode de la double imprégnation a fait faire un grand pas à la méthode de Golgi en permettant d'utiliser des pièces dont la première imprégnation n'avait pas été suffisante.

1. Durcissement des petits fragments pendant trois jours environ dans le mélange bichromo-osmique.

2. Passage des pièces pendant trente-huit heures dans la solution de nitrate d'argent (0,75 p. 100).

3. Reporter les pièces soit dans la solution bichromo-osmique qui a déjà servi, soit dans une autre plus faible ne contenant que deux parties de la solution d'acide osmique pour vingt parties de la solution de bichromate.

Laisser dans ce mélange pendant une durée de deux à trois jours.

4. Lavage rapide à l'eau distillée.

5. Passage des pièces au nitrate d'argent pendant trente-six à quarante-huit heures.

Le cycle constitue donc une double imprégnation. On procède ensuite comme dans la méthode de Golgi.

C'est cette méthode dont s'est servi Cajal dans ses études sur la rétine.

Voulant éviter l'inconvénient d'avoir des précipités trop abondants de chromate d'argent à la surface de la rétine, il a employé le procédé suivant :

Le pôle postérieur de l'œil frais est débarrassé du corps vitré : le segment postérieur est découpé en quatre secteurs, la rétine séparée de la choroïde.

On enroule chaque secteur à partir de la pointe de manière à former un petit cylindre.

On plonge alors ce cylindre quelques instants dans un bain de collodion qui lui forme une enveloppe.

Laisser dessécher un instant le collodion et pratiquer alors la double imprégnation et les coupes suivant la méthode indiquée plus haut.

Nouvelles méthodes de Cajal.

Les nouvelles méthodes de Cajal consistent essentiellement dans l'imbibition du tissu nerveux *frais* par des solutions de nitrate d'argent que l'on réduit ensuite dans la masse à l'aide d'un réducteur organique tel que l'acide pyrogallique ou l'hydroquinone.

La première méthode, décrite en 1903 par Cajal,

imprègne les neurofibrilles des cellules nerveuses ; il décrivit en 1904 trois variantes de ce procédé permettant d'imprégner les cylindraxes, les fibres à myéline et les arborisations péricellulaires, et qu'il importe par suite de bien connaître.

Ces méthodes réussissent très bien sur le système nerveux de l'homme. Il est facile d'ailleurs de graduer l'intensité de l'imprégnation ; suivant qu'on élève ou qu'on abaisse la température de l'étuve, que l'on emploie des solutions plus ou moins fortes de nitrate d'argent, que l'on utilise pour la réduction l'hydroquinone ou l'acide pyrogallique, on obtient une imprégnation plus ou moins forte. La concentration des solutions de nitrate d'argent et la durée de l'imprégnation varient suivant l'espèce et l'âge de l'animal. Cajal a remarqué que pour les vertébrés les solutions de nitrate d'argent faibles (1,5 p. 100) dont l'action est prolongée pendant quatre à six jours donnent les meilleurs résultats. Ces solutions diluées ont le grand avantage de ne pas imprégner d'une façon excessive les parties superficielles de la pièce, de telle sorte que la presque totalité de celle-ci fournit des coupes utilisables.

Les fragments de tissu nerveux doivent être très petits pour bien subir l'imprégnation. Comme il n'est pas toujours facile de débiter du tissu nerveux frais en très petits fragments, on commence d'abord par le couper en fragments plus épais et, lorsque le fixateur a déjà pénétré ceux-ci (au bout de quatre à six heures), on les sectionne de nouveau en fragments n'ayant pas plus de 3 millimètres d'épaisseur. On peut de cette manière imprégner des fragments ayant 1 centimètre de surface.

Les solutions d'imprégnation doivent toujours être employées en quantité abondante (vingt fois environ plus grande que le volume de la pièce à fixer).

Première méthode : imprégnation des neuro-fibrilles). — Les fragments très frais de tissu nerveux sont placés dans 200 centimètres cubes d'une solution à 3 p. 100 de nitrate d'argent dans l'eau distillée, et maintenus à l'étuve (30° à 35°) durant trois à cinq jours.

Lavage à l'eau distillée pendant quelques secondes.

Passage des fragments pendant vingt-quatre heures, à la température de la chambre, dans :

Hydroquinone ou acide pyrogallique.	2 grammes.
Formol du commerce..............	5 à 15 cent. cubes.
Eau distillée..........	100 cent. cubes.

La pièce est ensuite lavée une à deux minutes à l'eau distillée renouvelée et subit ensuite toutes les manipulations nécessaires à l'inclusion dans la celloïdine ou la paraffine, inclusion qui doit être faite très soigneusement.

Couper par le procédé ordinaire. Déshydratation aux alcools. Xylol. Baume. Lamelle. Les coupes auront une épaisseur variable suivant ce que l'on veut étudier. Si l'on veut étudier l'ensemble, on fera des coupes épaisses de 40 à 60 µ., puisque les cellules nerveuses volumineuses atteignent ce diamètre, et l'on aura ainsi la possibilité de les voir dans leur intégralité ; si l'on veut, au contraire, chercher les détails des réseaux intra-cellulaires, on emploiera des coupes de 10 µ. et moins.

Par ce procédé, on voit sur un fond jaune, d'une transparence extrême, se détacher en brun foncé ou même en noir les neurofibrilles dans les corps cellulaires. Pour cela, employer une forte lumière, le condensateur Abbe, et des objectifs très clairs et très définissants.

Deuxième méthode : coloration des cylindraxes myélinisés. — Fixation des fragments n'ayant pas plus de 6 millimètres d'épaisseur pendant vingt-quatre heures dans 100 centimètres cubes d'alcool absolu.

Ces fragments sont ensuite rapidement coupés en deux, ce qui réduit leur épaisseur à 3 millimètres, lavés quelques minutes à l'eau distillée, mis dans 100 centimètres cubes d'une solution de nitrate d'argent à 1,5 p. 100 et maintenus pendant cinq jours dans l'étuve à 30°.

Ne pas dépasser la température indiquée.

Puis lavage soigneux et rapide à l'eau distillée fréquemment renouvelée et passage pendant vingt-quatre heures dans le bain réducteur :

Acide pyrogallique ou hydroquinone.   1 à 2 grammes.
Formol du commerce..............   5 cent. cubes.
Hyposulfite de soude............ .....   0gr,25 à 0gr,50
Eau distillée................   100 cent. cubes.

L'hydroquinone a une action réductrice plus forte que l'acide pyrogallique.

La réduction faite, on lavera soigneusement à l'eau distillée fréquemment renouvelée. Déshydratation à l'alcool de concentration croissante. Inclusion en celloïdine ou paraffine. Coupes minces. Xylol. Baume.

Si les coupes sont trop claires et manquent de netteté, on les vire à l'aide du viro-fixage suivant, préparé extemporanément :

Hyposulfite de soude...............   3 grammes.
Sulfocyanure d'ammonium..........   3   —
Eau distillée. ....   100 cent. cubes.

A 100 centimètres cubes de cette solution on ajoute aussitôt avant l'usage 10 gouttes de chlorure d'or à 1 p. 100. Au bout d'un temps assez court (trois à dix minutes), les coupes deviennent plus foncées et toutes leurs particularités ressortent avec plus de netteté.

Par cette méthode, on obtient une imprégnation constante et complète des cylindraxes des fibres myéliniques ; ils se détachent nettement par leur coloration marron obscur sur le fond clair de la préparation. On voit aussi les neurofibrilles dans les grandes cellules nerveuses.

Troisième méthode : coloration des fibres sans

myéline. — Fixation pendant vingt-quatre heures dans la solution :

Alcool absolu......................	100 cent. cubes.
Ammoniaque......................	1 cent. cube.

Lavage soigneux pendant quelques minutes à l'eau distillée fréquemment renouvelée, de manière à enlever toute trace d'alcool ammoniacal.

Passer les pièces pendant quatre à sept jours dans 100 centimètres cubes de la solution de nitrate d'argent à 1,5 p. 100 qui sera maintenue à l'étuve à 30°.

Lavage rapide à l'eau distillée. Réduction pendant vingt-quatre heures dans l'une des solutions suivantes :

Formol......................	5 cent. cubes.
Acide pyrogallique.................	2 grammes.
Eau distillée	100 cent. cubes.

ou

Formol......................	5 cent. cubes.
Hydroquinone......................	2 grammes.
Hyposulfite de soude...	0gr,5
Eau distillée....	100 cent. cubes.

Cette deuxième solution a une action réductrice plus énergique.

Déshydrater dans l'alcool à concentration croissante. Paraffine ou celloïdine. Coupes.

On colore ainsi les cylindraxes des fibres *fines* à myéline et des fibres sans myéline. L'abondance de ces derniers est telle dans la substance grise et même blanche qu'il est difficile de les y étudier. Une certaine quantité de neurofibrilles se colorent aussi.

Quatrième méthode : coloration des arborisations péricellulaires. — Fixation pendant vingt-quatre à quarante-huit heures dans :

```
Formol du commerce...............   25 cent. cubes.
Ammoniaque........ .. X gouttes à    1/2 cent. cube.
Eau distillée .....................  100 cent. cubes.
```

Lavage à l'eau courante pendant six à douze heures jusqu'à ce que toute trace d'ammoniaque ait disparu.

Passage dans une solution de nitrate d'argent à 1,5 à 3 p. 100 pendant trois jours à la température de 30°.

Lavage à l'eau distillée.

Réduction pendant vingt-quatre heures dans :

```
Formol. .........................   5 cent. cubes.
Acide pyrogallique........ ........   2 grammes.
Eau distillée.....................  100 cent. cubes.
```

Déshydrater dans l'alcool de concentration croissante. Celloïdine ou paraffine. Coupes.

Coloration élective des arborisations péricellulaires, des plexus nerveux terminaux et des massues terminales. Cette méthode est malheureusement assez inconstante.

Voy., pour plus de détails, les articles d'Azoulay : *les Neurofibrilles* (*Presse médicale*, 1905, n°^os 2 et 10).

CHAPITRE IX

PROCESSUS DÉGÉNÉRATIFS COMMUNS EN PATHOLOGIE OCULAIRE

SOMMAIRE

Graisse. — Coloration par l'acide osmique, par le Soudan III.
Fibrine. — Coloration par la méthode de Weigert.
Cholestéarine.
Chaux. — Grande fréquence des processus de calcification en pathologie oculaire. — Coloration par la méthode de Leutert.
Dégénérescence muqueuse. — Coloration par la thionine.
Dégénérescence amyloïde. — Coloration par l'iode ; — par le procédé de Cornil ; — par le procédé de Birsch-Hirschfeld.
Dégénérescence hyaline. — Grande facilité à prendre tous les colorants.
Fer. — Travaux de von Hippel. — Mise en évidence du fer par les réactions de Perls et de Quincke.

Graisse. — La graisse pourra être recherchée dans diverses conditions :

1° Dans certaines tumeurs de la conjonctive (lipomes et dermo-lipomes sous-conjonctivaux) ;

2° Dans un grand nombre de processus dégénératifs : rétinite albuminurique où il peut exister une dégénérescence granulo-graisseuse des fibres nerveuses de la rétine ; dans un grand nombre de tumeurs, mais surtout dans les gliomes de la rétine où cette dégénérescence est presque la règle.

Les granulations graisseuses se reconnaissent dans l'intérieur des tissus aux caractères suivants :

1° Elles sont insolubles dans l'acide acétique ;

2° Elles résistent aux solutions faibles de potasse et de soude à 1 p. 100 ;

3° Elles noircissent sous l'action de l'acide osmique à 1 p. 100 ;

4° Elles se dissolvent dans l'éther ou le chloroforme.

Quand on voudra faire des préparations, on devra éviter le durcissement par les alcools qui dissolvent toujours une certaine quantité de graisse.

La graisse peut être mise en évidence de préférence au moyen de deux procédés : l'acide osmique et la coloration par le Soudan III.

La technique est des plus simple.

Lorsqu'il s'agira de la rétine, la fixation aux vapeurs osmiques suivant le procédé indiqué plus loin est suffisante, à cause de la minceur de l'organe. Dans tous les autres cas (tumeurs, gliomes), c'est au liquide de Marchi doué d'un fort pouvoir pénétrant que l'on devra s'adresser pour la fixation (Lefas).

La pièce étant fixée, on lavera à l'eau pendant deux jours. Ce lavage est indispensable pour enlever tout l'excès d'acide osmique contenu dans les tissus et qui, en se précipitant sous l'influence de l'alcool, pourrait teinter en noir la préparation.

Durcissement par les alcools. Celloïdine. Coupes.

Il est inutile de colorer.

Toutes les parties atteintes de dégénérescence graisseuse ressortent en noir sur les coupes.

Le Soudan III est une poudre rouge brun qui, en solution alcoolique, donne une coloration écarlate. Elle colore les éléments graisseux en rouge vif.

La solution de Soudan s'obtient en agitant dans de l'alcool à 70° de la poudre de Soudan III jusqu'à saturation. Filtrer au bout de dix minutes. On obtient ainsi un liquide clair de couleur rouge vineux. S'il se trouble dans la suite, il suffit de le filtrer à nouveau.

Dans ces dernières années, au laboratoire de l'Hôtel-Dieu, de Lieto Vollaro a appliqué ce procédé de coloration à l'étude du gérontoxon, dans le but de contrôler les recherches faites antérieurement sur ce sujet par Takayasu. Il a employé la technique suivante :

Fixer la pièce à étudier au formol à 10 p. 100 pendant vingt-quatre heures.

Lavage à l'eau pendant vingt-quatre heures.

Coupes au microtome à congélation.

Colorer avec la solution de Soudan pendant dix à quinze minutes.

Passer un instant dans l'alcool à 70°.

Lavage à l'eau pendant quelques minutes.

Coloration à l'hématoxyline.

Lavage à l'eau.

Monter à la glycérine.

On peut aussi adopter la coloration en masse.

Fibrine. — On pourra avoir à rechercher la fibrine dans les exsudats qui se produisent à la suite d'irido-choroïdite, dans la chambre antérieure, dans le corps vitré ou dans la choroïde.

La fibrine se colore par toutes les couleurs acides d'aniline (acide picrique, éosine, fuchsine acide).

Weigert a indiqué une méthode spécifique de coloration :

1° Fixation à l'alcool absolu ;

2° Les coupes séjournent dix minutes dans la solution suivante :

Solution alcoolique saturée de violet de méthyle 6B.	68 cent. cubes.
Huile d'aniline.............	3 —
Alcool absolu..............	11 —

Il existe aussi un liquide de Grübler tout préparé à base de violet de gentiane ;

3° Laver rapidement dans la solution :

Chlorure de sodium...........	1 gramme.
Eau......................	200 cent. cubes.

4° Placer les coupes durant une à cinq minutes dans la solution dite *liquide de Gram* :

Iode métallique...............	1 gramme.
Iodure de potassium..	2 grammes.
Eau distillée................	300 cent. cubes.

Placer la coupe sur une lame. Sécher avec du papier-filtre ;

5° Différencier avec un mélange à volumes

égaux d'huile d'aniline et de xylol. Xylol (pas d'alcool absolu). Baume.

La fibrine apparaît colorée en violet noir ; tous les autres tissus (sauf les bactéries) sont décolorés.

Cholestéarine. — Les cristaux de cholestéarine se rencontrent dans de nombreux processus pathologiques ; et en particulier dans le corps vitré dégénéré (synchisis étincelant), dans l'exsudat sous-rétinien des décollements de la rétine, dans de vieilles cataractes, dans le liquide de mucocèles du sinus frontal.

On les reconnaît au microscope où ils apparaissent sous forme de cristaux rhomboïdaux et transparents.

Par l'addition à la préparation de quelques gouttes de Lugol, les cristaux de cholestéarine deviennent brun foncé.

Si, à des cristaux de cholestéarine, on ajoute quelques gouttes d'acide sulfurique à 30-40 p. 100, on a d'abord une couleur orangée, puis rose, et enfin les cristaux se dissolvent complètement.

Chaux. — La transformation calcaire est une des plus fréquemment observées dans l'histologie pathologique de l'œil. Elle est la règle dans tous les vieux moignons irido-cycliques. On la rencontre assez souvent dans la choroïde, le corps ciliaire, l'iris et même la cornée. Mais c'est surtout dans le cristallin cataracté qu'on l'observe le plus communément sous forme de coques et de noyaux. Le nerf optique dégénéré dans les moignons peut être également envahi.

La calcification est aussi très fréquente dans les tumeurs intra-oculaires, surtout les gliomes. Son existence est facile à constater macroscopiquement dans ce dernier cas ; on gratte la partie dégénérée avec une aiguille à dissocier ; dans les cas de dégénérescence calcaire, il se produit un frottement spécial que l'on ne trouve pas lorsqu'il s'agit simplement de dégénérescence graisseuse.

Par l'addition de quelques gouttes d'acide sulfurique dilué, les sels de chaux se dissolvent, laissant échapper des bulles d'acide carbonique.

On pourra, sur les coupes, mettre en évidence les portions calcifiées par deux procédés :

1° Par coloration à l'hématoxyline à l'alun ; les portions calcifiées se colorent en bleu foncé avec une nuance légèrement rougeâtre ;

2° Par le procédé de Leulert :

a. Coloration des coupes incluses en celloïdine avec la solution alcoolique concentrée d'hématoxyline.

b. Lavage à l'eau courante pendant un quart d'heure.

c. Colorer six à huit heures dans la solution aqueuse de safranine à 1 p. 100.

d. Laver à l'eau.

e. Différencier et déshydrater à l'alcool, au xylol et au baume.

La chaux se colore en bleu foncé, les noyaux en rouge.

Ces préparations ne tiennent pas longtemps.

Dégénérescence muqueuse. — On trouve dans l'épithélium conjonctival des cellules particulières en forme de gourde contenant du mucus. La dégénérescence muqueuse de l'épithélium conjonctival s'observe à la suite d'inflammations prolongées, surtout dans le trachome.

Quand on colore une coupe de conjonctive par l'éosine, les cellules à mucus ne se colorent pas, tranchant ainsi sur le fond rose de la préparation.

Le mucus se colore bien par l'hématoxyline, mais les plus belles préparations sont fournies par la thionine suivant la méthode de Leedham Green.

Les pièces, aussi fraîches que possible, sont fixées quelques heures dans le sublimé, lavées, portées dans l'alcool à 70°, puis dans l'alcool iodé, enfin incluses en celloïdine et coupées.

Coloration des coupes au moyen d'une solution étendue de thionine (deux gouttes de solution aqueuse concentrée de thionine pour 5 centimètres cubes d'eau distillée). Coloration pendant cinq minutes à un quart d'heure.

Passage aux alcools. Xylol. Baume. La mucine est colorée en violet foncé, et tous les autres tissus en bleu clair. Comme toutes les colorations par la thionine, ces préparations pàlissent très vite.

Dégénérescence amyloïde. — La dégénérescence amyloïde, si connue en médecine générale où on l'observe surtout dans le foie et dans les reins, peut se rencontrer au niveau de la conjonctive. Elle n'est d'ailleurs jamais la conséquence d'une maladie générale. On l'a observée le plus fréquemment sur des conjonctives atteintes de trachome ancien ; mais elle peut aussi se rencontrer sur des conjonctives antérieurement saines. Les masses amyloïdes se développent là où le tissu sous-conjonctival est le plus lâche et le plus extensible, en particulier au niveau du pli de passage supérieur, et au niveau du pli semi-lunaire.

Macroscopiquement, les masses amyloïdes se présentent à la coupe sous forme d'îlots brillants, d'aspect homogène, de consistance lardacée.

Un grand nombre de réactions permettent de les caractériser.

1° Réaction par l'iode :

Mettre les coupes dans une solution étendue de Lugol (1 pour 3 d'eau distillée), et les y laisser cinq minutes. Lavage à l'eau. Examen dans la glycérine.

Les îlots amyloïdes se colorent en brun-acajou, tandis que le fond de la préparation est coloré en jaune clair.

Cette réaction est absolument caractéristique.

2° Réaction de Cornil et Kussmaul :

Laisser agir durant trois à cinq minutes dans :

Violet de Paris	1 gramme.
Eau distillée	100 cent. cubes.

Passer rapidement à l'alcool. Sécher avec le papier-filtre. Xylol. Monter dans l'huile de cèdre.

Les points amyloïdes sont rouges, le reste violet pâle ou bleu.

3° Procédé de Birsch-Hirschfeld :

Colorer cinq minutes dans :

Vésuvine à 2 p. 100 dans l'alcool au 1/3.

Laver rapidement à l'alcool absolu, puis à l'eau.

Colorer dix minutes dans une solution aqueuse à 1 p. 100 de violet de gentiane.

Laver à l'eau renfermant 1 p. 200 d'acide acétique jusqu'à disparition de la teinte bleue.

Laver : rapidement. Sécher. Alcool absolu : rapidement. Sécher. Xylol. Baume (ou mieux huile de cèdre).

Les noyaux sont bruns, l'amyloïde rouge.

Cette méthode a été employée par Viehmann dans ses recherches récentes sur la localisation de la dégénérescence amyloïde dans les artères.

Sauf le premier de ces procédés, tous les autres pâlissent rapidement, surtout après exposition à la lumière.

Dégénérescence hyaline. — La dégénérescence hyaline se rencontre sur des yeux de vieillards, sur des yeux atteints d'irido-choroïdite ancienne et de rétinite pigmentaire.

Les productions vitreuses siègent sur la membrane limitante interne de la choroïde, surtout au niveau de l'ora serrata. On peut en rencontrer aussi à la face antérieure de l'iris, sur la membrane de Descemet, au voisinage du ligament pectiné. Ces productions sont tantôt arrondies et se rattachent alors à la membrane anhyste de la choroïde par un pédicule ; tantôt, au contraire, elles constituent un épaississement diffus de toute cette membrane.

Les productions hyalines peuvent se trouver en outre dans presque tous les tissus de l'œil ; elles sont presque toujours fonction d'une inflammation chronique et ancienne ; c'est ainsi qu'on les trouve dans la conjonctive (Vossius), dans les kératites anciennes dites kératites chimiques, dans les vaisseaux choroïdiens et rétiniens dans la rétinite albuminurique (Charles Théodore de Bavière), dans la pinguécula (Fuchs).

La matière hyaline se caractérise avec la plus grande facilité :

1° Par sa consistance homogène et sa grande réfringence ;

2° Par sa grande résistance à tous les réactifs. Elle n'est pas soluble dans les acides ni dans la potasse ;

3° Par sa grande facilité à prendre les colorants : carmin, picrocarmin, éosine, fuchsine acide.

La fixation des pièces sur lesquelles on la recherche peut se faire également par tous les procédés.

Fer.

Depuis les travaux de Bunge et surtout de Leber et von Hippel, nous connaissons mieux la manière dont les parcelles de fer introduites à la suite d'un traumatisme se comportent à l'intérieur de l'œil.

On avait observé que le fer, lorsqu'il avait séjourné longtemps dans un œil, donnait à la cornée, à l'iris et au cristallin une coloration rouillée.

Von Hippel a montré que cette coloration, cette *sidérose*, peut avoir deux origines : ou bien la présence de parcelles métalliques dans l'œil (sidérose xénogène), ou bien la transformation d'un épanchement sanguin (sidérose hématogène).

Le fer est dissous par l'acide carbonique des tissus ; la solution diffuse dans l'œil et est fixée par certaines cellules qui ont pour le fer une affinité particulière ; car (et c'est là un des points intéressants des beaux travaux de von Hippel) le fer se fixe de préférence dans les cellules de l'épithélium pigmentaire de la rétine, de la pars ciliaris retinæ et dans l'épithélium capsulaire du cristallin.

Deux procédés permettent de mettre en évidence le fer dans les tissus.

A. **Procédé de Perls**. — Fixation de l'œil de préférence à l'alcool ou au formol.

Inclusion en celloïdine.

Mettre les coupes dans la solution aqueuse de ferrocyanure de potassium à 2 p. 100, pendant quelques minutes.

Passer directement les coupes dans l'acide chlorhydrique à 0,5 ou 1 p. 100.

Laver les coupes à l'eau.

Alcool absolu. Xylol. Baume.

Le pigment ferrique est bleu ; le reste des tissus est jaune clair.

Cette réaction est très sensible et très exacte ; c'est elle que Leber a mis à profit pour étudier l'origine du pigment dans les sarcomes de la choroïde.

B. Réaction de Quincke. — 1° Mettre les coupes dans la solution suivante récemment préparée :

Sulfure d'ammonium.......... 1 gramme.
Eau distillée.................. 100 cent. cubes.

jusqu'à ce qu'elles aient pris une coloration vert foncé (dix à vingt minutes environ) ;

2° Laver rapidement à l'eau ;

3° Alcool. Xylol. Baume.

Les parties de tissu qui contiennent du fer apparaissent sous forme de parcelles de couleur noir verdâtre.

CHAPITRE X

PROCÉDÉS SPÉCIAUX

Fibres élastiques.

La coloration des fibres élastiques a pris une
grande extension en anatomie pathologique,
depuis que l'introduction du procédé de Weigert
a mis en main un mode de coloration facile et
constant. Nous laisserons donc de côté la coloration par l'orcéine qui est de moins en moins
employée. C'est au procédé de Weigert que de
Lieto Vollaro a eu recours dans ses récentes études
sur les fibres élastiques de la sclérotique et de la
cornée ; rappelons aussi que cette méthode
nous permet d'apprécier dans les petits vaisseaux
les altérations de la limitante élastique interne,
décrites par Josué dans les artérioles du rein.
Nous avons pu ainsi mettre en évidence dans des

yeux glaucomateux de minimes lésions d'artériosclérose qui eussent passé inaperçues par les procédés ordinaires de coloration.

On peut faire soi-même le colorant de Weigert; il est plus simple d'employer le liquide « Farblosung v. Weigert für elastische Fasern » préparé par Grübler et que l'on trouve dans le commerce. Lefas a remarqué que les divers échantillons de ce colorant sont inégaux; les préférables sont ceux dont le liquide est noir bleu; ceux qui contiennent un colorant rougeâtre sont inférieurs et bien moins électifs.

Le fixateur de choix est le formol à 10 p. 100. Les coupes seront faites en celloïdine.

Lorsque nous avons affaire à des coupes peu susceptibles de se dissocier, telles, par exemple, des coupes de nerf optique, nous agissons de la façon suivante. Les coupes sont mises à colorer dans un petit godet pendant un temps variable suivant l'ancienneté de la solution colorante. Lorsque celle-ci n'est pas très récente, nous laissons volontiers les coupes se colorer pendant toute une nuit. On enlève ensuite le colorant et on le remplace dans le même godet par une quantité égale d'alcool absolu. Celui-ci se teinte en rouge. On l'enlève au bout d'une à deux minutes et on le remplace par une nouvelle quantité d'alcool absolu, jusqu'à ce que l'alcool ne soit plus teinté. On se servira avec avantage d'un compte-gouttes au moyen duquel on enlève l'alcool teinté et on le remplace sans avoir besoin de toucher aux coupes, ce qui risquerait de les fragmenter. Trois passages à l'alcool absolu sont en général suffisants. Toujours avec le compte-gouttes, on remplace dans le godet l'alcool absolu par du xylol phéniqué, ce qui achève de déshydrater et d'éclaircir les coupes. On les monte alors sur lame avec un petit pinceau, en procédant avec précaution, car il s'est dissous de la celloïdine dans l'alcool absolu. Les fibres élastiques sont colorées en bleu violacé, tout le reste du tissu a une teinte grisâtre.

Les colorations obtenues en différenciant immédiatement à l'alcool absolu nous ont toujours paru plus nettes et plus électives que lorsqu'on emploie l'alcool à 95°.

D'ailleurs, si l'on a affaire à des coupes plus fragiles, on emploiera la pratique de Lefas. La coupe est attirée sur une lame; on la sèche avec du papier-filtre épais de manière qu'elle adhère à la lame. On verse du colorant de Weigert qu'on laisse agir vingt minutes (si le colorant est assez récent). On sèche alors de nouveau sans laver, puis on passe à l'alcool absolu; on sèche encore; on passe encore à l'alcool absolu de nouveau et on sèche. Xylol. Sécher. Baume. Lamelle.

Il est utile d'employer une coloration de contraste. Celle qui nous a donné les meilleurs résultats est l'éosine, en solution très faible. Le Van Gieson ne convient pas du tout.

Décalcification.

Les procédés de décalcification trouveront leur application dans les conditions suivantes :

1° Lorsqu'on voudra faire des coupes d'yeux atteints d'irido-cyclite ancienne. On trouve fréquemment dans ces cas des plaques osseuses doublant la choroïde et opposant une grande résistance au rasoir.

2° De même, les processus de calcification ne sont pas rares dans les gliomes de la rétine et les sarcomes de la choroïde.

3° On pourra avoir à faire des coupes d'orbite *in toto*. Rochon-Duvigneaud a montré au Congrès d'ophtalmologie de 1900 tout le parti qu'on pouvait tirer de cette méthode pour l'étude des rapports des différentes parties de l'orbite.

La décalcification repose sur ce principe que certains acides (chlorhydrique, nitrique, chromique, picrique) forment avec les sels de chaux qui entrent dans la constitution des os des composés solubles qui abandonnent l'os et se dissolvent dans le liquide décalcifiant.

Certains fixateurs ont la propriété de décalcifier plus ou moins complètement les tissus. Mais on obtient de bien meilleurs résultats en procédant à une fixation préalable par les procédés ordinaires. Les fixateurs les meilleurs sont le formol à 10 p. 100 et l'alcool à 90°. Les fragments osseux y séjournent deux à trois jours.

Rochon-Duvigneaud s'est servi avec avantage dans ses études sur l'orbite du liquide de Zenker :

Liqueur de Müller.	1000
Sublimé. . . ,.	50
Acide acétique.	50

Comme décalcifiant, il emploie l'acide chlorhydrique en solution faible à 2 p. 100. On a accusé l'acide chlorhydrique de déterminer du gonflement des tissus. Rochon-Duvigneaud fait remarquer que cet inconvénient n'existe pas si on le fait agir sur des pièces bien durcies dans le Zenker ou longuement *tannées* dans le Müller.

Pour Vialleton, l'acide picrique en solution saturée dans l'eau est le décalcifiant par excellence ; son action est très lente, mais très sûre, et l'on devra l'employer toutes les fois que l'on ne sera pas pressé par le temps. Les fragments à décalcifier doivent être petits et l'opération dure des semaines et des mois. Il conseille de procéder ainsi :

La pièce osseuse est fixée au préalable pendant trois jours dans l'alcool à 90°, puis suspendue dans une quantité d'acide picrique appropriée à sa taille (d'un volume 50 fois plus grand) et fréquemment renouvelée. L'action du réactif peut être accélérée en maintenant le flacon qui renferme la pièce dans une étuve à 45°. Lorsque la décalcification est achevée, on lave à l'alcool à

70° jusqu'à disparition de l'acide picrique et on inclut par les procédés ordinaires.

Ce procédé est très recommandable pour décalcifier des moignons irido-cyclitiques. La fixation au formol est préférable dans ce cas à celle par l'alcool.

On s'assure que la décalcification est bien complète en introduisant dans l'épaisseur des tissus une aiguille à dissocier.

Décoloration du pigment.

La décoloration du pigment rétinien et choroïdien est indiquée :

En histologie normale pour l'étude de l'iris et de la choroïde ;

En histologie pathologique lorsqu'on examine des sarcomes de la choroïde.

Ces tumeurs sont le plus souvent tellement infiltrées par le pigment mélanique que l'étude histologique en devient très difficile. Aussi avons-nous toujours l'habitude d'en dépigmenter un certain nombre de coupes.

Les pièces qui doivent subir la dépigmentation seront fixées de préférence au formol ou au sublimé. Les fixateurs osmiques et surtout la liqueur de Müller sont particulièrement défavorables à cette opération.

Il existe divers procédés.

Vialleton emploie le procédé de dépigmentation

de Paul Mayer qui a été étudié dans son laboratoire par Grynfeldt à propos de l'iris. Les coupes faites en paraffine sont collées sur lames. Ces lames sont placées pendant quelques heures dans une solution alcoolique d'acide chlorique que l'on additionne de quelques gouttes d'acide chlorhydrique. On trouvera dans la deuxième édition du livre de Vialleton (page 428) la description complète de ce procédé. Nous l'avons employé également avec succès pour des coupes pratiquées en celloïdine ; d'après Vialleton, ce serait le procédé de choix.

Jusqu'ici nous nous sommes toujours servi du procédé d'Alfieri-Pisa, que Grunert a employé dans ces dernières années pour étudier le dilatateur de l'iris. Il nous a toujours donné de bons résultats.

Les coupes étant lavées à l'eau sont placées dans une solution de permanganate de potasse à 1 p. 2000. Elles y restent un à plusieurs jours.

Quand elles ont pris une teinte brune, on les passe dans une solution d'acide oxalique à 1 p. 300. Elles n'y restent que quelques heures. Quand la décoloration est complète, elles sont bien lavées et peuvent être colorées. On fera agir les colorants pendant un temps plus long qu'à l'ordinaire.

Préparation des hémiglobes.

Il est souvent utile de pouvoir conserver indéfiniment des globes oculaires dans un but d'instruction. Ces bulbes sont généralement ouverts suivant leur diamètre antéro-postérieur, constituant ainsi des « hémiglobes ».

Un certain nombre de procédés de conservation des hémiglobes ont été indiqués ; nous reproduisons *in extenso* celui indiqué par M. Dubief :

« Le globe de l'œil ayant subi l'action du liquide de Müller est lavé à l'eau courante, ou bien, si on veut le décolorer, placé pendant un temps suffisant dans une solution d'hydrate de chloral à 5 p. 100. Lorsqu'il est bien débarrassé de son liquide conservateur, on lui fait subir les préparations suivantes :

« *a*. Vingt-quatre heures dans :

Eau	90 cent. cubes,
Glycérine	10 —

« *b*. Vingt-quatre heures dans :

Eau	75 cent. cubes.
Glycérine	25 —

« *c*. Quarante-huit heures dans :

Eau	50 cent. cubes.
Glycérine	50 —

« Pendant que l'hémiglobe subit ces préparations

préalables, on fabrique de la gélatine glycérinée de la manière suivante :

« Dans une capsule de porcelaine placée au bain-marie, on met :

Gélatine à blancs-mangers......	40 grammes.
Eau distillée	240 —

« On fait fondre à une douce chaleur et, une fois la fusion opérée, on ajoute :

Glycérine	200 grammes.

en versant petit à petit et en agitant constamment.

« Cette solution ainsi préparée n'est pas claire. Pour la clarifier, on y ajoute un blanc d'œuf, on bat quelques instants le mélange, puis on chauffe prudemment à feu nu jusqu'à l'ébullition, ou mieux pendant une bonne heure au bain-marie bouillant. Il ne faut pas oublier que le surchauffage de la gélatine met obstacle à sa solidification par le refroidissement. La coagulation de l'œuf étant effectuée, on passe sur un filtre en papier, qu'on a eu soin d'échauffer préalablement en y faisant couler un peu d'eau bouillante. Malgré la proportion assez élevée de glycérine contenue dans le mélange, cette gélatine peut s'altérer ; aussi est-il indispensable d'y ajouter un peu de bichlorure de mercure ou d'acide arsénieux. Le mélange solidifié par refroidissement doit être parfaitement transparent, sans grumeaux ni flocons en suspension.

« Les vases nécessaires pour conserver les hémiglobes dans la gélatine glycérinée sont de petits cristallisoirs à fond très épais, rodés sur leurs bords pour recevoir un couvercle muni d'une rainure ; le fond est usé à la meule à sa partie extérieure pour présenter une surface tout à fait plane.

« Un de ces vases est placé à l'étuve à air chaud, entre 40° et 50", rempli de gélatine glycérinée contenant l'hémiglobe, la surface de section tournée en haut, sans adapter le couvercle. Cette première opération, qui dure vingt-quatre heures, a pour effet de rendre le mélange bien homogène et de permettre à toutes les bulles d'air emprisonnées de s'échapper ; s'il en restait quelqu'une, on chercherait, par de petites secousses, à la faire sortir. Au bout de ce temps, l'hémiglobe est retourné dans la position qu'il conservera définitivement, c'est-à-dire la surface de section en contact avec le fond du vase. Cette opération est délicate ; pour la réussir, il faut que le cristallisoir soit bien rempli de gélatine afin d'éviter d'emprisonner aucune bulle d'air. Si cet accident se produisait, il vaudrait mieux recommencer l'opération que de s'exposer à avoir une préparation manquée ; les bulles d'air sont l'ennemi de ce procédé.

« A ce moment, si on plaçait le couvercle et qu'on terminât la préparation, on serait sûr au bout de quelque temps de la voir se fissurer lamentablement. Il faut la laisser à l'étuve à 40° plusieurs jours pendant lesquels l'eau s'évapore petit à petit, et chaque jour on ajoute un peu de gélatine glycérinée. A un moment donné, toute évaporation cesse, et la gélatine ne change plus de volume ; c'est le moment opportun pour terminer la préparation. Pour ce faire, on verse à la surface de la gélatine glycérinée fondue jusqu'à ce que le vase déborde et on adapte le couvercle qu'on avait préalablement laissé à l'étuve pour le réchauffer un peu, puis on charge le couvercle avec un poids et, sous l'influence de la pression, l'excès de gélatine s'échappe. Quand le refroidissement est complet, on nettoie avec soin l'extérieur du cristallisoir, puis, une fois qu'il est bien sec, on applique avec un pinceau au niveau de la rainure qui unit le couvercle à la boîte du baume du Canada sec, dissous dans le xylol. Les jours suivants, on rajoute de nouvelles couches du même lut, jusqu'à ce qu'une épaisseur assez grande garantisse à tout jamais la gélatine de l'évaporation, et, par conséquent, de la formation de bulles ou de fissures. »

TROISIÈME PARTIE

HISTOPATHOLOGIE
TECHNIQUE SPÉCIALE

CHAPITRE XI

CORNÉE

Il n'est guère d'organes qui aient suscité plus de travaux mémorables que la cornée ; sa minceur et sa transparence ont permis de l'étudier chez certains animaux sans y pratiquer de coupes et d'y suivre la migration des globules blancs de la lymphe ; les anciens histologistes avaient cru pouvoir arriver par son étude à une connaissance plus exacte de la structure du tissu conjonctif. Mais au contraire, ainsi que l'a montré Ranvier dans ses belles leçons sur la cornée, c'est la marche inverse qu'il eût fallu suivre ; la structure de la cornée est complexe, et c'est l'étude du tissu conjonctif lâche qui lui a montré la valeur de certains éléments de la cornée (membrane de Bowmann, fibres suturales, membrane de Descemet).

On doit distinguer dans la cornée :

1° Un épithélium antérieur comprenant :

Une couche de cellules superficielles, aplaties ;

Une couche moyenne de cellules arrondies ou polygonales, à bords dentelés, s'engrenant les unes dans les autres ;

Une couche profonde de cellules cylindriques, très hautes (cellules à pied) ;

2° Une membrane se colorant en rose vif par le picrocarmin : membrane de Bowmann ou membrane basale antérieure ; elle est constituée par des fibrilles qui sont les analogues des fibres spirales qui entourent les faisceaux du tissu conjonctif (Ranvier) ;

3° Une substance fondamentale constituée par des lamelles superposées. Ces lamelles, formées par des fibrilles conjonctives dirigées parallèlement, restent incolores par l'hématoxyline et se colorent en rose par le picrocarmin.

Entre ces lamelles existent des cellules, de

forme irrégulière, aplaties, présentant des crêtes d'empreinte qui correspondent à l'entre-croisement des faisceaux fibrillaires superposés. Ces cellules sont réunies par des prolongements baignant dans une lymphe nutritive.

4° Une membrane transparente, la membrane de Descemet, se colorant en jaune orangé par le picrocarmin, ayant donc des affinités colorantes très différentes de celles de la membrane de Bowmann; de fait, c'est une membrane hyaline, s'épaississant avec l'âge, offrant une grande résistance dans les processus ulcéreux de la cornée : lorsqu'elle est dilacérée, elle s'enroule sur elle-même à la façon des spirales de vignes.

5° Un endothélium postérieur, recouvrant la membrane de Descemet, à noyaux saillants du côté de la chambre antérieure. La membrane de Descemet est un produit de sécrétion de ces cellules.

Fixation et coloration. — La fixation par les vapeurs osmiques donne pour la cornée de très beaux résultats (Ranvier). On l'applique comme il sera indiqué plus loin pour la rétine. La fixation au formol pendant douze heures est aussi satisfaisante. Dans le liquide de Müller, l'épithélium antérieur s'exfolie toujours plus ou moins.

Les doubles colorations par hématoxyline-éosine ou picrocarmin sont recommandables; le tissu fondamental est coloré en rose dans les deux cas; les cellules fixes apparaissent avec grande netteté.

Étude de l'épithélium antérieur. — On pourra étudier avantageusement l'épithélium antérieur sur des yeux de porc, car, chez cet animal, la couche épithéliale est beaucoup plus développée que chez l'homme.

On emploiera la technique suivante :

1° Faire macérer la cornée pendant deux jours dans l'alcool au 1/3.

2° Au bout de ce temps, on détache facilement avec l'aiguille à dissocier les couches épithéliales antérieures sous forme d'une mince membrane continue.

3° Examiner ces assises épithéliales dans la glycérine ou l'eau ; elles s'y dissocient avec facilité et on peut ainsi étudier les différentes formes cellulaires (Vossius.

Si l'on veut avoir une vue d'ensemble de cet épithélium, on s'adressera à la cornée de la grenouille :

Toucher avec un crayon au nitrate d'argent la surface d'une cornée de grenouille jusqu'à ce qu'elle soit devenue trouble, et exposer la tête coupée à la lumière du soleil dans de l'eau légèrement acidulée. Suivant l'intensité de l'éclairage, la cornée est devenue en un quart d'heure ou une heure d'une teinte brun sombre ; on la détache, on y pratique quelques incisions radiées pour l'étaler plus facilement et on l'examine dans la glycérine.

On obtient ainsi une argentation positive des

cellules de l'épithélium antérieur. Le protoplasma des cellules se colore en brun sombre : la substance intercellulaire est réservée en clair; le noyau reste clair avec des contours très nets. Plus rarement on pourra observer une coloration très sombre du protoplasma cellulaire, le noyau étant coloré en brun clair, le nucléole restant toujours incolore.

Comme les couches cellulaires plus profondes sont recouvertes par la couche brun sombre des cellules plus superficielles, on peut facilement limiter son examen à une seule couche. Les limites des cellules ressortent avec la plus grande netteté.

Substance fondamentale et cellules fixes. — L'étude de la substance fondamentale et des cellules fixes de la cornée repose sur la méthode des imprégnations.

Imprégnations négatives. — Par imprégnation, on entend « la coloration produite dans les tissus par la formation de dépôts d'un métal ou d'un autre corps à l'état de division très fine : dépôts formés sur place par les énergies chimiques des tissus, aidées par l'action d'agents réducteurs qui, ensemble, réussissent à séparer ces corps de la combinaison soluble, généralement un sel, sous forme de laquelle ils ont été apportés au sein des tissus » (Henneguy).

Ces dépôts sont donc en général des métaux réduits de leurs sels solubles; le nitrate d'argent et le chlorure d'or sont les sels les plus communément employés.

Les imprégnations à l'argent ne colorent que la substance intercellulaire de la cornée ; les éléments cellulaires sont réservés en clair ; il est probable que dans ce cas la substance intercellulaire transforme le nitrate d'argent en albuminate d'argent; c'est une *imprégnation négative*.

Au contraire, les sels d'or ont la propriété de se fixer sur les cellules et les extrémités nerveuses, donnant ainsi des *imprégnations positives*.

Les nombreux procédés techniques au moyen desquels on étudie la substance fondamentale et les cellules fixes de la cornée sont basés sur ces deux propriétés.

Nous exposerons d'abord les procédés d'étude de la substance fondamentale au moyen des imprégnations négatives.

L'imprégnation négative peut être obtenue par action sur la cornée d'une solution de nitrate d'argent. Mais on doit alors au préalable enlever aux vapeurs d'eau chaude l'épithélium antérieur de la cornée dont la présence empêcherait l'imprégnation de se faire régulièrement, et cette manœuvre a l'inconvénient d'altérer la forme des cellules fixes de la cornée ; aussi recommandons-nous plutôt la méthode de Coccius (attouchement direct de la cornée par le nitrate d'argent) :

1° Enlever tout entier l'œil de l'animal et passer rapidement et régulièrement sur toute la cornée un fragment de cristal de nitrate d'argent tenu avec une pince. Pour la cornée de la grenouille, il suffit que le cristal soit promené deux ou trois fois à sa surface ; pour une cornée plus épaisse (lapin, bœuf), il faut agir beaucoup plus longtemps si l'on veut atteindre les couches profondes.

2° Détacher la cornée et la placer dans l'eau distillée à la lumière du jour ; la réduction se fait plus lentement par les temps sombres ; en moyenne on laissera la cornée dans l'eau pendant vingt-quatre heures.

3° Placer ensuite la cornée pendant cinq minutes dans une solution d'acide acétique à 1 p. 100 qui ramollit les couches épithéliales et permet de les enlever sans difficulté.

4° Entailler la cornée sur ses bords ou la diviser en fragments de manière qu'on puisse l'étaler dans la glycérine entre la lame et la lamelle et l'observer à plat.

Dans ces conditions, la substance fondamentale de la cornée paraît colorée en brun foncé ; elle est parsemée d'espaces incolores, correspondant aux cellules fixes de la cornée ; de leurs bords partent des prolongements également incolores qui les réunissent en réseau ; les cellules sont d'ailleurs dessinées d'une façon plus ou moins pure suivant que l'imprégnation a plus ou moins bien réussi ; mais, au voisinage immédiat de la cellule, le fond est plus fortement teinté qu'ailleurs ; cela tient à ce que les lames de la cornée ne se rejoignent pas

15.

immédiatement sur les bords de la cellule, mais laissent entre elles et la masse protoplasmique de cette dernière un espace en forme de V. Cet espace est rempli de plasma qui réduit fortement l'argent, produisant ainsi tout autour de la cellule une coloration plus marquée.

Imprégnations négatives par la méthode de Leber. — Cette méthode est basée sur la décomposition que subissent les sels de fer en présence du ferrocyanure de potassium ; il se forme ainsi un ferrocyanure ferrique qui teint avec élection en bleu la substance propre de la cornée.

Plonger une cornée fraîche de grenouille pendant quelques minutes dans une solution à 1 p. 100 de sulfate de fer.

La retirer au bout de quelques minutes pour chasser l'épithélium au pinceau.

Replonger de nouveau la cornée pendant cinq minutes dans la solution.

Laver à l'eau et placer aussitôt la cornée dans une solution de ferrocyanure de potassium à 1 p. 100 où on l'agite avec une pince jusqu'à ce qu'elle ait pris une coloration bleu intense, ce qui se produit en quelques instants.

Laver à l'eau pour enlever l'excès de sel.

Monter dans la glycérine. La substance fondamentale est teintée en bleu.

Cellules fixes de la cornée. — **Imprégnations positives.** — On étudiera les cellules fixes de la cornée au moyen de l'imprégnation au chlorure d'or en suivant la technique indiquée par Ranvier.

1° Placer la cornée d'une grenouille que l'on vient de tuer dans du jus de citron filtré sur un morceau de flanelle ;

L'y laisser cinq minutes environ ;

2° Laver à l'eau distillée pendant une minute ;

3° Placer la cornée dans une solution de 10 centimètres cubes de chlorure d'or à 1 p. 100 pendant quinze à vingt minutes, en maintenant à l'obscurité ;

4° Passer de nouveau la cornée à l'eau et laver rapidement ;

5° Placer la cornée dans de l'eau acidulée (deux gouttes d'acide acétique pour 60 grammes d'eau distillée), et laisser la réduction se faire à la lumière pendant vingt-quatre à quarante-huit heures.

Pendant cette période de réduction, les pièces doivent être exposées à la lumière de manière que celle-ci les traverse complètement ; si elles sont épaisses, il sera bon de les suspendre dans la solution à l'aide d'un fil ; pendant tout le temps de la réduction, on devra les agiter aussi peu que possible. L'imprégnation ne doit pas être prolongée au delà de la durée que l'on vient d'indiquer. Comme l'a montré Ranvier, les cellules ne fixent plus le chlorure d'or avec élection lorsque l'action de celui-ci est prolongée trop longtemps.

On s'assurera sous le microscope, au bout de

deux à trois jours, que la réduction est complète.

6° Placer la cornée à l'obscurité pendant vingt-quatre heures dans l'alcool à 70 p. 100. L'épithélium antérieur et l'épithélium postérieur sont raclés avec un scalpel.

Lorsqu'il s'agit de cornées de grenouille, il

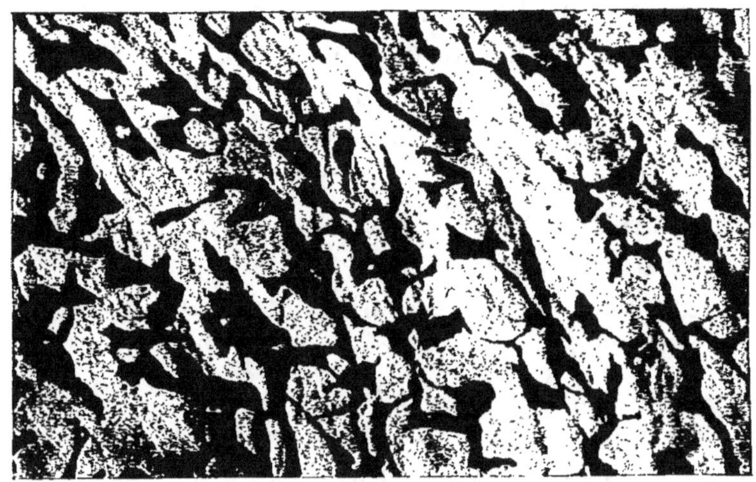

(Photo-microgr. Monpillard.)

Fig. 11. — Cellules fixes de la cornée humaine.
Imprégnation positive au chlorure d'or.

suffira, après avoir pratiqué quelques incisions périphériques, de les étendre sur une lame et de les examiner dans la gycérine.

Grâce au chlorure d'or, les cellules apparaissent avec la plus grande netteté ; on peut facilement distinguer les larges cellules réunies par des prolongements rubanés de la cornée du rat, des cellules petites et rares de la cornée du lézard : *type membraniforme* dans le premier cas, — *type corpus-*

culaire dans le second. Les crêtes d'empreinte sont très apparentes ; les noyaux incolores tranchent sur le fond rose violacé du corps cellulaire.

On n'oubliera pas que la réduction du chlorure d'or s'opère d'une façon très irrégulière ; on doit donc s'attendre à de fréquents insuccès.

Méthode de Drasch. — En règle générale, pour les imprégnations au chlorure d'or, les tissus doivent être aussi frais que possible. Drasch a observé cependant qu'on obtient de bien meilleurs résultats avec des tissus qui ont été gardés dans un endroit frais pendant douze, vingt-quatre ou quarante-huit heures après la mort.

On prend des fragments de cornée conservés par ce procédé et on les place pendant une heure dans une solution à parties égales de chlorure d'or à 1 p. 100 et d'eau distillée. Agiter de temps à autre la pièce avec un agitateur de verre.

La porter ensuite dans 30 centimètres cubes d'eau distillée, où on la laisse à l'obscurité pendant huit à seize heures.

On laisse ensuite la réduction se faire au jour dans une solution de 25 centimètres cubes d'eau et 5 centimètres cubes d'acide formique.

Quand la réduction est complète, on passe aux alcools et l'on pratique des coupes parallèles à la surface, ou l'étalement, s'il s'agit de cornées de grenouilles.

Endothélium de la membrane de Descemet. — On peut se proposer de mettre en évidence les lignes cémentaires polygonales qui séparent les cellules de cet endothélium (imprégnation négative) ou le corps même de ces cellules (imprégnation positive).

Dans le premier cas, on emploiera le procédé de Ranvier.

Placer un fragment de cornée dans une solution aqueuse de nitrate d'argent à 0,54 p. 100 ;

Puis dans une solution d'acide acétique à 2 p. 100, et la laisser à la lumière solaire jusqu'à ce qu'elle brunisse.

Lavage à l'eau distillée. Examen dans la glycérine. Nuel et Cornil ont mis en évidence l'endothélium de la membrane de Descemet par le procédé suivant :

1° Injecter une solution aqueuse d'acide osmique à 1 p. 100 dans la chambre antérieure de l'animal (le pigeon, de préférence).

Pour cela, on laisse couler l'humeur aqueuse à travers la canule d'une seringue de Pravaz, et, sans retirer la canule, on injecte l'acide osmique ;

2° Énucléation ; placer quelques minutes le bulbe dans l'acide osmique à 1 p. 100 ;

3° Détacher la cornée et la plonger cinq à dix minutes dans une solution de carmin (carmin boracique ou picrocarmin) ;

4° Enlever au rasoir toutes les couches antérieures de la cornée ;

5° Étaler la cornée sur une lame, sa face postérieure étant tournée en haut.

Examiner dans la glycérine ; la préparation est surtout nette au bout de quelques jours.

Terminaisons nerveuses dans la cornée. — Des différentes méthodes d'imprégnation des nerfs de la cornée, nous ne retiendrons que l'imprégnation au chlorure d'or par la méthode de Golgi :

1° Dans un tube à essai, mettre 8 centimètres cubes d'une solution de chlorure d'or à 1 p. 100 et 2 centimètres cubes de formol. Chauffer à la flamme, laisser refroidir et verser dans un petit cristallisoir. On y introduit un fragment de la cornée à étudier et on le maintient une demi-heure à l'obscurité ;

2° Lavage rapide à l'eau distillée ;

3° Placer la cornée dans une solution de 40 centimètres cubes d'acide formique. Maintenir à la lumière jusqu'à ce que la réduction soit faite, c'est-à-dire pendant deux ou trois jours ;

4° Faire passer dans l'obscurité par l'alcool à 70 p. 100 pendant un jour ;

5° Puis par l'alcool à 90 p. 100 pendant plusieurs jours, jusqu'à ce qu'il ne se fasse plus de réduction.

On pourra alors pratiquer des coupes perpendiculaires ou des coupes en surface après inclusion par les procédés ordinaires.

BIBLIOGRAPHIE DES AUTEURS CITÉS.

Drasch, *in* Stohr. *Lehrbuch der Histologie.*
Leber. — *Von Græfe's Arch.*, t. XIV, 3, p. 100.
Nuel et Cornil. — *Archives d'ophtalmologie*, t. X, p. 309.
Ranvier. — Leçons d'anatomie générale, professées au Collège
  de France, Années 1878-1879 (*Cornée*). Librairie Baillière.
Vossius. — *Von Græfe's Archiv*, t. XXVII, 3, p. 237.

CHAPITRE XII

IRIS ET CHOROÏDE

Iris.

Si l'on se dirige de la face antérieure à la face postérieure de l'iris, on trouve les couches suivantes :

1° Une couche endothéliale formée de cellules aplaties ;

2° Une couche de cellules conjonctives très serrées, engainées dans un mince tissu de soutien ;

3° Une couche conjonctivo-vasculaire dans l'intérieur de laquelle se trouvent les vaisseaux de l'iris. Cette assise conjonctive n'est pas partout également dense ; on peut, à cet égard, la diviser en trois feuillets : antérieur, moyen, postérieur. Les feuillets antérieur et postérieur sont formés de tissu conjonctif relativement dense ; au contraire, dans le feuillet moyen, où sont contenus les gros vaisseaux de l'iris, le tissu qui les engaine est extrêmement lâche, presque lacunaire.

Rappelons qu'il existe à la face antérieure de l'iris des dépressions, surtout abondantes au niveau de la région pupillaire, et désignées sous le nom de *cryptes de Fuchs*.

Au voisinage du bord pupillaire, le feuillet postérieur contient les fibres musculaires lisses du muscle sphincter de l'iris.

On trouve également à la face postérieure de cette zone conjonctive des cellules pigmentées, allongées, à noyau en bâtonnet.

Elles sont adhérentes à la limitante postérieure et l'ensemble formé par cette membrane et ces cellules pigmentées est considéré comme constituant le *muscle dilatateur de l'iris* ;

4° Une membrane limitante postérieure formée de fibres à trajet parallèle, réunies entre elles par une substance intermédiaire anhiste ;

5º Une double couche de cellules pigmentaires correspondant, l'antérieure à l'épithélium pigmentaire rétinien, la postérieure à toutes les autres couches de la rétine.

Section et fixation de l'iris. — Pour détacher l'iris, sectionner la partie antérieure de l'œil suivant son équateur et laisser le segment antérieur reposer sur la cornée.

Fixation au formol.

Alcools.

L'iris ayant été ainsi fixé et durci, on le détache avec des ciseaux au niveau de son insertion ciliaire. On le divise ensuite en quatre secteurs.

Inclusion à la paraffine.

S'il n'y a pas d'indication spéciale, pratiquer les coupes suivant les grands diamètres de l'iris.

Coloration. — Colorer de préférence au carmin, qui ressort mieux que l'hématoxyline sur le pigment de l'iris.

PROCÉDÉS SPÉCIAUX.

On doit étudier dans l'iris les procédés techniques permettant de mettre en relief : la couche endothéliale antérieure, la couche vasculaire, le muscle dilatateur, les nerfs.

Endothélium antérieur de l'iris. — On emploiera, pour le mettre en évidence, le procédé de Koganei modifié par Fuchs.

Sur un œil frais, sectionner circulairement la sclérotique en arrière du corps ciliaire. Enlever ensuite la partie antérieure de la sclérotique avec la cornée, de sorte que l'iris soit complètement à nu ; on le lave à l'eau distillée et on l'arrose avec une solution d'azotate d'argent à 1 p. 100. L'iris est légèrement durci par l'alcool faible, puis on le sépare de son insertion ; on enlève au pinceau la couche pigmentaire postérieure. Après quoi l'iris, ayant été complètement déshydraté, est étalé et placé, la face antérieure en haut, dans la laque dammar.

Muscle dilatateur de l'iris. — Dans ses récentes recherches, Grunert a employé la technique suivante :

1° Isolement et section de l'iris en quatre quadrants ;

2° Décoloration de l'iris par le procédé d'Alfieri (Voy. plus haut).

Inclusion de l'iris. Coupe ;

3° Coloration par le procédé Heidenhain (hématoxyline à l'alun de fer).

Les coupes, au sortir de l'eau, sont mordancées dans la solution d'alun ferrique à 2,5 p. 100 pendant douze heures.

Lavage rapide à l'eau.

Coloration dans la solution d'hématoxyline aqueuse à 3 p. 100.

On laisse la coloration agir de préférence quarante-huit heures, et même plus longtemps.

Les coupes, devenues entièrement noires, retournent, après lavage à l'eau courante, dans la solution ferrique où se fait la différenciation.

Cette différenciation ne dure guère au delà de cinq à dix minutes. Les coupes sont lavées à l'eau distillée, déshydratées, montées dans le baume.

On obtient ainsi des préparations remarquables par l'intense coloration des noyaux qu'elles présentent.

Nerfs de l'iris. — Deux méthodes permettent de mettre en évidence les nerfs de l'iris : l'imprégnation au chlorure d'or et la coloration au bleu de méthylène vital.

Dans les deux cas, on se servira de lapins albinos.

1° Imprégnation au chlorure d'or. — Six à douze heures après qu'on a sacrifié l'animal, on enlève l'iris et on le place dans une solution de chlorure d'or à 0,5 p. 100 légèrement acidifiée à l'acide acétique.

Mettre ensuite la préparation à réduire à la lumière du jour. On reconnaît les pièces bien imprégnées à ce qu'elles n'ont pas un ton rouge, mais un ton bleuâtre au bout de vingt-quatre à trente-six heures. La réduction est alors terminée ; le chlorure d'or colore les nerfs et aussi les cellules ganglionnaires.

2° Coloration au bleu vital de méthylène (méthode d'Ehrlich).

Cette méthode a été appliquée récemment par Andogsky pour rechercher dans l'iris l'existence de cellules ganglionnaires.

Prendre un lapin albinos et, dix minutes environ avant de le sacrifier, lui injecter dans le corps vitré quelques gouttes de la solution de bleu de méthylène vital à 1/16 p. 100.

L'œil ayant été énucléé, on injecte, à l'aide d'une seringue de Pravaz, une petite quantité de cette même solution dans la chambre antérieure.

Au bout de cinq minutes on enlève l'iris, on le coupe en quatre quadrants et on les étend sur le porte-objet.

Verser sur eux quelques gouttes de la solution et les placer dans l'étuve réglée à 37°, en les retirant de temps à autre pour les examiner au microscope.

C'est généralement au bout de dix à quinze minutes que la coloration a atteint son maximum d'intensité. C'est à ce moment qu'on doit la fixer pour éviter que les autres éléments de l'iris (stroma et vaisseaux) ne se colorent à leur tour. La méthode de fixation est la même que celle employée pour les éléments nerveux de la rétine.

Dans ces conditions, on voit, admirablement dessiné, le réseau principal des nerfs de l'iris sous forme de cercles concentriques réunis entre eux par des filets dirigés dans le sens radial.

De ce réseau principal partent des réseaux secondaires bien nets, dont les uns se dirigent vers la pupille pour donner la motilité au muscle sphincter de l'iris, et dont les autres vont distribuer la sensibilité aux couches superficielles antérieures.

3° Coloration des terminaisons nerveuses dans l'iris (Procédé de Münch). — Le procédé de Münch permet de mettre en évidence les terminaisons nerveuses au niveau des fibres musculaires lisses de l'iris. Münch fait remarquer que les imprégnations à l'argent par le procédé de Cajal sont souvent insuffisantes, car, les cellules musculaires s'imprégnant en même temps que les terminaisons nerveuses, il est difficile de différencier les unes des autres. La méthode d'Ehrlich ne lui a pas non plus donné de bons résultats à cause du gonflement qu'elle amène dans les cellules du stroma de l'iris, dont les contours deviennent rapidement indistincts dès que le séjour dans le colorant a dépassé un quart d'heure.

Dans le procédé de Münch, l'iris est fixé au sublimé ou au formol et inclus en paraffine. Collage des coupes sur lame et enlèvement de la paraffine par le procédé ordinaire. On place alors les lames dans l'alcool à 80 p. 100 auquel on ajoute de l'ammoniaque (XX gouttes pour 100 centimètres cubes). Au bout d'un quart d'heure on porte les lames dans une solution à 10 p. 100 d'acide phosphomolybdique où elles restent pendant un quart d'heure. On les lave rapidement et on les replace de nouveau pendant quelques minutes dans l'alcool ammoniacal. On peut alors colorer par une couleur d'aniline, telle que le vert de méthyle, la thionine, le bleu de toluidine, employée en solution aqueuse concentrée. Le bleu de méthylène fraîchement préparé est le colorant qui a donné à Münch les plus beaux résultats. Colorer pendant cinq à dix minutes. Laver rapidement. Déshydrater. Éclaircir à l'origan. Baume. Lamelle.

Les cellules du stroma sont colorées en noir ; les ramifications nerveuses les plus fines ressortent en bleu. Le tissu conjonctif, là où il n'est pas très dense, reste incolore ou faiblement coloré.

ANDOGSKY. — *Archiv für Augenheilkunde*. t. XXXIV, p. 87.
FUCHS. — *Von Græfe's Archiv*, t. XXXI, 3.
GRUNERT. — *Archiv für Augenheilkunde*, t. XXXVI, p. 319.
MÜNCH. — *Zeitschrift für Augenheilkunde*, t. XIV, p. 133.

Choroïde.

En se dirigeant de dedans en dehors, on trouve dans la choroïde les couches suivantes :

1o Une membrane anhiste formée de fibrilles élastiques unies entre elles par une substance fondamentale : c'est la vitrée interne ou membrane de Bruch ; très résistante, elle oppose assez longtemps obstacle à la marche des tumeurs choroïdiennes vers l'intérieur de l'œil. Wolfrum a montré récemment qu'elle est doublée à sa face interne par une basale percée de stomates sur laquelle repose l'épithélium pigmentaire rétinien.

2° Une couche de vaisseaux capillaires, la chorio-capillaire.

3° Une couche de gros vaisseaux artériels et veineux.

4° Une couche de fibres élastiques réunissant la choroïde à la sclérotique, la *lamina fusca*.

Les gros vaisseaux sont engainés dans un stroma conjonctif très riche en cellules pigmentaires. L'étude de la choroïde faite sur l'œil normal pris sur le cadavre ne donne de cette membrane qu'une idée inexacte. Après la mort, en effet, elle se vide de son sang et s'aplatit, car elle est soumise à la pression qu'exerce sur elle le corps vitré hypertonique qui la refoule contre la sclérotique. Cet amincissement de la choroïde persiste même après que le ramollissement *post mortem* du globe a permis à cette membrane de se détacher de la choroïde. Un peu de sérosité albumineuse remplit alors l'espace supra-choroïdien ouvert par l'écartement de la membrane vasculaire vers l'intérieur. Cet épanchement cadavérique supra-choroïdien se coagule dans les liquides fixateurs en formant un délicat précipité granuleux.

Au contraire, sur des yeux énucléés aux premiers débuts d'une panophtalmie (corps étrangers intra-oculaires) on pourra étudier la choroïde dans de bien meilleures conditions. Les travées conjonctives sont distendues par l'œdème ; les veines sont gorgées de sang ; aussi la choroïde est-elle épaissie jusqu'au double ou au triple de son épaisseur, constituant ainsi un excellent sujet d'étude.

Coupes. — La choroïde sera étudiée sur coupes perpendiculaires à sa surface. Il sera facile d'en pratiquer des coupes minces en employant le procédé suivant. Sur un œil dont on a enlevé le segment antérieur en le sectionnant dans le sens équatorial, la rétine se détache la plupart du temps spontanément après l'action des fixateurs. Il est dès lors facile de séparer la choroïde de la sclérotique en coupant avec une mince spatule ou des ciseaux très fins les tractus qui unissent ces deux membranes. On détachera ainsi de larges fragments de la choroïde qui seront ensuite, après lavage et passage aux alcools, inclus par les procédés courants en celloïdine ou en paraffine.

Colorations. — Les colorations se feront de préférence au carmin (même raison que pour l'iris).

Éléments cellulaires. — Ces éléments se voient bien dans les dissociations faites dans la glycérine. On mettra ainsi en évidence les cellules épithéliales du pigment rétinien, les cellules du stroma choroïdien (polymorphes à gros prolongements), des fragments de vaisseaux et de capillaires, des cellules migratrices.

Epithélium pigmentaire rétinien. — Ses différents modes de préparation. — Le pigment rétinien est très différent du pigment choroïdien comme origine, comme date d'apparition et comme morphologie. Il se développe dans les cellules du feuillet externe de la vésicule oculaire secondaire et a donc une origine ectodermique, tandis que les cellules pigmentaires de la choroïde naissent dans le mésoderme. Son apparition est très précoce (premiers jours de la vie intra-utérine), tandis que les premières traces du pigment choroïdien ne se montrent guère avant le neuvième mois. Enfin, au point de vue morphologique, le pigment rétinien est constitué par de petits bâtonnets bien visibles lorsqu'on l'examine à l'immersion, tandis que le pigment choroïdien, formé de tout petits grains, n'est pas visible même à ce fort grossissement.

Malgré toutes ces différences, il nous paraît préférable de décrire ici le mode de préparation de l'épithélium pigmentaire rétinien; on ne l'étudie jamais en effet indépendamment de la choroïde à laquelle il est intimement uni.

Chez l'homme, il est très facile d'en obtenir des préparations à plat en découpant aux ciseaux un fragment du segment postérieur de l'œil, de 1 centimètre carré environ; en exerçant sur la rétine une légère traction, avec une pince, on la fera glisser sur la choroïde, et on la détachera sans difficulté. On sépare ensuite avec précaution la choroïde de la sclérotique en sectionnant avec des ciseaux fins les tractus qui les unissent et non en cherchant à les rompre.

Le fragment de choroïde est étendu sur une

lame, la face rétinienne de la choroïde étant tournée en haut ; on déshydrate aux alcools. Xylol. Baume.

Si l'on veut obtenir des préparations à plat de l'épithélium pigmentaire chez de petits animaux (lapin, cobaye), on sera gêné pour décoller la rétine par l'extrème minceur de cette membrane ; le décollement devra être pratiqué dans un liquide, mais non dans l'eau qui amène très vite des altérations vacuolaires de l'épithélium.

Après avoir découpé un fragment du segment postérieur de l'œil, nous le plaçons dans de l'alcool au tiers pendant un quart d'heure à vingt minutes environ. (Ce liquide est celui qui altère le moins la forme des cellules pigmentaires ; le formol et le Müller nous ont donné de très mauvais résultats.)

Au bout de ce laps de temps, la rétine est presque complètement décollée ; alors, nous achevons de la détacher à l'aide de pinces et d'une spatule fine.

Passant ensuite la spatule entre la choroïde et la sclérotique, nous rompons avec précaution les tractus de la lamina fusca, les coupant au besoin avec des ciseaux.

Le fragment de choroïde est ensuite traité comme on l'a indiqué précédemment pour l'œil humain. Sur l'œil cadavérique, la couche épithéliale pigmentaire se sépare de la choroïde à laquelle elle est intimement unie à l'état frais ;

souvent même une mince bande de pigment reste adhérente au segment externe des cônes et des bâtonnets. Ce qui fait que sur des coupes perpendiculaires à la choroïde la couche pigmentaire apparaît comme clivée en deux feuillets.

Les migrations de ce pigment au cours des différents processus anatomo-pathologiques constituent un des chapitres les plus intéressants de l'histologie oculaire. En effet, les bâtonnets qui le constituent peuvent migrer dans les tissus avec la plus grande facilité ; il suffit, pour s'en convaincre, d'examiner à l'immersion sans fixation préalable une préparation fraîche de cet épithélium dans la glycérine. On verra alors les bâtonnets pigmentaires quitter les cellules, entraînés par les courants osmotiques. Dans certains processus pathologiques chorio-rétiniens, ce pigment diffuse le long des vaisseaux (rétinite pigmentaire, de Lapersonne et Vassaux). Enfin il est probable, comme l'a montré Leber, qu'il prend une grande part dans la formation des sarcomes de la choroïde.

Étude des couches non pigmentées de la choroïde. — Nous devons signaler la méthode qui a permis à Sattler (*Von Græfe's Archiv*, t. XXII, 2, p. 1) de mettre en évidence la membrane endothéliale qui porte son nom et qui se trouve située entre la chorio-capillaire et la couche des gros vaisseaux.

On prendra de préférence pour cette étude des lapins non albinos. Chez tous les mammifères, en

16.

effet, la chorio-capillaire est absolument incolore.

Si donc on enlève au pinceau toute la partie pigmentée de la choroïde, on sera certain d'avoir mis à nu la chorio-capillaire.

On détache un fragment de choroïde de la rétine et de la sclérotique.

On enlève au pinceau dans l'eau, d'une part l'épithélium pigmentaire de la rétine, d'autre part la couche pigmentaire externe qui contient les gros vaisseaux. Le reste de la choroïde, comprenant la lame vitrée, la chorio-capillaire et la membrane intervasculaire de Sattler, est mis à durcir aux alcools, puis coloré à l'hématoxyline. On étend à plat, sur une lame, le fragment de choroïde, en le faisant reposer sur la lame vitrée interne. Suivant l'indication de Sattler, on met d'abord au point pour la lame vitrée qu'on reconnaît facilement, grâce aux traînées de pigment épithélial restées adhérentes à sa face interne ; relevant progressivement l'objectif, on voit successivement : la formation grillagée qui existe à la surface externe de la lame vitrée, puis les contours et les noyaux des vaisseaux capillaires ; et enfin, en dernier lieu, les noyaux ovales pâles de la membrane de Sattler, qui apparaissent entre les mailles des vaisseaux capillaires.

Cette membrane de Sattler peut, d'ailleurs, être mise en évidence au moyen d'imprégnations au nitrate d'argent qui dessinent les limites des cellules endothéliales

~~~

CHAPITRE XIII

CRISTALLIN ET ZONULE DE ZINN

Cristallin.

Le cristallin est constitué par un sac capsulaire contenant une masse transparente formée de fibrilles aplaties à section hexagonale. Ces fibrilles proviennent de l'épithélium qui, au stade fœtal, tapisse la face interne du feuillet postérieur de la capsule. La face interne du feuillet antérieur est
~~~

revêtue d'un épithélium très régulier à gros noyau, à protoplasma clair.

Dans les cataractes secondaires, cet épithélium prolifère et envahit la face postérieure de la capsule.

La capsule est une membrane anhiste plus épaisse en sa partie antérieure qu'en sa partie postérieure et doit être vraisemblablement considérée comme un produit de sécrétion des cellules épithéliales du cristallin.

Extrèmement résistante, comme toutes les membranes anhistes, on peut toujours en reconnaître les débris, sous forme d'une ligne sinueuse, dans les yeux les plus désorganisés par l'iridocyclite.

La consistance du cristallin varie, comme on le sait, avec l'âge : vers la quarantaine, la partie centrale devient dure, scléreuse, constituant ce que l'on appelle le noyau, assez dur pour offrir de la résistance aux coupes.

Fixation. — Les fixateurs les plus divers ont été employés sans qu'il en existe un présentant sur les autres des avantages bien marqués. Nous recommanderons de préférence soit le liquide de Bouin, soit le chlorure de platine.

Ce dernier fixateur a été employé par Rabl dans ses remarquables recherches sur le cristallin. Ce qu'il importe de savoir, c'est que l'on devra éviter l'action trop prolongée des liquides durcissants. Il faut rejeter le formol à la concentration ordinaire et n'employer que du formol au titre de 2 p. 100. Si l'on se sert de la liqueur de Müller, il ne faudra pas la laisser agir trop longtemps.

Puis passage aux alcools progressivement croissants et inclusion à la celloïdine.

Même en procédant ainsi, on s'expose toujours à ce que le noyau du cristallin, devenu trop dur à la suite du passage à l'alcool absolu, oppose une grande résistance aux coupes.

La méthode d'inclusion de Calberla-Ruge obvie à cet inconvénient; elle ne nécessite pas en effet de passage par l'alcool absolu.

Elle permet en outre d'obtenir des coupes minces.

Prendre des œufs de poule très frais et brouiller vigoureusement l'albumine et le jaune. Ajouter à chaque œuf 7 à 8 gouttes de glycérine anhydre; après avoir encore une fois agité longtemps et vigoureusement le mélange, filtrer le tout à travers une fine flanelle. Le cristallin ou l'hémiglobe, bien lavé à l'eau, a été maintenu dans une boîte de papier; on l'arrose avec le filtrat et le tout est mis dans un bain-marie que l'on chauffe avec une lampe à alcool jusqu'à ce que la masse soit solide, ce qui demande deux heures environ, pour inclure une moitié d'œil. Après refroidissement, le tout est mis à durcir dans l'alcool à 90 p. 100, jusqu'à ce que la masse ait pris une consistance égale à celle de la préparation. Si l'on voit sur les premières coupes que le degré de durcissement n'est pas suffisant, on replacera le bloc d'inclusion dans l'alcool à 95 p. 100 autant qu'il sera nécessaire. On colle ensuite avec de la gomme arabique.

Coupes. — Les coupes du cristallin présentent des difficultés dont on a vite fait de se rendre compte toutes les fois que l'on veut débiter un segment antérieur en coupes minces. Lorsque le durcissement du cristallin aux alcools n'a pas été très progressif ou que les fixateurs ont agi trop longtemps, il arrive que toute la portion centrale du cristallin s'échappe de la capsule au moment où l'on pratique les coupes.

Cristallin du fœtus. — L'étude du cristallin peut être faite avec avantage sur des cristallins de fœtus de six mois, que l'on peut se procurer facilement. Le segment antérieur détaché par incision équatoriale est fixé au Müller osmié. Inclusion bien progressive à la celloïdine. A ce stade du développement, le cristallin se laisse facilement couper. Coloration par l'hématéine.

Les cellules qui bordent la capsule antérieure apparaissent avec grande netteté. On observe aussi très bien les capillaires qui forment la capsule vasculaire du cristallin.

Coloration. — Les différents colorants pourront être employés sans qu'il y ait à cet égard d'indication spéciale. On peut se demander comment ils agissent sur les parties du cristallin opacifiées. Malgré les recherches de Hess, cette question est encore pleine d'incertitude.

Procédés spéciaux.

Isolement de la capsule. — La capsule cristallinienne n'est pas, comme on pourrait le croire, d'une constitution homogène. Ainsi que l'a montré Berger, elle est formée de lamelles superposées qu'on peut mettre en évidence en la faisant macérer pendant deux jours dans une solution de permanganate de potasse à 0,1 p. 100 et en pratiquant des dissociations à l'aiguille. Ce clivage de la capsule se trouve surtout marqué dans les cristallins séniles et dans les yeux atteints d'iridocyclite chronique.

Le procédé d'isolement de la capsule est très simple :

Placer le cristallin dans l'alcool au tiers pendant une heure.

Pratiquer avec des ciseaux une petite incision au niveau de l'équateur et détacher avec une pince fine la capsule du cristallin.

Étaler cette capsule sur une lame, la face interne étant tournée vers le haut. Coloration par l'hématoxyline et le carmin aluné.

On s'attachera de préférence à l'étude des grandes cellules centrales ou cellules mères du cristallin, qui présentent un gros noyau et dont les corps protoplasmiques sont réunis par des prolongements de nature ectodermique. Ces cellules, bien étudiées par Sophie Toufesco, dans une thèse récente, ont une grande importance, car les troubles qui surviennent dans leur évolution permettent de s'expliquer la genèse des cataractes (Morax).

Il peut être intéressant d'étudier des membranules de cataracte secondaire enlevées en totalité, suivant le procédé opératoire préconisé par Panas. Dans ce cas il faut se garder de placer la capsule ainsi extraite directement dans un liquide fixateur, car elle présente alors de nombreux plissements qui nuisent à la netteté des coupes. On devra au contraire l'étaler avec soin sur une lame de verre, au moyen d'aiguilles mousses.

Quand l'étalement sera bien parfait, on laissera tomber sur elle quelques gouttes de formol à 10 p. 100, ce qui donnera une fixation absolument parfaite. C'est alors seulement que l'on passera par les alcools avant d'inclure.

Fibres cristalliniennes. — Sur des coupes perpendiculaires au cristallin, elles se présentent comme des hexagones aplatis dont le grand axe est parallèle à la surface du cristallin; ces hexagones sont réunis par une substance cimentaire qu'il est facile de mettre en évidence en traitant les coupes par la solution d'azotate d'argent à 1 p. 1000. Le ciment se dessine alors sous forme de lignes noires.

Étoile du cristallin. — Depuis Hannover, on décrit sous ce nom une disposition qui apparaît dans le cristallin dès la deuxième moitié de la vie intra-utérine.

On peut constater en effet, à l'éclairage oblique, sur des cristallins de nouveau-nés, l'existence d'une étoile à trois branches, à la partie antérieure et à la partie postérieure du cristallin.

Ces branches, qui partent des pôles et se dirigent vers l'équateur, correspondent aux surfaces d'implantation des fibres cristalliniennes. Chez l'adulte, elles se subdivisent, mais avec beaucoup moins de régularité que ne pourraient le faire croire les descriptions classiques d'Arnold; les recherches plus récentes de Friedenberg ont prouvé en effet que la figure en étoile peut offrir de grandes variétés, quant à la forme, au nombre et au point de départ des rayons qui la composent; Friedenberg a employé la technique suivante :

Le cristallin frais, revêtu de sa capsule, est mis dans une solution d'argent faible (1 p. 500); au bout de cinq à dix minutes, on aperçoit déjà les lignes de l'étoile cristallinienne. Le cristallin reste ensuite soumis vingt-quatre heures à l'action de la lumière. Pendant que toute la surface prend une couleur noir-chocolat, les rayons de la figure étoilée deviennent d'un noir intense formant un contraste très net.

Zonule de Zinn.

Rappelons que la zonule de Zinn, qui maintient le cristallin en arrière de l'iris, n'est pas une membrane continue, ainsi que le croyaient les anciens anatomistes, mais un treillis de fibres rigides qui, parties des procès ciliaires, vont, après s'être entre-croisées en X, s'insérer au cristallin. Il existe également des fibres à direction tangentielle étendues d'une vallée ciliaire à l'autre. Leur rôle est peu important.

La zonule doit donc être comprise comme un système de cordelettes enserrant le cristallin dans leurs mailles.

Ainsi que l'a montré Terrien, les fibrilles qui la composent peuvent être considérées comme étant les homologues des fibres de Müller qui, dans la rétine, jouent le rôle de fibres de soutènement. Elles ne s'insèrent donc pas directement sur les procès ciliaires, mais, pénétrant les interstices cellulaires, elles vont s'attacher à la lame vitrée interne de la choroïde.

Vue d'ensemble de la zonule. — Sectionner un œil bien durci au niveau de l'équateur et chasser au pinceau le corps vitré. Inciser ensuite circulairement en avant la cornée et la sclérotique jusqu'à la racine de l'iris.

On enlève également avec des ciseaux l'iris au niveau de son insertion.

En examinant le segment antérieur par transparence, il est facile d'observer le trajet des fibres zonulaires tendues entre le sommet des procès ciliaires et l'équateur du cristallin.

Coupes. — Sur le cadavre, il se produit très

rapidement des altérations qui ont pour effet de modifier quelque peu le trajet des fibres zonulaires à l'intérieur des vallées ciliaires ; les yeux énucléés au début de l'irido-cyclite sont, comme l'a montré Berger, les plus favorables à l'examen des fibres zonulaires : il ne se produit en effet dans ce cas qu'une légère exsudation décollant la partie antérieure du corps vitré, mais sans autre altération importante de la chambre postérieure.

Après durcissement du segment antérieur de l'œil par le formol et inclusion par les procédés ordinaires, on pratique, en général, des coupes méridionales. Mais les coupes dirigées, comme l'a indiqué Berger, de dehors en dedans et d'avant en arrière, croisant donc perpendiculairement l'axe des procès ciliaires, sont aussi très instructives ; elles montrent bien les rapports des fibres zonulaires avec le fond des vallées ciliaires ; les fibres se présentent sous forme de points arrondis qui tantôt sont au contact des procès ciliaires, tantôt en sont plus ou moins distants, suivant qu'elles ont été coupées au niveau de leur insertion à la lame vitrée, ou avant qu'elles aient pris contact avec cette dernière.

Colorations. — Les fibres zonulaires peuvent être mises en évidence par les colorants les plus divers.

On pourra exécuter la simple coloration à la thionine phéniquée, qui donne d'excellents résultats.

Ou bien, à l'exemple de Berger, la double coloration avec l'hématoxyline et le carmin.

Enfin, les différents colorants des fibres élastiques agissent avec élection sur les fibres de la zonule. Citons seulement la parafuchsine de Weigert (Voy. plus haut) et la safranine qui donne de très bonnes préparations (solution de Martinotti) :

Safranine...... ....,...	1 partie.
Alcool absolu...................	20 parties.
Eau distillée....................	40 —

Mettre les coupes dans cette solution pendant quarante-huit heures. Xylol. Baume.

Origine des fibres zonulaires. — Pour mettre en évidence l'origine des fibres zonulaires, on aura recours à la technique indiquée par Terrien.

Prendre de préférence des yeux de grands animaux (bœuf, cheval).

Immédiatement après la mort de l'animal, détacher le segment antérieur de l'œil par une incision passant en arrière du corps ciliaire.

Libérer le cristallin de ses attaches à la zonule.

Enlever à l'aide des ciseaux un petit fragment des procès ciliaires.

Détacher avec une spatule fine la sclérotique des procès ciliaires, en rompant doucement les fibres de la lamina fusca.

Fixation par le liquide de Lindsay ; inclusion à la paraffine. Coupes pratiquées dans le sens méridional.

Coloration des coupes par la thionine phéniquée.

Sur des coupes ainsi préparées, Terrien a pu observer la pénétration des fibres de la zonule dans l'intervalle des cellules cylindriques de la pars ciliaris retinæ.

BIBLIOGRAPHIE DES AUTEURS CITÉS.

BERGER. — *Anatomie de l'œil*, p. 256, 1893.
FRIEDENBERG. — *Archiv f. Augenh.* t. XXXI, p. 295, 1895.
HESS. — *Von Græfe's Archiv*, t. XXXIX. 1, 1893.
PLEY. — *L'extraction totale des cataractes secondaires.* Thèse de Paris, 1898.
RABL. — *Ueber den Bau und die Entwicklung der Linse*, 1900.
TERRIEN. — Thèse de Paris, 1898.
TOURESCO. — *Sur le cristallin normal et pathologique.* Thèse de Paris, 1907.

Appendice. — *Segment antérieur et canal de Schlemm.* — Dans un but didactique, nous avons décrit dans trois chapitres différents la cornée, l'iris, le cristallin. En réalité, ce n'est guère que pour les démonstrations d'histologie normale qu'on les étudie isolément. En anatomie pathologique, on ne les sépare que très rarement, car on se mettrait ainsi dans l'impossibilité d'étudier une des régions les plus importantes de l'œil, celle de l'angle irido-cornéen ou canal de Schlemm qui serait fatalement perdue pour l'examen si l'on arrachait l'iris de la cornée. D'autre part, il existe fréquemment dans la chambre antérieure des exsudats ou des hémorragies dont l'étude présente un grand intérêt et qui seraient perdus si l'on détachait la cornée. Enfin rien n'est plus fréquent dans les yeux pathologiques que les adhérences entre l'iris et la cristalloïde antérieure s'opposant à ce que l'on enlève le cristallin.

Pour toutes ces raisons, nous devons, en anatomie pathologique, considérer cornée, iris et cristallin comme constituant un tout et étudier en bloc le segment antérieur de l'œil.

L'inclusion du segment antérieur nécessite un soin tout particulier. Il faut en effet que la chambre antérieure soit bien pénétrée par la celloïdine ; sinon la cornée n'étant pas maintenue par sa face postérieure risque de se plisser au moment où l'on monte les coupes. Aussi doit-on laisser le segment antérieur le plus longtemps possible dans la celloïdine faible.

Les coupes sont recueillies avec beaucoup de précaution ; il arrive souvent, en effet, qu'à ce moment le cristallin s'échappe de sa capsule.

Le segment antérieur peut être coupé de deux manières. On peut exceptionnellement pratiquer des coupes passant par l'équateur du cristallin suivant une direction frontale : c'est ce que l'on fait lorsqu'on veut avoir une vue d'ensemble de la zonule de Zinn. Mais, dans tous les autres cas, les coupes seront orientées parallèlement au diamètre antéro-postéreur de l'œil, soit le diamètre horizontal, soit le diamètre vertical. On se rappelle qu'il est toujours facile de les distinguer sur un segment antérieur, puisque le pourtour de la cornée n'est pas absolument circulaire, mais a la forme d'une ellipse à grand axe horizontal. En général, il est préférable de pratiquer les coupes suivant le diamètre vertical. Dans beaucoup d'yeux pathologiques, en effet, il existe dans la chambre antérieure des exsudats ou des hémorragies dont l'étude est intéressante et qui s'accumulent toujours à la partie la plus déclive de la chambre antérieure. En orientant les coupes verticalement, on a donc toutes chances de ne pas les laisser passer inaperçus, même lorsqu'ils sont très peu abondants. Il n'en serait pas de même si les coupes avaient été faites suivant le diamètre horizontal. Il va sans dire que lorsqu'il existe un kyste ou une tumeur de l'iris, ou du corps ciliaire, les coupes doivent être orientées suivant le grand axe de la tumeur.

Région de l'angle irido-cornéen. — Canal de Schlemm. — L'anatomie de cette région est bien établie depuis les recherches de Rochon-Duvigneaud dont on trouvera l'exposé dans sa thèse inaugurable et au début du livre qu'il a publié avec Panas sur l'anatomie pathologique du glaucome. Il est indispensable de bien la connaître, car c'est toujours à son niveau que se trouve dans le glaucome la soudure de Knies ou accolement de la racine de l'iris à la cornée. D'autre part, l'incision de la cornée dans presque toutes les opérations de chirurgie oculaire se pratique au voisinage de l'angle irido-cornéen. Le canal de Schlemm et

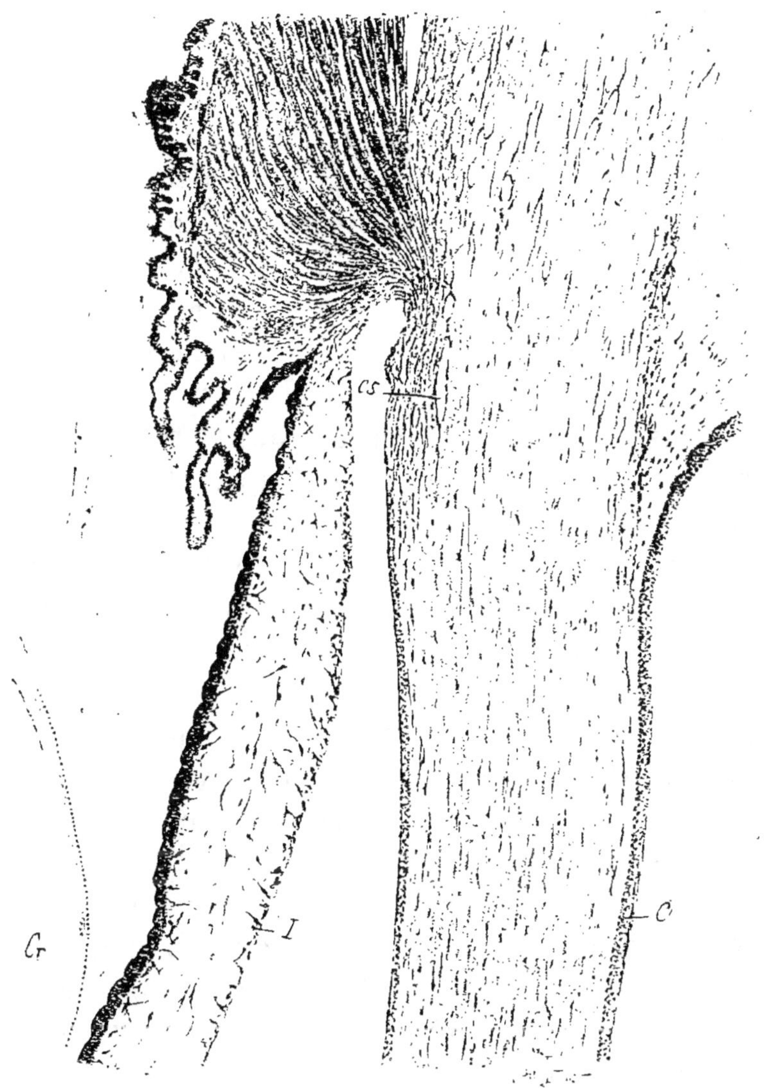

Fig. 12. — Région de l'angle irido-cornéen.

C, cornée. — I, iris. — Cr, cristallin. — CS, canal de Schlemm.

l'espace trabéculaire scléro-cornéen peuvent être étudiés de deux manières : Ou bien sur coupes verticales du segment antérieur, ou bien sur des préparations à plat.

Les coupes verticales sont très utiles, car elles montrent la constitution de l'angle irido-cornéen et les rapports de l'espace trabéculaire avec le canal de Schlemm. Il est bon de les étudier successivement chez le fœtus de six mois et chez l'adulte. Comme l'a montré Rochon-Duvigneaud, on constate dans le premier cas l'existence à la partie supérieure de l'angle irido-cornéen de fins trabécules parfois pigmentés représentant les espaces de Fontana qui persistent normalement chez certains animaux, tels que le porc. Au contraire, chez l'adulte, nous voyons que l'angle irido-cornéen est absolument libre. Sur coupes colorées par les procédés ordinaires, l'espace trabéculaire apparaît sous forme d'un triangle tranchant sur le reste de la cornée par sa coloration plus forte, dont la base se continue avec le muscle ciliaire et dont la pointe inférieure correspond au canal de Schlemm. Sur les yeux ayant été le siège d'un processus de désintégration pigmentaire, rien n'est plus fréquent que de voir les mailles de l'espace trabéculaire obstruées par de petits grains de pigment (sarcomes de la choroïde ; rétinites et chorio-rétinites).

Il est intéressant de pratiquer la coloration du segment antérieur par la méthode de Weigert

17.

pour fibres élastiques. On met ainsi très bien en évidence la constitution élastique des fibres de l'espace trabéculaire qui apparaissent bien colorées en violet foncé.

Pour l'étude du système trabéculaire sur préparations à plat, Rochon-Duvigneaud indique le procédé suivant : sur un segment antérieur, après ablation du cristallin on arrache avec une pince le muscle ciliaire ; en général le tendon du muscle se déchire et la bandelette réticulée reste adhérente à la face interne de la sclérotique où son bord postérieur forme une sorte de bourrelet saillant : « On saisit avec des pinces fines l'extrémité de ce cordonnet saillant et on l'arrache. On obtient ainsi une bandelette à bord postérieur épais, à bord antérieur mince et translucide comprenant en général toute la largeur de la zone réticulée, du muscle ciliaire à la membrane de Descemet. Des fragments de cette dernière restent fréquemment attachés au bord du réseau trabéculaire.

« Quand la bandelette du réticulum scléro-cornéen a été ainsi arrachée dans toute son épaisseur, elle comprend beaucoup trop de plans superposés pour que l'on puisse faire un bon examen au microscope. Mais on réussit quelquefois à la dédoubler suivant son épaisseur. Les deux lamelles ainsi obtenues sont assez minces pour être étudiées à plat après coloration par le picrocarmin. »

CHAPITRE XIV

RÉTINE

La rétine est une membrane de $0^{mm},3$ d'épaisseur moyenne qui tapisse toute la face interne du tractus uvéal. La rétine optique n'est unie d'une façon solide à la choroïde qu'en deux endroits : au niveau de la papille et au niveau de l'ora serrata, sa partie la plus antérieure.

La rétine est maintenue par la pénétration des cônes et bâtonnets dans les cellules hexagones pigmentées.

A l'état normal et non cadavérique, cette adhérence est relativement assez solide.

D'autre part, le vitré normal adhère à la rétine ; tout décollement facile du vitré est pathologique ou cadavérique.

Dans les autopsies de l'œil, il faut néanmoins prendre les plus grandes précautions en séparant le segment antérieur pour éviter le décollement de la rétine et son plissement, ce qui la rendrait rapidement inutilisable pour les examens.

La rétine est absolument transparente lorsqu'on l'examine immédiatement après la mort. Mais, au bout de quelques heures, elle perd sa transparence et devient tellement opaque qu'elle ne permet plus de voir la couche de pigment sous-jacente. Seule la portion ciliaire reste claire beaucoup plus longtemps. C'est qu'elle ne contient pas d'éléments nerveux ; c'est l'altération de ces derniers qui amène les rapides modifications qui se produisent dans la rétine après la mort. Ces altérations cadavériques sont dues surtout au gonflement des couches les plus internes de la rétine. Il est une région qui résiste encore moins que toutes les autres aux altérations cadavériques : c'est la fovea centralis, dépression située un peu en dehors de la papille, et où les éléments percepteurs sont à leur maximum. Sous l'influence du *gonflement*, il se forme un pli allant de la papille à la macula et désigné par les anciens anatomistes sous le nom de *plica centralis retinæ*.

Il est facile de se convaincre que, aussitôt après
la mort, la macula est absolument transparente,
au moins tant qu'on l'examine lorsqu'elle repose
sur le fond sombre de la choroïde. Mais presque
immédiatement elle prend une teinte jaune-paille.

Polack et Chevallereau ont bien démontré la
donnée ancienne de Schwalbe que, si l'on ne
voit pas la couleur jaune de la macula sur la
rétine encore transparente, c'est que cette transparence même permet de voir la couleur sombre
de la choroïde qui masque absolument le jaune
rétinien.

En décollant la rétine et la plaçant sur une
lame de verre, on voit nettement la tache jaune
qui n'est pas une altération cadavérique et existe
bien sur le vivant.

Ainsi que l'a fait remarquer Rochon-Duvigneaud
dans son magistral article de l'*Encyclopédie française d'ophtalmologie*, aucune étude n'est mieux
faite que celle de la rétine pour mettre en relief l'importance des méthodes techniques. L'acquisition
de toute donnée nouvelle en histologie rétinienne
a été la conséquence de l'application d'une
nouvelle technique. Schultze, en substituant
l'acide osmique aux fixateurs chromiques, a du
même coup mis en évidence la morphologie
exacte des cônes et des bâtonnets, leur distribution
dans les différentes espèces animales et établi
une distinction définitive entre les éléments de
soutien et les éléments nerveux de la rétine. Plus

tard, Cajal, appliquant la méthode de Golgi, montra ce que les fixateurs osmiques étaient dans l'impossibilité de déceler, c'est-à-dire les cellules nerveuses de la rétine tout entière avec leurs prolongements cylindraxiles et leurs arborisations protoplasmiques. Généralisant « quelques faits bien observés par la méthode de Golgi, il a précisé la loi des rapports réciproques entre les éléments nerveux et permis ainsi de démonter pièce à pièce, cellule à cellule, le système nerveux, puisqu'il est formé d'éléments indépendants à terminaisons libres ».

Grâce à Cajal, la structure complexe de la rétine peut cependant être schématisée d'une manière simple. On peut la considérer comme étant essentiellement constituée par la superposition de trois neurones, qui sont mis en connexion par leurs prolongements protoplasmiques dont les arborisations s'articulent les unes avec les autres.

Le premier neurone (le plus externe par rapport à l'intérieur de l'œil) est formé par les cellules visuelles comprenant deux portions essentielles : un segment différencié ou neuro-épithélium, — ce sont les cônes et les bâtonnets, — une partie interne ou corps dont le noyau contribue à constituer la couche des grains externes.

Le deuxième neurone correspond à la rangée des cellules bipolaires dont la réunion forme la couche des grains internes.

Enfin le troisième neurone comprend la couche des cellules ganglionnaires dont les prolongements cylindraxiles ne sont pas autre chose que les fibres optiques.

Entre le premier et le deuxième neurone, d'une part, entre le deuxième et le troisième, d'autre part, se trouvent deux couches de fibres à direction tangentielle formant de multiples réseaux à mailles entrelacées ; elles jouent le rôle de fibres d'association entre les différents points de la surface rétinienne. La première de ces couches est la couche plexiforme externe, la seconde la couche plexiforme interne.

Enfin il existe deux membranes limitantes : la limitante interne immédiatement en dedans de la couche des fibres nerveuses ; la limitante externe qui marque dans le troisième neurone la limite entre le corps des cellules visuelles et leur portion différenciée en cônes et bâtonnets.

Cette schématisation de la rétine en trois neurones, outre qu'elle est conforme aux données actuelles de la physiologie du système nerveux, a aussi l'avantage de correspondre à ce que l'on voit au microscope lorsqu'on examine une rétine à faible grossissement ; on distingue en effet trois assises de noyaux bien colorés par l'hématéine ou le carmin :

La plus externe correspond aux noyaux des cellules visuelles (premier neurone), grains externes ;

L'assise moyenne aux noyaux des cellules bipolaires (deuxième neurone), grains internes ;

L'assise interne aux noyaux des cellules ganglionnaires (troisième neurone).

Il existe dans la rétine deux régions dont la structure s'éloigne beaucoup de celle que nous venons d'indiquer :

L'ora serrata ;

La fovea centralis.

L'ora serrata est cette ligne noire, festonnée, formant le bord antérieur de la rétine physiologique. La rétine est amincie à ce niveau par suite de la cessation de la couche des grains internes qui a fusionné en quelque sorte avec le corps des cellules visuelles.

La fovea centralis est cette partie de la rétine qui sert à la vision centrale. Son étude est bien faite pour démontrer la nécessité d'une bonne technique ; car il n'est pas une seule région de l'œil à propos de laquelle on ait accumulé plus de données contradictoires et de descriptions inexactes, et ces erreurs ont été presque toujours le résultat de procédés de fixation imparfaits. Dans un remarquable travail, auquel nous ferons de nombreux emprunts, M. Rochon-Duvigneaud, employant le procédé de fixation par l'acide osmique en vapeurs, a mis au point l'histologie de la *fovea centralis.*

Chez l'homme, la fovea est une légère dépression ayant un rebord peu saillant au-dessus de la

rétine environnante et une surfac   concave.
Ses dimensions transversales sont de $1^{mm},7$ à
2 millimètres. Au fond de la fovea, les éléments
rétiniens subissent des modifications profondes ;
la rangée des cellules ganglionnaires et l'assise

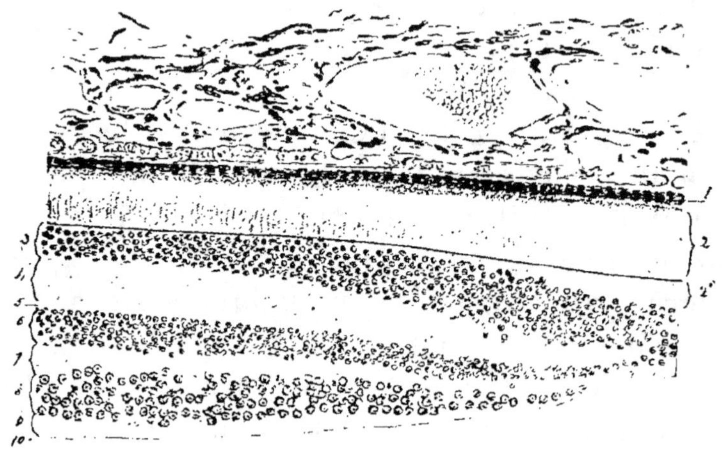

Fig. 13. — Fovea humaine. — D'après Rochon-Duvigneaud.

1. Épithelium pigmentaire. — 2. Couches des cônes et des
bâtonnets. — 3. Couches des grains externes. — 4. Couche de
fibres de Henle. — 5. Couche plexiforme externe. — 6. Couche
des cellules bipolaires. — 7. Couche plexiforme interne. —
8. Couche des cellules ganglionnaires. — 9. Couche des fibres
nerveuses. — 10. Limitante interne.

des grains internes disparaissent à peu près
complètement. En revanche, l'assise des grains
externes devient beaucoup plus épaisse ; ses
noyaux s'entassent sur une épaisseur de six à huit
couches. Cette dernière modification correspond
à l'accroissement du nombre des éléments percep-

leurs au centre de la fovea. Il existe là en effet, sur une étendue diamétrale de 150 à 200 μ., des cônes beaucoup plus minces et beaucoup plus allongés qu'en aucun autre point de la rétine. Ils ont en effet une hauteur de 70 à 75 μ. et une épaisseur à leur base de 2 μ. à 3 μ.. Ils sont donc bien différents des cônes, beaucoup plus épais (5 à 6 μ.) et beaucoup moins longs (24 à 33 μ.), du reste de la rétine. Rochon-Duvigneaud leur donne le nom de bouquet des cônes centraux ; il est le premier à avoir donné une description précise et une reproduction exacte de cette remarquable disposition qui n'avait jusqu'ici été indiquée qu'en termes vagues par les histologistes allemands. Nous reproduisons ici une des belles préparations de Rochon-Duvigneaud (fig. 13).

1° TECHNIQUE GÉNÉRALE. — Dans tout ce qui va suivre, nous aurons toujours en vue l'étude de la rétine humaine, notre but étant surtout de guider les recherches anatomo-pathologiques. Les différents éléments qui composent la rétine peuvent être étudiés chez l'animal avec beaucoup de profit. Nous donnerons à l'article des procédés spéciaux des indications à cet égard.

La méthode à suivre pour l'étude de la rétine a été décrite d'une façon très précise par Rochon-Duvigneaud dans le travail sur l'histologie de la fovea dont nous avons déjà parlé.

Nous examinerons successivement :

Le prélèvement de la rétine ;

Le mode de fixation ;

La mise en coupes.

Les pièces doivent être recueillies le plus tôt possible après la mort, aucun tissu ne s'altérant plus vite et plus rapidement que la rétine. Cette altération est déjà perceptible une demi-heure après la mort par la teinte grisâtre que prend la rétine lorsqu'on examine l'œil à l'ophtalmoscope. Lorsqu'on veut étudier la rétine humaine à l'état normal, il faut, comme l'a fait Rochon-Duvigneaud, recourir à des yeux normaux énucléés sur le vivant, chose qu'on n'a guère l'occasion de faire que dans certaines tumeurs de l'orbite. Si l'on attend les délais légaux d'autopsie, on se trouvera en présence d'altérations cadavériques sur lesquelles nous reviendrons plus loin.

Mode de fixation. — Les différents auteurs qui ont étudié la rétine ont employé des fixateurs très variés. En réalité, aucun de ces procédés ne donne, comme nous le verrons plus loin, de résultats comparables à ceux de l'acide osmique, à condition qu'il soit employé en vapeurs, suivant la technique de Ranvier. Cette condition est essentielle. Les Allemands (Greeff) emploient encore des fixations par l'acide osmique en solution (liquide de Flemming). « Mais ces résultats, remarque Rochon-Duvigneaud, ne sont pas d'une constance parfaite ; souvent la macula présente des gonflements, des plis, alors même que le fixateur a agi avant toute altération cadavérique, si prompte à se produire cependant dans la rétine en général et la macula en particulier. Cela tient à ce que, la solution fixatrice et les liquides oculaires n'ayant pas la même concentration moléculaire, il en résulte, suivant les cas, que les éléments de la rétine se ratatinent ou se gonflent, bref subissent de véritables lésions osmotiques que le fixateur vient rendre définitives et qui se traduisent macroscopiquement par des changements de volume (plis, décollements) et, au microscope, par les formations vacuolaires si fréquentes dans les rétines mal fixées.

« Le meilleur procédé de fixation de la rétine a été indiqué par Ranvier, en 1881, quand il a recommandé de faire agir l'acide osmique en vapeurs pour fixer l'œil entier de petits animaux tels que le triton.

« L'atmosphère du flacon dans lequel est placé l'organe et où l'on a préalablement versé un peu d'acide osmique au 1/100e se sature rapidement d'humidité et la rétine est pénétrée par les vapeurs osmiques sans avoir subi ni gonflement, ni dessiccation. C'est là ce qui, pour nous, explique l'excellente fixation que l'on obtient en pareil cas dès que l'on connaît bien la technique à appliquer pour un œil de grosseur donnée. Si, en effet, on peut fixer un œil entier de triton et même la rétine d'un œil de chat ou de lapin à travers la sclérotique très mince de leur segment postérieur, il n'en est pas de même pour l'œil de l'homme.

La sclérotique est beaucoup trop épaisse pour que les vapeurs osmiques la traversent complètement avec rapidité. Il faut faire agir directement les émanations fixatrices sur la rétine et, pour cela, procéder de la façon suivante.

« Dans un gros bouchon en liège destiné à un flacon à large ouverture on creuse une cavité hémisphérique pouvant admettre exactement le pôle postérieur d'un œil humain. Tout cela doit être préparé avant l'énucléation. En possession de l'œil, on le divise en deux segments dont l'antérieur doit être le plus petit. Le segment postérieur contenant presque toute l'étendue de la rétine est immédiatement placé dans la cupule du bouchon, son ouverture en évidence. A l'aide d'une pince à mors larges, on extrait alors le vitré par filaments jusqu'à ce qu'il n'en reste plus qu'une mince couche sur la rétine. On met enfin le bouchon en place dans le goulot du flacon où l'on a préalablement versé quelques centimètres cubes d'une solution osmique à 1 p. 100. Le segment oculaire reste parfaitement adhérent au bouchon si la cupule a été bien faite et il ne faut pas le fixer par des épingles ou autrement (1). La rétine tournée vers le fond du flacon doit rester

(1) Le procédé indiqué par **M.** Rochon-Duvigneaud est préférable à celui que l'on emploie communément et qui consiste à suspendre le segment postérieur à l'aide d'un fil passé au voisinage du nerf optique et fixé au bouchon du flacon. Il arrivait très souvent par ce procédé que la sclérotique s'affaissait et que la rétine se plissait en convolvulus. D'où production de nombreux plis très nuisibles à la bonne exécution des coupes.

exposée aux vapeurs osmiques pendant une heure. Nous n'avons pas trouvé de différence entre la fixation à la température ordinaire du laboratoire ou dans une étuve à 37°. L'heure écoulée, on enlève le bouchon contenant l'œil, on constate que la rétine a une couleur noirâtre, que la sclérotique a pris une certaine rigidité. Mais ce durcissement est insuffisant, il faut le compléter. Pour cela on verse dans le flacon, contenant par exemple 3 centimètres cubes d'acide osmique, 30 centimètres cubes environ de liqueur de Müller, on immerge la pièce dans ce mélange pendant quatre heures environ. Il ne reste plus qu'à la laver à l'eau distillée et à la déshydrater très soigneusement par les alcools progressifs. »

Mise en coupes de la rétine. — La mise en coupes de la rétine est un temps délicat; les difficultés techniques que nous présente son étude proviennent surtout de son extrême fragilité, qui fait qu'on la manipule difficilement, et de la grande facilité avec laquelle elle se plisse, ce qui gêne beaucoup l'orientation des coupes.

Sur un segment postérieur fixé correctement par le procédé indiqué plus haut, si on pratique, après inclusion à la celloïdine, des coupes dans le sens antéro-postérieur, on se rendra compte qu'en beaucoup de points ces coupes ne seront pas dirigées perpendiculairement à la surface de la rétine, mais obliquement, ce que l'on reconnaît facilement parce qu'en ces points les couches de grains coupées plus ou moins tangentiellement prennent une épaisseur beaucoup plus grande qu'à l'état normal.

Il vaudra donc mieux, toutes les fois que l'on voudra pratiquer un examen très approfondi d'une rétine, la découper en plusieurs segments qu'il sera ensuite très facile d'orienter.

La région papillo maculaire est celle dont l'étude est la plus intéressante à l'état pathologique, puisqu'il suffit d'une très petite plaque de choroïdite, d'une petite hémorragie maculaire pour abolir complètement la vision centrale. C'est en cette région que l'on trouve les lésions caractéristiques de la rétinite albuminurique à leur maximum. Il est donc préférable d'en pratiquer l'examen à part, et nous ne pouvons mieux faire que de nous reporter aux indications si précises de M. Rochon-Duvigneaud :

« Même sur la rétine fixée par l'acide osmique, la macula se distingue encore par une teinte plus sombre et parce que le vitré qui existe encore en couche mince sur le reste de la rétine s'est rétracté en cupule à son niveau où il forme une couche plus mince que partout ailleurs. Il faut avant tout, et en s'aidant de ses rapports avec la papille, bien déterminer la région de la macula.

« Cette détermination faite, on ne cherchera pas à décoller la rétine de la choroïde, ni même à séparer de la sclérotique les deux membranes jointes ensemble ; on n'arriverait ainsi qu'à briser la rétine devenue très friable par l'action de l'acide osmique. Le plus prudent est d'amincir à l'aide d'un bon rasoir la sclérotique au niveau de la macula sur le pôle postérieur resté entier. Quand la membrane fibreuse est devenue assez mince pour qu'on ne craigne plus qu'elle oppose au rasoir une résistance gênante dans l'exécution des coupes histologiques, on excise avec des ciseaux fins ou avec un bistouri bien tranchant le segment contenant la macula et comprenant dans son épaisseur les trois membranes ayant conservé leurs rapports.

C'est en effet chose essentielle que de ne pas séparer la rétine de la choroïde ; une telle séparation ne se fait pas sans arracher les extrémités des cônes et des bâtonnets, qui restent engagées dans l'épithélium pigmenté. Ces deux ordres d'éléments forment en quelque sorte un même organe qu'il faut se garder de briser en deux couches. »

La région maculaire ayant été détachée, on divise ce qui reste du segment postérieur en quatre secteurs par quatre coups de ciseaux dirigés suivant les lignes AA', BB', CC' et DD'. Dans ces conditions, le segment postérieur aura été divisé en cinq segments, l'un comprenant la région papillo-maculaire, les quatre autres les régions équatoriales de la rétine (fig. 14).

Chacun de ces cinq segments sera inclus soigneusement en celloïdine. Pour le segment papillo-maculaire, les coupes seront orientées horizonta-lement suivant la ligne qui joint le centre de la papille à la macula.

Si l'on veut étudier la fovea à l'état normal, il est absolument nécessaire, comme le remarque Rochon-Duvigneaud, de conserver toutes les coupes passant par la fovea, et il est utile de les

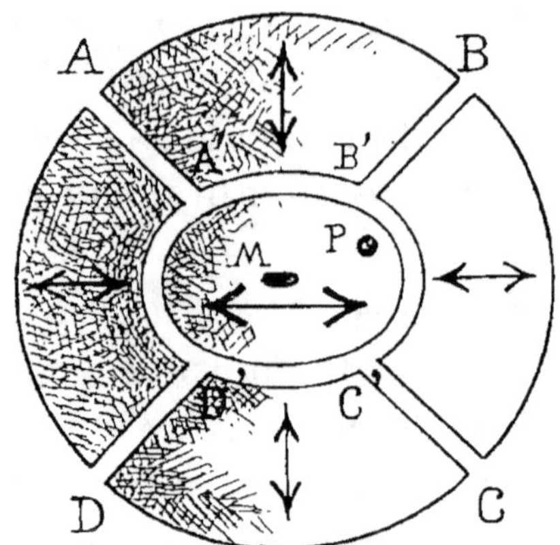

Fig. 14. — Schéma représentant le segment postérieur de l'œil droit, vu de face et divisé en cinq parties : la région papillo-maculaire A'B'C'D' et quatre segments périphériques les flèches indiquent la direction suivant laquelle seront orientées les coupes.

sérier. Seule une série complète donne en effet la certitude de posséder les deux ou trois coupes passant exactement par le centre fovéal et per-mettant d'étudier le bouquet des cônes centraux et d'établir des comparaisons exactes entre diffé-rentes maculas.

Pour les quatre autres secteurs, les coupes seront.

orientées dans le sens antéro-postérieur suivant le sens des flèches.

Dans ces quatre segments équatoriaux, il est très facile, avant l'inclusion, de séparer la choroïde de la sclérotique, car l'adhérence entre ces membranes n'y est pas intime comme dans la région papillo-maculaire. On arrive très facilement, avec une spatule ou avec un couteau de Græfe fin, à sectionner les tractus de la lame supra-choroïdienne, sans abîmer ni la choroïde ni la rétine. On peut ainsi obtenir des coupes plus minces.

Coloration. — Les rétines seront colorées soit par le carmin aluné, soit par l'hématéine; on laissera les colorants agir longtemps comme après les fixations osmiques.

Avantages des fixations osmiques. — Rien n'est assurément mieux fait pour montrer l'importance d'une bonne fixation que la comparaison d'une rétine fixée par le Müller ou le formol avec une autre fixée par le procédé de l'acide osmique en vapeurs.

Dans le premier cas, tout ce que l'on voit après coloration à l'hématéine ce sont les couches de grains (grains externes et grains internes) et les noyaux des cellules multipolaires. Les cônes et les bâtonnets se laissent très mal discerner. Les fibres de Henle sont onduleuses et vacuolaires. Les assises plexiformes interne et externe ne nous apparaissent que comme une masse vague-

ment granuleuse. La couche des fibres optiques
est gonflée, surtout après fixation au Müller ; il en
résulte que la limitante interne de la rétine
apparaît onduleuse au lieu d'être rectiligne et
nette comme à l'état normal. Une des conséquences
de ce gonflement des couches internes de la rétine
est de déformer complètement le profil de la
macula, car ses bords se gonflent beaucoup plus
que sa partie centrale. Il en résulte que la fovea
apparaît sur les coupes beaucoup plus profonde
qu'elle n'est en réalité. C'est ce qui nous explique
les opinions si divergentes des auteurs sur la configuration de cette région.

Le sublimé et le liquide de Dominici nous
permettent mieux d'apprécier la structure fibrillaire de la rétine ; cependant ils la gonflent aussi
et leurs résultats sont inférieurs à ceux de l'acide
osmique pour ce qui concerne les cônes et les
bâtonnets. Ils sont en revanche excellents pour
étudier la répartition de la chromatine dans les
grains, ainsi que les corps de Nissl.

Au contraire, les rétines fixées par les vapeurs
osmiques nous montrent leurs cônes et bâtonnets
avec une netteté parfaite, puisqu'on peut les
compter et évaluer leur épaisseur même pour les
cônes centraux de la macula qui sont cependant
les plus fins de tous. On peut, à fort grossissement, voir l'engrènement réciproque des extrémités des cellules visuelles et des franges pigmentaires venues de l'épithélium pigmentaire.

Au-dessous des grains externes, les fibres de Henle apparaissent rectilignes et homogènes. On peut distinguer les fibrilles qui composent les assises plexiformes, ainsi que les pieds des fibres de Müller, dont la réunion constitue la limitante interne. Celle-ci est rectiligne et non pas ondulée comme dans les rétines fixées au Müller.

Rétine cadavérique. — Si, comme il arrive bien souvent, il n'est pas possible de recueillir l'œil aussitôt après la mort, il faudra s'attendre à observer des altérations cadavériques. Elles portent sur toutes les couches de la rétine ; mais il est deux sortes d'éléments où on peut les apprécier d'une façon précoce : ce sont les segments externes des cellules visuelles et les cellules multipolaires. Les premiers se résolvent presque aussitôt après la mort en gouttelettes réfringentes de diverses grosseurs ayant l'aspect et une constitution très voisine des boules myéliniques que l'on observe dans les nerfs en voie de désintégration. Quant aux cellules ganglionnaires, elles s'altèrent très vite, comme l'a montré Birsch-Hirschfeld : deux heures après la mort on observe déjà un élargissement de l'espace péricellulaire, un plissement de l'enveloppe protoplasmique et une certaine difficulté à délimiter les corps de Nissl ; au bout de cinq heures, on trouve d'abondantes vacuoles dans le noyau et dans le protoplasma cellulaire ; les corps de Nissl manquent totalement ; enfin, au bout de sept heures, le noyau a complètement disparu et la cellule n'apparaît plus que comme une masse granuleuse.

Dans les autres couches de la rétine, les altérations marchent aussi très vite : au bout de sept heures, la substance chromatique des grains internes (noyaux des bipolaires) a complètement disparu. La couche des fibres optiques augmente beaucoup d'épaisseur par suite du gonflement cadavérique ; la limitante interne se décolle sur une plus ou moins grande étendue.

On voit quelle réserve nous devons apporter dans l'étude histologique de la rétine humaine, si nous ne voulons pas nous exposer à attribuer une valeur pathologique à de simples altérations cadavériques ; dans les cas les plus favorables, en effet, ce n'est guère que trois ou quatre heures après la mort que l'on recueille la rétine ; et, à ce stade, cellules visuelles et multipolaires sont déjà altérées.

2° ÉTUDE SPÉCIALE DES DIFFÉRENTS ÉLÉMENTS RÉTINIENS. — Jusqu'ici nous n'avons eu en vue que l'étude sur coupes de la rétine après fixation par l'acide osmique. Ce procédé, qui met en valeur tous les éléments normaux ou pathologiques, est, à vrai dire, le seul qui intéresse l'anatomo-pathologiste. Mais on peut aussi, dans un but de démonstration, chercher à mettre en évidence certains éléments de la rétine à l'exclusion des autres. On s'adressera alors avec avantage aux animaux.

Cônes et bâtonnets. — Éléments percepteurs de la rétine, les cônes et les bâtonnets sont cette portion différenciée des cellules visuelles qui est située en dehors de la limitante externe; ils se composent de deux parties : un segment interne plus ou moins renflé et un segment externe cylindrique dont la forme varie beaucoup suivant les espèces animales.

Le segment externe a une forme différente suivant qu'il s'agit de bâtonnets ou de cônes : dans le premier cas, il est cylindrique et allongé ; dans le second, il est conique à pointe effilée. Mais, qu'il s'agisse de bâtonnets ou de cônes, les segments externes ont certaines réactions communes. Examiné à l'état frais, dans des liquides comme l'humeur vitrée, le sérum, la solution de chlorure de sodium à 1 p. 10, il subit une modification qui révèle sa structure, car il se décompose en plaquettes superposées. La substance du segment externe est très altérable. Dans des liquides additionnels qui ne la fixent pas net et sur la rétine cadavérique, elle subit une transformation en boules très analogue à celle que subissent les nerfs dans les mêmes conditions.

Le segment interne, au contraire, est de nature protoplasmique et de forme variable suivant les espèces animales.

Les réactions colorantes de ces deux segments vis-à-vis des substances colorantes et de l'acide osmique sont par suite bien différentes.

Les colorants n'agissent pas sur le segment externe et colorent le segment interne.

L'acide osmique, au contraire, teint en noir le segment externe et laisse le segment interne incolore.

Il est facile d'étudier les cônes et les bâtonnets après dissociation.

C'est ce qu'a fait Max Schultze (qui a le premier appliqué à l'étude de la rétine la fixation par les solutions osmiques). Son procédé consiste à fixer un œil de grenouille dans l'acide osmique à 0,5 p. 100 pendant deux heures. On le coupe au niveau de l'équateur et on le laisse macérer pendant un ou deux jours dans l'eau distillée fréquemment renouvelée. Les éléments de la rétine se laissent alors facilement dissocier. Ce procédé est surtout utile pour l'étude des segments internes.

Ranvier fixe en entier l'œil d'un triton par les vapeurs osmiques pendant un quart d'heure. La sclérotique très mince permet aux vapeurs osmiques d'atteindre la rétine et de la fixer parfaitement. Il coupe alors un petit fragment de la rétine, le dissocie sur le porte-objet dans une goutte d'eau, colore les éléments ainsi isolés par le picrocarmin et monte dans la glycérine. Un grand nombre de cônes et de bâtonnets apparaissent ainsi isolés dans la préparation, avec la plus grande netteté.

L'étude des cônes et bâtonnets à l'état frais (c'est-à-dire sans passage par les durcissants) est intéressante; lorsqu'on traite en effet une rétine par les alcools pour y pratiquer des coupes, il se produit une légère rétraction des cônes et des bâtonnets. C'est ce qui nous explique sans doute pourquoi les cônes allongés du bouquet des cônes centraux de la fovea, au lieu d'être rectilignes, présentent un coude au niveau de l'articulation de leurs deux segments. Il en résulte, comme l'a fait remarquer Rochon-Duvigneaud, que tous leurs segments externes s'inclinent et convergent vers la fovea comme centre.

Boules colorées. — Chez les oiseaux (diurnes principalement : pigeon, poule), beaucoup de reptiles et certains amphibies (grenouille), les cônes contiennent des boules ou gouttes graisseuses diversement colorées en rouge, en jaune, en vert et même en bleu. Elles font constamment défaut chez les mammifères et chez l'homme. Chez le pigeon, la prédominance des boules rouges dans la région postéro-supérieure de la rétine fait en ce point une tache rouge (*rote Feld* de Wœlchli). Il est très facile d'obtenir une vue d'ensemble de ces formations en détachant la rétine d'un pigeon, en en excisant un petit fragment que l'on étale sur une lame et que l'on examine au microscope après l'avoir recouvert d'une lamelle.

Pourpre rétinien. — On sait qu'il existe chez les vertébrés (surtout chez ceux qui ont la vision crépusculaire : rat, blaireau) une substance chimique, le pourpre rétinien, qui imprègne en rouge les segments externes des bâtonnets. Chez les animaux à vision exclusivement diurne (poule), il n'existe pas de pourpre du tout. Chez l'homme, cette substance existe sur toute l'étendue de la rétine, à l'exception de la macula lutea et d'une petite zone de 3 à 4 millimètres, située au niveau de l'ora serrata. Le pourpre se décompose rapidement et pâlit sous l'influence de la lumière.

Chez la grenouille, on peut le mettre en évidence par le procédé suivant :

Placer pendant un jour une grenouille à l'obscurité ; puis, dans la chambre noire éclairée seulement par la lumière du sodium, ouvrir l'œil énucléé et mettre la rétine à durcir pendant vingt-quatre heures environ dans la solution de formol à 10 p. 100.

Décoller ensuite la rétine de la choroïde dans la solution saline physiologique.

Cette manipulation doit être également exécutée à la flamme du sodium.

Placer alors la rétine sur un porte-objet et l'examiner à la lumière ; cet examen doit être fait très rapidement, car l'intensité du pourpre visuel pâlit très vite.

Membrane limitante externe. — Sur les coupes perpendiculaires à la rétine, la membrane limitante se présente comme une ligne mince formée par la réunion des extrémités des fibres de Müller.

Elle marque une limite bien nette entre la portion différenciée (cônes et bâtonnets) et le corps des cellules visuelles.

Sur des préparations à plat, elle forme **un** treillis régulier dont les orifices correspondent au passage à travers son épaisseur des corps des cellules visuelles, se continuant avec les cônes et les bâtonnets.

Grains externes. — Ils représentent le noyau des cellules visuelles et forment une couche d'épaisseur très variable suivant les espèces animales.

Quand on examine les grains externes à de très forts grossissements, on y constate des stries parallèles obscures sur la nature desquelles **on a** beaucoup discuté. En réalité, comme l'ont montré les recherches de Greeff et de Lowenstamm, il s'agit là d'une disposition particulière de la chromatine du noyau, qui, chez certains animaux (chien, chat), se dispose de manière à donner l'impression de disques transversaux.

Pour étudier ces détails de structure, ces auteurs ont fixé par le sublimé, coloré à l'hématoxyline et pratiqué l'examen à l'immersion.

Assise ganglionnaire plexiforme externe. — C'est dans cette assise que se fait le contact entre le premier et le deuxième neurone ; les extrémités des cellules visuelles s'y articulent avec les extrémités supérieures des cellules bipolaires. Sur des coupes perpendiculaires à la rétine, toutes ces fibrilles nerveuses entre-croisées apparaissent sous forme de points.

Couche des grains internes. — Elle est d'une composition très complexe, mais on doit surtout y distinguer deux sortes d'éléments cellulaires : les cellules bipolaires qui forment le deuxième neurone ; les spongioblastes, cellules situées à la partie la plus interne de l'assise et servant d'éléments d'association ; les procédés ordinaires de fixation et de coloration ne nous montrent que les noyaux de tous ces éléments cellulaires. C'est en employant la méthode d'imprégnation de Golgi que Cajal a pu mettre en évidence leurs formes et leurs connexions.

Couche plexiforme interne. — Elle est composée, comme la couche plexiforme externe, par une intrication de fibres nerveuses, résultant du contact des extrémités inférieures des bipolaires avec les prolongements protoplasmiques des cellules ganglionnaires.

Cellules ganglionnaires. — Les cellules ganglionnaires de la rétine sont surtout abondantes sur les bords de la macula où elles forment plusieurs couches superposées ; leur nombre va en diminuant au fur et à mesure qu'on se rapproche de l'ora serrata.

Les cellules ganglionnaires sont visibles par toutes les méthodes de coloration. Mais le procédé de Dogiel au bleu de méthylène suivant la méthode indiquée précédemment donne de beaux résultats pour l'examen des cellules comme pour celui des fibres optiques.

L'étude des corps de Nissl des cellules ganglionnaires de la rétine présente une grande importance, car c'est actuellement le seul moyen dont nous disposions pour apprécier au microscope la manière dont la rétine est impressionnée par certains agents toxiques (Druault) ou lumineux (Birsch-Hirschfeld). La chromatolyse des corps de Nissl est toujours en effet l'indice d'une fatigue, d'une usure plus ou moins grande de la cellule nerveuse.

Nous ne reviendrons pas sur une technique déjà indiquée ailleurs ; nous rappellerons seulement que la condition essentielle pour ne pas s'exposer à des erreurs d'interprétation est de fixer la rétine immédiatement après la mort. Comme l'a montré Birsch-Hirschfeld, rien ne s'altère plus vite que les corps de Nissl, puisque, deux heures après la mort, leurs contours perdent leur netteté et qu'ils disparaissent complètement au bout de cinq heures.

Pour l'étude des corps de Nissl, le choix de l'animal n'est pas indifférent, car la grandeur des cellules ganglionnaires et l'abondance des corps de Nissl qu'elles contiennent varient beaucoup suivant l'espèce (Abelsdorff).

Les grandes cellules ganglionnaires de la rétine du chien présentent des corps de Nissl irrégulièrement polygonaux, de grande taille, mais laissant toujours autour du noyau une zone libre qui fait ressortir celui-ci encore plus nettement sur les coupes. Chez le lapin, les corps de Nissl sont encore très apparents.

Chez l'homme, au contraire, ils sont petits, et tranchent beaucoup moins bien sur le reste de la cellule. Sur un œil énucléé à la suite d'une tumeur de l'orbite, nous avons pu cependant obtenir des préparations de corps de Nissl extrêmement nettes.

Fibres optiques. — Les fibres optiques, à leur émergence de la papille, se distribuent en éventail dans toutes les directions de l'œil ; un certain nombre de faisceaux suivent un trajet direct presque rectiligne entre la papille et la macula, constituant le très important faisceau papillo-maculaire. V. Michel, en 1874, employant une méthode de macération et de dissociation assez compliquée, avait pu étudier le trajet des fibres optiques dans la rétine.

La méthode d'Ehrlich, d'une application beaucoup plus facile, permet également de suivre le trajet des fibres nerveuses ; mais, de plus, elle permet d'étudier leurs plus fines particularités de structure.

En appliquant la technique que nous avons indiquée dans la deuxième partie, on colore les fibres nerveuses et les cellules ganglionnaires. Les faisceaux nerveux ainsi traités présentent des varicosités sur tout le long de leur trajet. Il est probable qu'il ne s'agit là que d'une action artificielle, car, lorsqu'on emploie des produits très frais, on trouve au début de la coloration les fibres nerveuses absolument lisses.

En outre, on observe aussi, après l'application du bleu de méthylène, des séparations des fibres nerveuses. On voit des faisceaux qui ne suivent pas le trajet des autres, mais les croisent à angle droit, courant parallèlement à l'équateur de l'œil.

Enfin on peut aussi se rendre compte de la structure fine des faisceaux nerveux isolés. Dans chaque cylindraxe, on voit extérieurement de fines fibrilles et une substance interfibrillaire ; en effet, tandis que les fibrilles se colorent en bleu intense, la substance intermédiaire ne se colore qu'en bleu très pâle. Néanmoins, comme elle n'existe qu'en très petites quantités entre les fibrilles nerveuses isolées, tout le cylindraxe paraît coloré profondément en bleu. Chez certains animaux, au contraire (Sterlet), la substance interfibrillaire est beaucoup plus abondante et les fibrilles des cylindraxes isolés sont bien plus facilement reconnaissables.

Membrane limitante interne. — La limitante interne apparaît sur les coupes perpendiculaires à la surface de la rétine comme une ligne brillante séparant l'hyaloïde de la couche des fibres optiques. Elle ne doit pas être confondue avec l'hyaloïde, ainsi que l'ont montré les injections de Schwalbe.

Elle est formée par la réunion des pieds des fibres

de Müller, comme l'a démontré Schelske. Si l'on imprègne la surface de la rétine avec une solution de nitrate d'argent à 3 p. 1000 après avoir soigneusement enlevé le corps vitré et la membrane hyaloïde, et qu'on la dispose à plat sur une lame de verre, la face interne en haut, on y observe un pavé de champs polygonaux séparés par une ligne noire. Chez l'homme, ces espaces clairs sont allongés dans le sens antéro-postérieur ; chez le pigeon, les mailles sont petites et régulières (champs de Schelske). Le dessin argenté n'est pas dû à l'existence d'une membrane endothéliale, mais à l'imprégnation de la substance cimentaire qui soude les uns aux autres les pieds des fibres de Müller.

La limitante interne se laisse décoller avec la plus grande facilité lorsque la rétine a subi l'altération cadavérique.

Névroglie. — Dans la rétine, on désigne surtout sous ce nom les fibres de Müller et le réseau qui en dépend ; ces éléments parcourent toute l'épaisseur de la rétine dans le sens radial, donnant naissance sur toute leur étendue à des fibrilles qui isolent les uns des autres les divers éléments cellulaires de la rétine. La disposition radiale des fibres de Müller est bien appréciable dans les cas d'œdème rétinien, où l'exsudat albumineux, limité par ces fibres, forme dans la rétine des lignes claires tranchant nettement sur tout le reste de la préparation.

Indépendamment des fibres de Müller, il existe encore d'autres éléments névrogliques : ce sont des cellules-araignées, siégeant dans la couche des fibres nerveuses et dans celle des cellules ganglionnaires, et dont Greeff a donné dans ces derniers temps de bonnes descriptions.

Deux méthodes permettent de mettre ces éléments en évidence, la méthode de Wolters et la méthode de Golgi.

La méthode de Wolters, assez compliquée, ne montre pas les fibres de Müller dans tout leur trajet.

Au contraire, en appliquant la méthode de Golgi, on peut arriver à mettre en évidence, non seulement le trajet des fibres de Müller dans toute son étendue, mais encore leurs connexions avec les différentes couches de la rétine qu'elles traversent.

Couper de petits fragments de la rétine de 1 centimètre carré environ (avec la choroïde et la sclérotique). Les mettre trois à quatre jours dans le mélange d'acide osmique et de bichromate de potasse. Au second jour, on décolle avec précaution la sclérotique et la choroïde. Laver alors à la solution de nitrate d'argent à 0,25 p. 100 et placer ensuite les fragments de rétine dans la solution de nitrate d'argent à 0,75 p. 100 pendant deux à trois jours.

Au sortir de la solution, la rétine est déshydratée une demi-heure à une heure dans l'alcool absolu et incluse ensuite en celloïdine.

Quand la préparation est réussie, on peut colorer uniquement la névroglie, alors que les autres éléments restent incolores.

BIBLIOGRAPHIE DES AUTEURS CITÉS.

Birsch-Hirschfeld. — *Beitrag zur Kenntniss der Netzhautganglienzellen v. Græfe's Archiv*, t. L, p. 167.

Druault. — *Thèse de Paris*, 1900.

Greef. — Mikrosk. Anat. des Sehnerven und der Netzhaut Græfe-Sœmisch, 2ᵉ édit. — Anleitung zur mikr. Untersuchung des Auges, 2ᵉ édit., 1896.

Ramon Y Cajal. — La rétine des vertébrés. *La cellule*, t. IX, 1893.

Ranvier. — Traité technique d'histologie, 1ʳᵉ édit., fasc. II, 1882.

Rochon-Duvigneaud. — *Encycl. franç. d'ophtalmol.*, t. 1, *Rétine*.

Id. — Recherches sur la fovea de la rétine humaine et particulièrement sur le bouquet des cônes centraux. *Arch. d'anat. microsc.*, t. IX, fasc. II, 1907.

Schultze. — Zur Anatomie und Physiologie der Retina. *M. Schultze's Archiv*, t. II, 1866.

Wœlchli. — Zur Topographie der erfarbten Kugeln der Vogelnetzhaut. *Græfe's Archiv*, t. XXIX, p. 3.

Wolters. — *Zeitschrift für Wissenschaft. Mikroskopie*, Bd VII, Heft 4, 1891.

CHAPITRE XV

NERF OPTIQUE

I. — Étude générale du nerf optique.

L'histologie pathologique du nerf optique n'intéresse pas seulement l'ophtalmologiste, mais aussi le neurologiste; un grand nombre d'intoxications sont susceptibles d'altérer plus ou moins gravement les fibres optiques (plomb, fougère mâle, quinine); diverses maladies du système nerveux (tabes, sclérose en plaques, paralysie générale) peuvent produire l'atrophie du nerf optique. Or, qu'il s'agisse de recueillir les nerfs optiques, ou de les préparer, il importe de suivre une technique rigoureuse et précise, sous peine de s'exposer à de regrettables erreurs d'interprétation.

On ne doit jamais oublier que le nerf optique, véritable prolongement du cerveau, a une structure beaucoup plus complexe que les autres nerfs craniens. Enveloppé à son entrée dans le canal optique par un prolongement des méninges, il présente à étudier une gaine durale fibreuse, une gaine arachnoïdale et une gaine piale directement appliquée sur lui.

Ces gaines durale et arachnoïdale se distendent dans les cas d'hydrocéphalie, de méningite et de tumeurs cérébrales; l'étude cytologique des éléments qui y sont contenus présente beaucoup d'intérêt.

Le nerf optique même offre à notre examen : 1° des fibres nerveuses de dimensions très variables et recouvertes de myéline jusqu'à la lame criblée, accessibles par suite à toutes les méthodes de coloration de la myéline. Ces fibres sont réparties en faisceaux primitifs séparés les uns des autres par des septas conjonctifs ; ce sont ces travées conjonctives qui s'épaississent très rapidement dans tous les cas où les fibres du nerf optique s'atrophient.

2° La névroglie répartie dans tout le parenchyme du nerf optique contribue à subdiviser les faisceaux primitifs en faisceaux secondaires ; les noyaux des cellules névrogliques sont arrondis, fortement colorés et se distinguent aisément des noyaux aplatis et allongés des fibres conjonctives ; quant aux fibres névrogliques, elles sont, comme on le verra, plus difficiles à mettre en évidence.

Ce réseau névroglique a une importance capitale ; depuis les expériences d'Axel Key (1875), on admet que c'est le long du réseau névroglique que se fait la circulation lymphatique dans le nerf optique ; cette donnée paraît confirmée par certains faits anatomo-pathologiques (œdème du nerf optique, migration de la myéline dans les altérations artificielles du nerf). La névroglie entre en prolifération, comme l'a montré Nuel, dès le début de certaines névrites optiques.

Aspect des coupes suivant les régions. — Les coupes du nerf optique sont en général orientées perpendiculairement à son axe ; lorsqu'on veut procéder à un examen rapide, il est cependant commode de les faire suivant l'axe du nerf ; dans ces cas, on fera l'inclusion en celloïdine.

On peut subdiviser le nerf optique en trois régions :

Région intra-orbitaire ;

Région canaliculaire ;

Région intra-cranienne.

Dans la portion intra-orbitaire, on doit distinguer :

La région de la lame criblée ;

La région des vaisseaux centraux ;

La région située en arrière des vaisseaux centraux.

La région de la lame criblée **a un grand intérêt**, car c'est le plus souvent à son niveau que débute l'endartérite des vaisseaux centraux, ou qu'elle atteint son maximum ; en procédant comme nous l'avons indiqué à la page 151, on pourra l'étudier d'une façon plus complète qu'on ne le fait généralement.

La région des vaisseaux centraux a une étendue de 3 millimètres environ ; on y trouve la veine et l'artère centrales entourées d'une gaine connective qui s'unit par des prolongements aux septas conjonctifs dont nous avons déjà parlé.

C'est là que l'on trouve à son maximum d'épaisseur à la périphérie du nerf optique le manteau névroglique décrit sous le nom d'atrophie périphérique de Fuchs. La coloration au Weigert le met très bien en évidence. Tandis que tout le nerf est coloré en violet foncé, le manteau névroglique reste incolore à la périphérie.

Dans tout le reste de la portion orbitaire, on ne trouve plus de vaisseaux dans l'intérieur du nerf

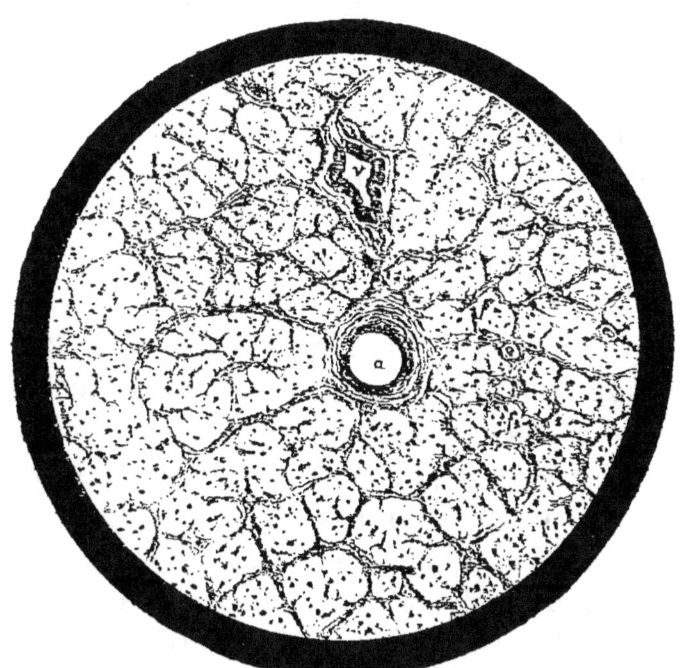

Fig. 15. — Nerf optique humain normal recueilli aussitôt après la mort, fixé au liquide de Marchi et surcoloré au Van Gieson. — Région des vaisseaux centraux. — Grossissement : 30 diamètres.

a, artère centrale. — *v*, veine centrale avec espaces périadventitiels bien nets. — *s*, septas conjonctifs. — *f*, faisceaux nerveux primitifs.

Sur cette préparation, il existe, autour des cellules névrogliques, des petits grains noirâtres tranchant nettement sur le fond jaune coloré au Van Gieson; il s'agit sans doute de précipitations d'acide osmique. (Voir, sur leur signification, *Archives d'ophtalmologie*, janvier 1904.)

optique. Le point de pénétration des vaisseaux centraux dans le nerf optique présente beaucoup

d'intérêt ; on a admis en effet (Deyl, Dupuy-
Dutemps) que, lorsque la veine centrale traverse
l'espace sous-arachnoïdien, elle subit une compression dans le cas d'hydropisie des gaines, et
on a expliqué ainsi la pathogénie de la papille
de stase.

Dans la portion intra-canaliculaire, le nerf est
enserré comme dans un étui par la gaine durale
qui est elle-même intimement unie au périoste
du canal. Quelquefois on trouve au centre du
nerf un vaisseau, la veine centrale postérieure.
Tandis que dans la partie antérieure de la région
canaliculaire le nerf est arrondi, il s'aplatit au
fur et à mesure que l'on s'approche de sa partie
postérieure. Cette région a été considérée par les
anatomo-pathologistes comme étant le point de
départ des altérations dans la plupart des névrites. On y trouve souvent des granulations grises
dans la méningite tuberculeuse.

Enfin la portion intra-cranienne du nerf est
facilement reconnaissable : le nerf est aplati dans
le sens vertical ; la gaine durale a disparu ; les
septas conjonctifs, beaucoup moins développés,
apparaissent comme des espaces stellaires au
milieu des faisceaux nerveux ; ces transforma-
tions marquent la transition entre le nerf optique
proprement dit et le chiasma.

Utilité des coupes en série. — L'étude d'un nerf
optique pathologique devra être faite sur coupes
sériées, et non, comme on procède généralement,

en excisant deux ou trois fragments et en n'examinant que quelques coupes de chacun d'eux.

Dans bien des cas, en effet, les lésions observées sont extrêmement localisées ; par exemple, une oblitération par thrombose de l'artère centrale pourra n'occuper qu'une longueur de $0^{mm},5$ au voisinage de la lame criblée ; en arrière, l'artère centrale se présentera sur toutes les coupes comme absolument normale ; si l'on n'a pas fait de coupes en série, on sera donc exposé à laisser passer une lésion très importante, puisqu'elle peut abolir complètement la vision.

III. — Examen du nerf optique.

Prise du nerf. — Il est une très mauvaise manière de recueillir le nerf optique ; elle consiste à procéder comme pour une énucléation, c'est-à-dire qu'après section des muscles et de la conjonctive on passe derrière le globe une paire de ciseaux courbes et l'on sectionne le nerf plus ou moins profondément et plus ou moins à l'aveugle dans l'intérieur de l'orbite. Le nerf est ainsi tiraillé dans sa longueur, son extrémité est écrasée par les ciseaux ; ces traumatismes ont pour résultat de provoquer des lésions mécaniques qui peuvent en imposer pour des altérations pathologiques, comme on le verra plus loin.

Nous conseillons au contraire de procéder de la manière suivante, toutes les fois qu'il sera

possible de faire l'autopsie du cerveau : La boîte
cranienne étant ouverte, le cerveau est enlevé
par la méthode ordinaire, en sectionnant les
deux nerfs optiques au bistouri à leur entrée
dans le canal optique, et en ayant grand soin de
ne pas exercer de traction sur eux ; la base du
crâne est donc à découvert ; avec un ciseau à
froid bien coupant, on enlève de chaque côté toute
la voûte orbitaire ; puis avec une pince et des
ciseaux fins on isole le nerf optique et le globe de
la graisse orbitaire qui les entoure ; on sectionne
la conjonctive tout autour de l'œil ; restent les
deux canaux optiques ; il est facile, avec quelques
coups de gouge, de faire sauter la partie antérieure
de la selle turcique en pénétrant dans le sinus
sphénoïdal. Avec d'autres coups de gouge perpendiculaires à la surface de la petite aile et du
corps du sphénoïde, on libère complètement les
deux canaux optiques ; on peut alors recueillir le
nerf optique avec le globe oculaire que l'on a soin
de n'en pas détacher. On suspend le nerf par sa
partie postérieure au bouchon d'un bocal plein
de Müller ; l'œil, par son poids, contribue à maintenir le nerf à l'état d'extension. Au bout d'un
mois, quand le nerf est bien durci, on le retire de
l'étui osseux qui l'enveloppe ; on réussit à enlever
ce dernier à l'aide d'une paire de ciseaux mousses
et forts, en attaquant le canal au niveau de sa
portion en rapport avec la muqueuse du sinus
sphénoïdal ; c'est là en effet qu'elle est le

moins résistante. Si l'on voulait au contraire pratiquer cette opération sur le nerf à l'état frais, les petits traumatismes exercés par la pince et les ciseaux auraient chance de provoquer la fragmentation de la myéline.

Dans les cas où il existe de l'hydropisie des gaines (stase papillaire), ce mode de fixation du nerf optique est également très recommandable; les gaines se fixent exactement dans leur état de distension. Cette pratique est de beaucoup préférable au procédé classique de la ligature placée sur le tronc même du nerf et qui ne manque pas de l'écraser.

On a parfois l'habitude de recueillir les nerfs optiques en enlevant en bloc tout le contenu de l'orbite depuis le canal optique jusqu'aux paupières. Ce procédé a l'avantage de ne pas traumatiser le nerf optique dans son trajet intra-orbitaire. Mais il est bon, avant de placer la pièce dans le fixateur, de découvrir le nerf sur toute sa longueur en dissociant à la pince le tissu cellulo-graisseux qui l'entoure; sinon on s'expose, comme nous l'avons vu sur plusieurs pièces recueillies de cette manière, à n'avoir qu'une fixation assez imparfaite du nerf optique; l'épais manchon de tissu graisseux qui l'enveloppe ne se laisse qu'assez lentement pénétrer par le fixateur.

Fixation. — Sauf indications spéciales, on aura de préférence recours au liquide de Müller, qui permet l'application des différentes méthodes de

coloration, et en particulier du Weigert et du
Marchi. On aura toujours avantage à prolonger
la fixation du nerf par le Müller. Plus il sera

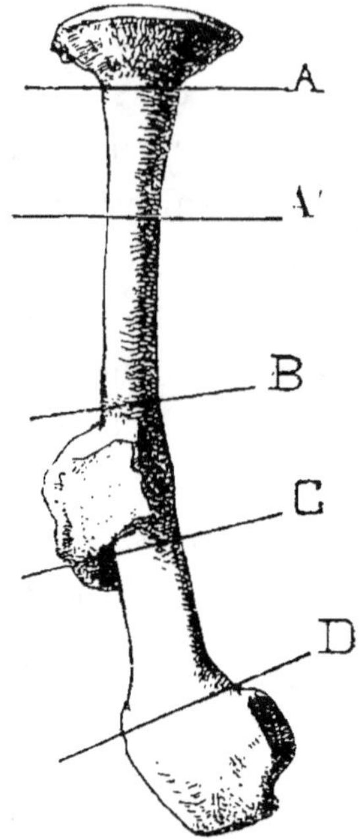

Fig. 16. — Nerf optique humain, grandeur naturelle divisé en
segments pour l'inclusion (demi-schématique).

AA', portion rétro-bulbaire. — A'B, portion orbitaire. —
BC, portion canaliculaire. — CD, portion cérébrale.

durci et moins les fibres nerveuses auront tendance à s'infléchir et à se tasser sous le tranchant du rasoir; leurs contours sectionnés bien
normalement apparaîtront avec la plus grande
netteté à un fort grossissement, et il sera facile
d'apprécier les grandes variétés de dimensions
qu'elles présentent à l'état normal. La fixation

au Müller osmié donne aussi de bons résultats.

Au bout d'une quinzaine de jours de liquide de Müller, la portion intra-canaliculaire ayant été dégagée comme il a été dit plus haut, on sectionnera le nerf en trois segments à l'aide d'un rasoir et sans exercer sur lui de pression avec les doigts ; les sections sont faites l'une tangentiellement au pôle postérieur de l'œil en A (fig. 16) ; la seconde A' à 1 centimètre en arrière de la première ; la troisième en B à l'union de la portion orbitaire avec la portion canaliculaire ; le nerf sera donc divisé en trois segments : un segment rétrobulbaire, un segment orbitaire, un segment canaliculaire ; pour ne pas être exposé à les intervertir si l'on veut faire des coupes en série, on aura soin de sectionner le nerf de dehors en dedans, en laissant à sa partie interne un petit pont de dure-mère qui maintiendra les fragments bout à bout. Le nerf sera ensuite replacé dans le fixateur. La portion cérébrale du nerf (en arrière de C) est restée, comme on l'a vu, adhérente au chiasma.

Inclusion. — Le nerf optique se prête très bien à l'inclusion en paraffine. Même pour l'examen au Marchi, ce mode d'inclusion nous a toujours donné des résultats satisfaisants, bien que certains auteurs aient préconisé pour cette méthode l'inclusion en celloïdine et la confection de coupes épaisses.

Le nerf, après lavage, sera donc passé successivement dans le mélange d'alcool absolu et d'huile de cèdre, dans l'huile de cèdre, dans la paraffine-xylol, etc. Ce n'est qu'au moment de l'inclusion en paraffine qu'on sectionnera le pont de dure-mère qui maintient les fragments bout à bout. Chaque fragment sera inclus en dirigeant la face qui est tournée vers la papille vers le côté droit du bain de paraffine. On numérotera soigneusement chacun des blocs de façon qu'il n'y ait aucune erreur possible dans la succession des coupes sériées.

Les coupes confectionnées très commodément au rocking pourront être utilisées des deux façons dont nous avons parlé à la page 155 (coupes en paraffine).

On pourra faire des rubans que l'on collera sur lame par le procédé ordinaire. On aura soin de coller chaque coupe de nerf optique séparément par une pression légère exercée avec la pulpe de l'index. On évitera ainsi la production des plissements qui se produisent facilement lorsqu'on colle tout un ruban de coupes d'un seul coup, en passant le doigt de gauche à droite sur la lame. Ce procédé est commode lorsqu'on veut examiner rapidement des coupes sériées de nerf optique. Mais nous avons souvent observé sur les coupes collées par ce procédé des déhiscences entre les faisceaux nerveux et les septas conjonctifs qui les entourent. D'autre part, les nombreuses manipulations qu'exige la méthode de Weigert-Pal sont difficilement applicables sur des nerfs optiques collés sur lame.

Aussi est-il préférable, comme le fait Rochon-Duvigneaud, de recevoir les coupes dans un petit baquet de xylol où elles se débarrassent de leur paraffine. Prenant ensuite chaque coupe sur une petite spatule, on la passe successivement dans l'alcool absolu, dans l'alcool à 90°, à 70°, puis dans l'eau, et on la met à colorer. Enfin déshydratation et montage dans le baume. Toutes ces manipulations doivent être pratiquées avec beaucoup de soin; les passages dans les alcools doivent être bien progressifs, sans quoi les coupes se désagrégeraient facilement. Il en est de même du montage sur lame qui doit être fait avec beaucoup de précaution, car ces coupes minces de nerf optique sont très fragiles. On aura soin, en particulier, en les recouvrant de la lamelle, de ne pas appuyer trop fortement sur celle-ci, car les faisceaux du nerf se dissocieraient par la pression avec la plus grande facilité. Cela tient à ce que dans le xylol les gaines se séparent du nerf et ne contribuent plus à maintenir la cohésion des faisceaux. Les coupes ainsi montées sont toujours très belles et très nettes, elles sont parfaitement colorées; c'est le procédé de choix pour l'histologie fine du nerf optique. Néanmoins, comme les gaines sont perdues pour l'examen, il sera bon d'utiliser concurremment les deux procédés.

Coloration. — La coloration au picrocarmin

donne d'excellents résultats pour les coupes fixées au Müller ; ils sont moins bons quand on s'est servi des fixateurs osmiques.

La coloration au Van Gieson est toujours très belle et très facile; les faisceaux nerveux colorés en jaune tranchent avec grande netteté sur les septas colorés en rouge ; ainsi qu'il a été indiqué au chapitre des colorants, nous rappelons qu'il est bon de passer les coupes longuement à l'hématéine si l'on veut avoir des noyaux apparents, puisque le Van Gieson fait toujours pâlir les noyaux ; le mordançage à l'alun de fer (Rubens-Duval) trouvera son indication. Après fixation au Marchi, la coloration au Van Gieson donne aussi de très bons résultats (Druault).

On pourra colorer les nerfs optiques de nouveau-nés par les méthodes de Weigert et de Marchi, puisque la myéline apparaît dans le nerf optique au septième mois de la vie intra-utérine (Bernheimer).

Pour colorer la myéline, nous employons le procédé de Pal de préférence à celui de Weigert ; il permet de pousser à fond la décoloration de la trame conjonctivo-névroglique, et les résultats obtenus en surcolorant ensuite par le Van Gieson ou le picrocarmin sont très beaux.

Sur coupe transversale, le nerf optique présente un aspect un peu différent suivant qu'il a été traité par la méthode de Weigert ou par une coloration simple. Dans ce dernier cas, les faisceaux semblent plus gros et moins nombreux, car le colorant ne met en évidence que les grosses travées interfasciculaires et ne différencie pas à un faible grossissement les trabécules névrogliques intra-fasciculaires. Rochon-Duvigneaud, dans son article de l'*Encyclopédie française d'ophtalmologie* (tome Ier, pages 682 et 683), donne deux figures très démonstratives à cet égard.

La coloration au Pal avec surcoloration par le Van Gieson nous a donné des résultats excellents dans un cas d'œdème peu accentué du nerf optique. On obtient une délimitation très nette entre les faisceaux colorés en bleu foncé et la trame conjonctivo-névroglique distendue par l'œdème et colorée en rouge et en jaune.

Examen de la portion intra-cranienne des nerfs optiques. — La portion intra-cranienne des nerfs optiques reste avec le chiasma. Pour en pratiquer l'examen, il est préférable de ne pas chercher à l'exciser ; elle est beaucoup moins résistante que les autres parties du nerf, à cause de l'absence de la gaine durale, et se fragmente assez facilement, surtout sur les cerveaux durcis longtemps au Müller.

Si, comme c'est généralement le cas, on ne désire pas examiner le cerveau dans sa totalité, il sera commode de procéder de la façon suivante : le cerveau ayant été durci pendant quelques jours au Müller-formol, on circonscrira le chiasma par quatre incisions perpendiculaires formant un carré de 3 centimètres de côté environ ; ces incisions seront complétées par une section passant dans la substance cérébrale parallèlement à la surface du chiasma, à une profondeur de 2 centimètres environ. On aura ainsi détaché un cube de substance cérébrale, comprenant la portion intra-cranienne des nerfs optiques, le chiasma et la partie antérieure des bandelettes. La fixation au Müller ayant été complétée, on inclura, après lavage aux alcools, cette pièce en celloïdine. On prolongera assez longtemps le passage à la celloïdine faible pour que la cavité du recessus sus-optique sus-jacente au chiasma soit bien pénétrée et par suite bien incluse. La celloïdine ayant été découpée tout autour du bloc de tissu nerveux, on collera celui-ci sur sa face postérieure, correspondant à la partie sectionnée des bandelettes. Les coupes seront faites perpendiculairement à l'axe des nerfs optiques. En les continuant, on aura une série de coupes frontales du chiasma et de la partie antérieure du troisième ventricule (recessus sus-optique). Ce dernier examen ne doit jamais être négligé.

III. — Altérations artificielles du nerf optique.

Comme nous l'avons déjà dit, il est très facile de produire, en traumatisant le nerf, certaines altérations histologiques extrèmement curieuses.

Ces altérations avaient été décrites d'une façon très nette par Rochon-Duvigneaud en 1898, sur un nerf optique provenant d'un œil énucléé pour sarcome de la choroïde; mais il n'avait fait aucune hypothèse sur leur origine. En 1899, Siegrist, dans un travail extrêmement complet, décrivit minutieusement ces altérations, mais sans les rapporter d'une façon explicite à leur véritable cause; c'est Elschnig qui, l'année suivante, démontra, par des expériences multiples, l'origine artificielle de ces altérations. Les malaxations, l'étirement, les contusions du nerf les produisent avec la plus grande facilité ; mais ce sont surtout les extrémités des nerfs sectionnés aux ciseaux qui les présentent de préférence.

Ces altérations sont le plus souvent réparties en îlots de dimensions variables, mais en général inférieures à l'étendue d'un faisceau primitif. Au niveau de ces îlots, l'aspect est le suivant : après coloration simple au picrocarmin ou à l'hématéine, on trouve en certains points, au milieu des faisceaux primitifs, des îlots le plus souvent hypercolorés (fig. 17); ces îlots tranchent nettement sur le parenchyme sain, d'autant plus qu'ils ont subi parfois une rétraction qui les sépare du tissu avoisinant. A fort grossissement, on ne distingue plus à leur intérieur ni cylindraxes, ni cellules; cet aspect homogène se rapproche assez de celui qu'a décrit Zenker dans les muscles sous le nom de dégénérescence vitreuse. En certains points on voit le

tissu homogène et dégénéré réunir à la façon
d'un pont deux faisceaux secondaires séparés à
l'état normal. Ces aspects ont pu souvent en

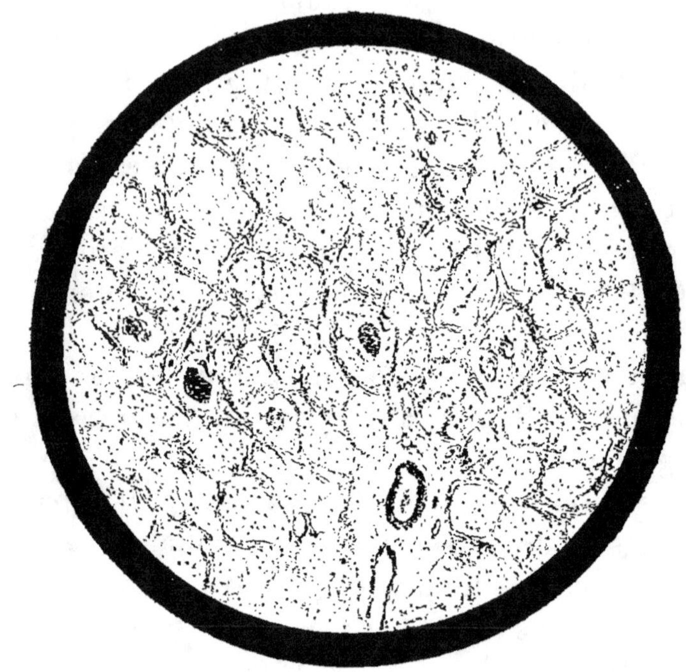

Fig. 17. — Nerf optique humain. — Grossissement : 30 diamètres.
— Fixation au Müller. — Coloration au picrocarmin.

Il existe sur cette coupe des altérations artificielles. — Au
milieu des faisceaux nerveux, on voit des îlots *i. i*, hypercolorés et
rétractés, où l'on ne reconnaît plus aucune structure fibrillaire.
— En d'autres points, *i'*, *i'*, les altérations sont beaucoup moins
prononcées et les îlots ne sont pas rétractés et à peine surcolorés.

imposer pour des altérations dégénératives. Mais
ce qui doit toujours nous mettre en garde, c'est
leur caractère nettement localisé en îlots, et
la juxtaposition de points fortement altérés avec

des portions de nerf absolument normales.

Sur les coupes traitées au Weigert, les îlots prennent fortement la coloration bleue de l'hématoxyline, ce qui s'explique, puisque l'on se trouve en présence d'une fragmentation récente de la myéline et que le Weigert ne décèle que les altérations dégénératives anciennes.

Après fixation au Marchi, on observe aussi des aspects intéressants, qui permettent de rapporter ces altérations à leur véritable cause. Au niveau des îlots dégénérés, des amas de points noirs nous montrent que la myéline a été fragmentée et lésée. Mais en d'autres endroits, là où les colorations ordinaires et le Weigert n'auraient rien montré d'anormal, on voit la surface du nerf recouverte par un treillis polygonal des plus régulier, formé de points noirs encadrant les faisceaux primitifs (fig. 18). Ces points suivent la distribution des cellules névrogliques et pénètrent avec celles-ci dans l'intérieur des faisceaux primitifs. Dans d'autres cas, les boules myéliniques apparaissent entre la pie-mère et les faisceaux superficiels, encadrant toute la périphérie du nerf d'un liséré de points noirs. La distribution de tous ces petits points myéliniques réalise donc quelque chose d'analogue à ce qui se produit, comme nous l'indiquerons plus loin, lorsqu'on injecte les espaces lymphatiques du nerf optique. Elle est réglée par celle du réseau névroglique, le long duquel se fait la circulation lymphatique. Ces

aspects s'observent avec une grande fréquence
sur les nerfs optiques fixés au Marchi. Aussi,

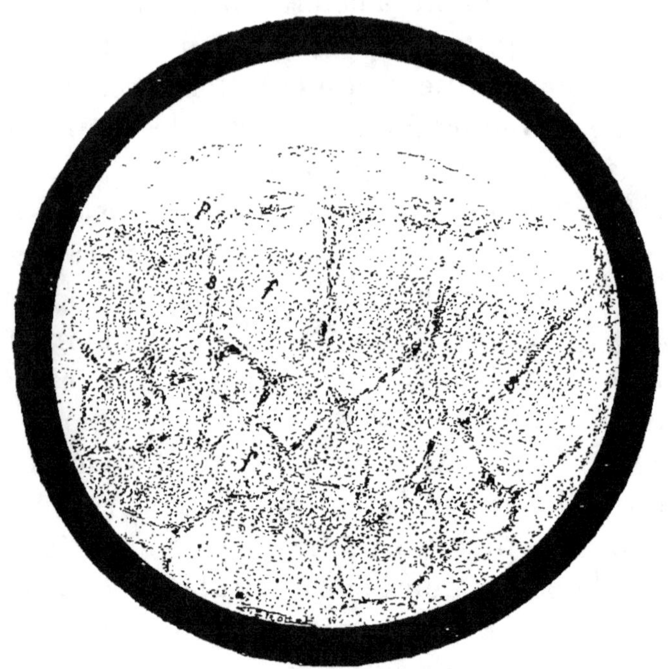

Fig. 18. — Altérations artificielles dans un nerf optique humain
fixé au liquide de Marchi et monté directement sans surcoloration. — Segment périphérique du nerf. — Grossissement :
50 diamètres.

p, gaine piale. — *f*, faisceaux nerveux primitifs.

Les faisceaux nerveux primitifs présentent sur toute leur zone
périphérique contiguë aux septas conjonctifs (*s*) une bordure de
points noirs dont l'ensemble constitue un treillis polygonal. Ces
points noirs ne sont pas autre chose que de fines gouttelettes
myéliniques refoulées par pression tout le long de la trame
névroglique qui double les septas conjonctifs.

toutes les fois que l'on observera des masses
myéliniques dégénérées le long des septas et

des cellules névrogliques, devra-t-on bien se garder de les attribuer à un processus pathologique. A ce point de vue, rien n'est plus instructif que de comparer deux nerfs optiques de chien, le nerf droit, par exemple, ayant été sectionné en arrière du globe une semaine avant que l'animal soit sacrifié, le nerf gauche ayant subi des traumatismes *post mortem*; ces deux nerfs ayant été passés au Marchi, on constate dans le gauche l'existence d'îlots de myéline dégénérée ou de points noirâtres disposés en forme de grillage en dedans des septas ; sur le nerf droit (fig. 19), les points noirs sont répartis très régulièrement sur toute la surface de coupe ; à un fort grossissement, ils paraissent bien circulaires, représentant la section de cylindraxes dégénérés. Il est impossible de confondre les deux aspects. Par conséquent, si la méthode de Marchi peut et doit donner des indications précieuses sur l'existence de lésions récentes, il n'en est aucune dont les résultats méritent davantage d'être plus contrôlés.

Ces altérations sont dues, comme l'a montré Elschnig, à l'issue de la myéline hors des septas sous l'influence du traumatisme, et à son refoulement le long du réseau névroglique; on s'explique ainsi l'aspect réticulé signalé plus haut; on comprend aussi comment la myéline peut, dans certains cas, traverser la cloison névroglique qui réunit deux faisceaux voisins; comment, en

d'autres cas, elle apparaît sous la gaine piale du
nerf, entourant celui-ci d'un manchon de grains

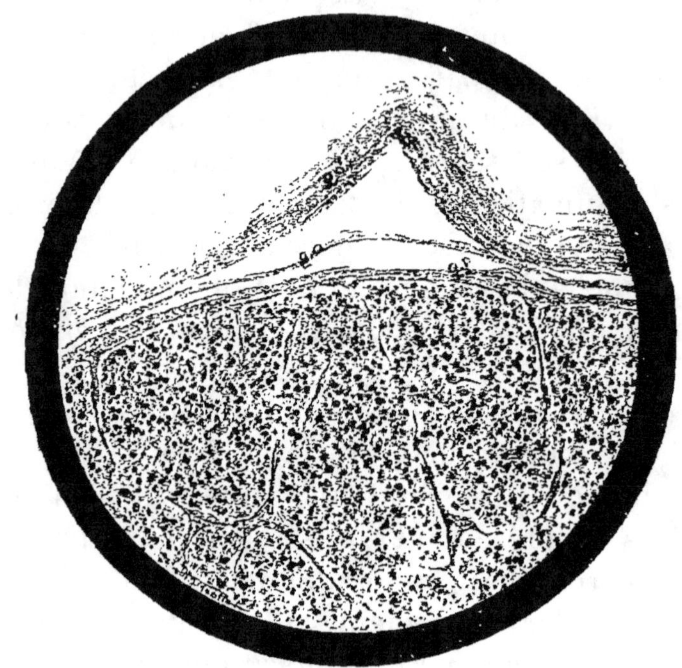

Fig. 19. — Nerf optique d'un chien au cinquième jour d'une
névrotomie optique. — Fixation au Marchi et surcoloration au
Van Gieson. — Segment périphérique du nerf. — Grossissement : 50 diamètres.

g.d, gaine durale. — *g.a.* gaine arachnoïdale. — *g.p.* gaine
piale. — *s*, septas conjonctifs qui, chez le chien, se présentent
comme des îlots stellaires n'enserrant pas complétement les
faisceaux nerveux primitifs.

Toutes les fibres nerveuses ont dégénéré en masse, et apparaissent comme autant de points noirs, arrondis, uniformément
répartis sur toute la surface de la coupe. (Comparer avec la
figure précédente.)

noirâtres ; tout cela est la conséquence de la
grande facilité avec laquelle la myéline se laisse

refouler tout le long de la trame névroglique. On conçoit que ces altérations soient produites facilement par les sections du nerf aux ciseaux; on réalise là en effet une compression du nerf optique très propre à produire ce refoulement.

Si ces altérations artificielles ne sont pas observées plus souvent sur les autres nerfs, cela tient vraisemblablement à ce que, dans ces derniers, l'existence de la gaine de Schwann empêche la myéline de s'effriter aussi facilement que dans le nerf optique.

Signalons encore un aspect assez fréquent sur des nerfs qui n'ont pas été recueillis aussitôt après la mort; c'est une déhiscence qui se produit entre les faisceaux nerveux et les septas conjonctifs qui les entourent; on ne devra pas prendre cet aspect pour un œdème du nerf; d'abord il est facile de voir que les gaines ne sont nullement distendues par l'œdème; — en outre, lorsqu'il existe de l'œdème du nerf optique, celui-ci s'étend à toute la trame névroglique, le long des cloisons que délimitent les cellules névrogliques à l'intérieur des faisceaux primitifs.

IV. — Nerfs optiques d'animaux. Expérimentation. Nerfs optiques pathologiques.

L'étude morphologique des nerfs optiques de certains animaux présente un grand intérêt. Elle est indispensable lorsqu'on veut se livrer à certaines recherches expérimentales. Malgré le grand intérêt que présentent les constatations anatomopathologiques faites sur l'homme, il est peu probable qu'on puisse résoudre grâce à elles la question du point de départ des névrites optiques. Dans l'immense majorité des cas, nous trouvons à l'autopsie des nerfs très atrophiés où il est difficile, non seulement de savoir quel est l'élément le premier atteint (fibres nerveuses ou tissu conjonctif), mais même de localiser le point de départ de la lésion. Sur des coupes de nerfs optiques atrophiques provenant l'une d'un très vieux glaucome, l'autre d'un tabes très ancien, il est généralement difficile de faire le diagnostic de la maladie qui a causé l'atrophie optique ; dans le premier cas, cependant, il s'agit d'une atrophie ascendante par destruction des fibres optiques, dans le second d'une lésion de la trame conjonctivo-vasculaire n'amenant que secondairement l'atrophie des fibres optiques, comme l'ont montré les recherches de Marie et Léri. Ce n'est que très exceptionnellement que nous pouvons examiner chez l'homme une névrite optique à son début. Sur l'animal, au contraire, rien de plus facile que de les étudier à leur stade le plus précoce. C'est, par exemple, ce qu'a fait Nuel sur des chiens intoxiqués par l'extrait de fougère mâle (amblyopie filicique), et c'est ce qui lui a permis de mettre en évidence le rôle jusque-là peu connu de la névroglie dans la pathogénie de cette atrophie.

A quel animal s'adressera-t-on de préférence pour l'expérimentation ?

Il faudra choisir des animaux ayant des nerfs optiques dont l'épaisseur ne soit pas trop petite, et dont la conformation se rapproche de ceux de l'homme. Les nerfs optiques des animaux peu élevés en organisation (poissons, serpents, sauriens) s'en éloignent beaucoup. Par exemple, chez les reptiles, le nerf optique prend sur une coupe la forme d'une fente dont les deux branches sont séparées par du tissu conjonctif. Chez le saumon, le nerf optique est constitué par un cordon de fibres nerveuses au centre duquel on trouve des vaisseaux sanguins. D'une façon générale, plus un animal est élevé en organisation et plus son nerf optique présente de tissu conjonctif de soutènement. On aura aussi avantage à ne pas choisir des animaux dont les nerfs optiques soient trop petits, car on est exposé à les traumatiser d'autant plus facilement.

On s'adresse fréquemment au lapin, animal de maniement facile ; mais son nerf optique diffère assez de celui de l'homme, car il n'existe pas d'artère centrale au niveau de la région rétro-bulbaire ; en outre, il est d'assez petites dimensions (1 millimètre à 1 millimètre et demi de diamètre) et facile par suite à traumatiser.

Le chien est bien préférable ; son nerf optique mesure environ 2 à 3 millimètres de diamètre chez les animaux de taille moyenne. Il se rapproche beaucoup plus du nerf optique de l'homme, quoique contenant moins de tissu conjonctif; celui-ci est réparti en îlots plus ou moins triangulaires et ne forme pas, comme chez l'homme, des polygones presque complets enserrant les faisceaux conjonctifs. Le nerf optique du chien a en outre l'avantage d'être facilement accessible en sa portion orbitaire (Voy. *Lymphatiques du nerf optique*). Enfin les fibres qui le composent ont pour la plupart un calibre supérieur à celui des fibres optiques de l'homme; il est facile, sur des coupes minces, d'en bien reconnaître les contours, ce qui constitue un précieux avantage lorsqu'on étudie des dégénérescences expérimentales.

L'animal en expérience ayant été sacrifié, on devra s'efforcer de recueillir les nerfs sans les traumatiser. On prendra d'abord leur segment orbitaire sur lequel il est facile d'arriver sans détruire aucun os, en sectionnant au bistouri toutes les parties molles de la région temporale; on peut ainsi mettre à nu tout le trajet orbitaire du nerf, mais il est bon de ne pas trop chercher à l'isoler de la graisse orbitaire qui l'entoure. On le sectionnera avec un bon bistouri le plus près possible du fond de l'orbite. Il sera alors très facile de disséquer le globe oculaire et de l'attirer au dehors avec la portion orbitaire du nerf optique.

Quant au chiasma et à la portion intra-cranienne

du nerf, leur isolement à l'état frais présente de
la difficulté à cause de la grande dureté des os de
la voûte cranienne chez le chien. Il nous a paru
plus commode, après avoir désarticulé le maxillaire inférieur, de sectionner à la scie les deux
tiers antérieurs du maxillaire supérieur ; le trait
de scie doit passer immédiatement en avant des
orbites. Avec une forte gouge on effondre le
plancher buccal et l'on arrive sur la base du crâne ;
il est alors assez facile de faire sauter toute la partie
antérieure de la base du crâne au niveau du
chiasma, sans abîmer celui-ci. Chez le chien, en
effet, l'hypophyse s'isole très facilement de la selle
turcique, et la mise à découvert du chiasma par
ce procédé ne présente pas de grandes difficultés.

Parmi les nombreuses expériences qu'il est
possible de réaliser chez le chien, nous indiquerons
une des plus simples : la névrotomie optique. Cette
névrotomie a été exécutée sur le lapin par bien
des auteurs depuis les recherches de Wagenmann
montrant qu'elle avait des conséquences très
différentes suivant qu'elle s'accompagnait de
section des nerfs ciliaires ou qu'elle était bornée
au nerf optique seulement. Chez le chien, elle
passait pour plus difficile à exécuter. Druault,
dans sa thèse (page 51), en a précisé le manuel
opératoire. Elle est assez facile à réussir en passant par le cul-de-sac supérieur, surtout si on
prend des chiens ayant des yeux un peu saillants.
« Il faut inciser le cul-de-sac conjonctival supé-

rieur, désinsérer le droit supérieur et inciser la commissure externe, le tout avec les ciseaux. On luxe l'œil en avant, un aide rétracte la paupière supérieure et au fond de l'espace compris entre l'œil et la paroi supérieure de l'orbite se trouve le nerf qui est facile à sentir, étant tendu par la luxation du globe. Pour le mettre à nu, il est bon de s'éclairer avec un miroir frontal. »

Il est un autre genre d'expérience qui a déjà été renouvelé par un certain nombre d'auteurs et dont l'intérêt est loin d'être épuisé, car elle peut contribuer à la solution de nombreuses questions intéressantes de pathologie oculaire. Les poisons du système nerveux peuvent porter leur action tantôt sur les cellules nerveuses, tantôt sur les fibres qui en émanent, et en ce qui concerne l'œil peuvent agir sur les cellules multipolaires de la rétine ou sur les fibres optiques. Il existe différents agents toxiques susceptibles de produire l'amblyopie (fougère mâle, quinine, thyroïdine), et il sera possible, en employant concurremment sur un animal intoxiqué la méthode de Nissl et la méthode de Marchi, de savoir si cette amblyopie a son point de départ dans la rétine ou dans le nerf optique.

C'est la méthode suivie par Druault dans ses recherches sur l'amaurose quinique ; elle lui a montré que dans ce cas les altérations des cellules ganglionnaires de la rétine survenaient au bout de quarante-huit heures, tandis que les altérations du nerf optique ne se produisaient qu'au bout de cinq jours, et devaient par suite être considérées comme étant la conséquence des premières.

Il s'agit, on le voit, d'une méthode générale susceptible de recevoir de nombreuses applications; aussi avons-nous cru utile d'en indiquer sommairement le principe.

Nerfs optiques pathologiques. — Les méthodes d'examen applicables aux nerfs optiques pathologiques varient suivant l'ancienneté du processus.

Dans les névrites optiques de date récente, la méthode de Marchi donne les meilleurs résultats; quatre jours après névrotomie optique chez le chien, on trouvera les grains noirs caractéristiques; et, d'autre part, trois ou quatre mois après le début d'une névrite optique, cette méthode peut encore fournir d'excellentes indications. C'est donc à elle que l'on aura recours pour l'étude des névrites optiques de la méningite tuberculeuse ou pour les névrites optiques des tumeurs cérébrales. Ce procédé fixe en outre très bien tous les éléments cytologiques. Mais on sait qu'il faut se méfier des erreurs d'interprétation.

Il est bien plus fréquent de trouver, à l'autopsie des lésions anciennes, des nerfs optiques très atrophiés (vieux tabétiques, glaucomes absolus et anciens, vieilles irido-choroïdites). On doit, dans ces cas, recourir à la méthode de Weigert-Pal qui seule peut nous renseigner sur le nombre des fibres nerveuses restées saines et sur leur localisation. Nous indiquerons, à propos des nerfs ciliaires, un moyen pratique de vérifier (lorsqu'on exécute la méthode de Pal sur des nerfs optiques atrophiés) si la décoloration n'a pas été trop poussée (Voy. p. 372).

Sur les nerfs atrophiés, les mailles qui constituent le tissu réticulé sous-arachnoïdien apparaissent avec la plus grande netteté, car elles sont tendues entre la gaine durale et la gaine piale rétractée avec le nerf. Cette particularité facilite beaucoup l'étude cytologique des gaines dans les atrophies optiques. Il serait indiqué pour cet ordre de recherches de pratiquer des fixations au liquide de Dominici. Si l'on a employé une fixation au formol trop prolongée, la gaine arachnoïdale se décolle complètement de la gaine durale.

V. — Voies lymphatiques du nerf optique.

L'étude des espaces lymphatiques interstitiels du nerf optique, pour lesquels on en était resté aux recherches déjà anciennes de Axel Key et Retzius, est revenue à l'ordre du jour, grâce aux perfectionnements apportés à la technique des injections lymphatiques. Quelle que soit l'idée qu'on se fasse du siège réel de ces espaces lymphatiques (névroglie ou tissu périadventitiel), on peut se demander quelles sont leurs connexions. Par exemple, existe-t-il des communications entre les deux nerfs optiques à travers le chiasma ; — entre la deuxième paire et la bandelette du même côté ; — entre le corps vitré et le nerf optique ? On voit par ce simple énoncé l'intérêt et l'avenir que présente l'étude des voies lymphatiques du nerf optique.

Deux méthodes peuvent être employées pour cet ordre de recherches. La méthode des injections interstitielles de masses colorées a été employée en 1875 par Axel Key et Retzius qui, en injectant sous pression une solution de bleu de Prusse sous la gaine piale des nerfs optiques, arrivèrent à remplir : l'espace vaginal ; — des espaces situés entre les septas conjonctifs et les faisceaux primitifs ; — et enfin des espaces correspondant aux cellules névrogliques qui subdivisent les faisceaux primitifs en faisceaux secondaires.

Les injections sous pression ont été employées récemment par Magitot qui s'est servi de la masse de Gerota, beaucoup plus fluide, dont Cunéo avait fait usage en 1899 dans ses recherches sur les lymphatiques de l'estomac. On sait que cette masse est une solution de bleu de Prusse dans un mélange d'éther et d'essence de térébenthine. Nous empruntons à la thèse de Magitot les indications techniques suivantes (page 107) :

« Pour réaliser une bonne masse de Gerota, il faut que la couleur ait été triturée dans l'huile et soit bien soluble dans la térébenthine.

« Nous avons constamment utilisé pour notre part le bleu Bourgeois qu'on trouve dans le commerce de façon courante et qui est excellent.

« Les quantités sont les suivantes :

« 1° Mettre 2 grammes de bleu dans un mortier de porcelaine ;

« 2° Ajouter 3 grammes d'essence de térébenthine pure ;

« 3° Triturer soigneusement ;

« 4° Ajouter 15 grammes d'éther sulfurique ;

« 5° Triturer une seconde fois, puis filtrer sur un morceau de flanelle à grains serrés et conserver dans un flacon bouché à l'émeri.

« Cette masse doit toujours être fraîchement préparée.

« La seringue, si elle est très petite, si elle est en verre ou si elle possède un piston en amiante, constitue l'instrument de choix. On peut réaliser avec elle la pression continue en ayant recours à un tuyau de caoutchouc extrêmement court et étroit. Ce tuyau doit avoir cependant un minimum de 10 centimètres de longueur. Il est entré par friction simple sur la canule et sur l'ajutage de la seringue. Celle-ci est maintenue sur un petit chevalet en fer à bras mobile. Il est nécessaire qu'elle possède un anneau à la tige du piston et que, d'autre part, le corps de pompe présente une armature métallique avec deux ailerons. C'est en somme le système de la seringue pour voies lacrymales, mais d'une contenance moins grande : 2 ou 3 centimètres cubes suffisent amplement. Enfin on peut utiliser la petite seringue tenue à la main. L'action en est assez brutale, il est vrai, mais les élévations de pression sont diminuées par le calibre très fin des aiguilles.

« Pour notre part, nous avons réalisé la pression continue en nous servant de liens élastiques tendus d'une façon égale entre l'anneau de la seringue et ses ailerons. Ces liens n'ont pas besoin d'être épais ; ils doivent être naturellement plus ou moins courts suivant la force de descente à imprimer au piston. Il est seulement très important qu'ils soient d'égale longueur et de même force, afin d'éviter tout coincement.

« Les aiguilles étaient des aiguilles de verre soigneusement étirées à la lampe. Il est très difficile en effet de réaliser avec du métal un conduit de diamètre capillaire. »

On pratiquera ces injections de préférence sur des cadavres d'enfants de un jour à deux mois, aussi frais que possible, ou sur des animaux (lapins, chiens).

Fixation immédiate des organes injectés au formol à 10 p. 100 (qui ne dissout pas le bleu de Prusse). Celloïdine. Coupes.

Par ce procédé, Magitot a pu obtenir une réplétion facile de tous les espaces conjonctifs du nerf optique en pratiquant dans l'intérieur de celui-ci des injections interstitielles. Il a pu également constater qu'avec ces injections sous pression il n'arrivait jamais à franchir le chiasma (1).

Cette méthode est cependant passible de graves objections : pour remplir les espaces sous-conjonctifs et névrogliques, on est obligé de pousser l'injection avec une certaine force ; il n'est donc nullement démontré que les espaces ainsi injectés correspondent à des espaces lymphatiques.

Au contraire, le deuxième mode de recherches employé par Magitot est bien préférable. Il consiste essentiellement à injecter dans un nerf quelques gouttes d'une matière pulvérulente aseptique (telle que l'encre de Chine) et à sacrifier l'animal au bout de quelques heures ; la migration des grains d'encre de Chine indiquera la direction des courants lymphatiques. Ce procédé a déjà été employé par Guillain pour la moelle, par Nuel et Benoît pour le corps vitré et les voies lympha-

(1) Dans ces dernières années, au laboratoire de M. le professeur de Lapersonne, nous avons pratiqué avec le liquide de Gerota des injections interstitielles dans des nerfs optiques de chiens. Nous nous proposions de rechercher si une injection poussée dans l'intérieur d'un nerf optique ne pouvait pas fuser à travers le chiasma et pénétrer dans le nerf optique du côté opposé, ce qui eût été intéressant pour expliquer la pathogénie de l'ophtalmie migratrice. Nous avons pu constater la grande facilité avec laquelle les injections de Gerota remplissent tous les espaces interstitiels du nerf optique, réalisant ainsi la disposition classique des figures d'Axel Key et de Retzius. Mais, après de nombreuses tentatives, nous avons toujours observé que la masse à injection s'accumulait en général au niveau de l'angle antérieur du chiasma, mais ne le franchissait jamais. Aussi n'avions-nous pas publié ces expériences.

tiques de l'œil. Magitot a mis à profit la grande facilité avec laquelle on peut chez le chien mettre à nu la portion orbitaire du nerf optique au moyen d'une incision partant de l'angle externe de l'œil et aboutissant à l'oreille. Il suffit de sectionner le ligament orbitaire externe pour arriver sur le nerf optique que l'on charge avec précaution sur un crochet à strabisme. On peut alors injecter dans l'intérieur du nerf quelques gouttes d'encre de Chine aseptique ; l'animal est ensuite sacrifié au bout d'un temps variant entre cinq et douze heures ; on recueille le nerf optique et on le fixe au formol. Ce nerf est ensuite débité en coupes sériées, celles-ci sont colorées au Van Gieson qui permet mieux que tout autre la recherche au microscope des fines parcelles d'encre de Chine.

Par ce procédé, Magitot a constaté la migration de grains d'encre de Chine dans les gaines périadventitielles des vaisseaux du nerf optique qu'il considère comme étant des voies lymphatiques. Il n'a pas constaté la migration de parcelles d'encre à travers les espaces névrogliques, ce qui l'a conduit à refuser à ces espaces le rôle de voies lymphatiques qui leur est en général assigné par les auteurs.

Ce procédé nous paraît le procédé de choix auquel devront avoir recours ceux qui poursuivront désormais des recherches sur ce sujet.

VI. — Fibres élastiques. — Névroglie.

L'étude des fibres élastiques sera faite par le procédé électif de Weigert avec surcoloration à l'éosine, indiqué plus haut. Dans ces dernières années, de Lieto Vollaro a étudié au laboratoire de l'Hôtel-Dieu leur répartition dans le nerf optique et est arrivé à des résultats intéressants ; il a montré en particulier qu'au niveau de la lame criblée elles forment autour des vaisseaux centraux une véritable sangle destinée peut-être à résister à la pression intra-oculaire; elles sont également très abondantes dans la gaine durale, ce qui explique son plissement lorsque le nerf optique devient atrophique. Dans tous les cas de glaucome, nous recommandons de passer un certain nombre de coupes à la parafuchsine de Weigert pour étudier les altérations endartéritiques que présentent si souvent les vaisseaux centraux et ciliaires au niveau de la région rétro-bulbaire.

On trouve souvent dans ces cas d'intéressantes altérations de la limitante élastique interne.

Névroglie. — La coloration de la névroglie dans le nerf optique au moyen des procédés électifs a une grande importance pour l'histologie des névrites optiques (Nuel). Elle pourra être faite par le procédé de Weigert, mais nous préférons celui d'Anglade, beaucoup plus simple, et qui donne d'excellents résultats, en ce qui concerne les fibrilles névrogliques. Quant aux cellules, on ne peut les bien connaître que par la méthode de Golgi qui seule nous permet d'apprécier le nombre et l'étendue de leurs prolongements. Cette étude a été très bien faite par Greeff. On prend un nerf optique très frais dont on enlève la gaine durale et dont on coupe un fragment ayant 2 millimètres de longueur. Passage pendant douze à vingt-quatre heures dans le mélange chromo-osmique, puis douze à vingt-quatre heures dans la solution d'argent.

Tout récemment, Lhermite a décrit un procédé nouveau de coloration pour l'étude de la névroglie (cellules et fibrilles).

Après fixation au formol à 10 p. 100 durant deux à trois jours, on pratique les coupes sans inclusion au moyen du microtome à congélation ; elles sont reçues dans l'eau distillée, puis, immédiatement et sans lavage, placées dans une solution aqueuse saturée à froid de bichlorure de mercure. Au bout de deux heures, elles sont immergées dans le fixateur osmo-chromo-acétique dont les composants sont dans la proportion suivante : tétra-oxyde d'osmium à 1 p. 100, 3 grammes ; acide chromique à 1 p. 100, 35 grammes ; acide acétique à 2 p. 100, 7 grammes ; eau distillée, 55 grammes. La durée du séjour des coupes dans ce fixateur doit être au moins de deux jours. Les coupes sont ensuite reçues dans l'eau et colorées. La coloration doit s'effectuer à chaud et sur la lame qui servira au montage de la coupe. On dépose ainsi quelques gouttes d'une solution à 1 p. 100 de bleu Victoria et l'on chauffe la lame à nu sur la flamme de la veilleuse du bec de Bunsen. Dès qu'apparaissent les premières vapeurs, on doit retirer la lame et la laisser refroidir ; cette opération sera répétée une dizaine de fois. On jette ensuite l'excédent du colorant et l'on met sur la coupe quelques gouttes de la liqueur de Gram qu'on laisse une minute, puis la coupe est déshydratée par un lavage rapide à l'alcool absolu et, enfin, décolorée par un mélange à parties égales d'huile d'aniline et de xylol. On monte au baume du Canada dissous dans le xylol.

La névroglie apparaît alors teintée en bleu intense, tandis que les fibres et les cellules nerveuses sont complètement décolorées. Le tissu conjonctif, lui aussi, demeure transparent ou à peine teinté de vert léger ; les gaines de myéline ont gardé la belle teinte jaune de l'acide chromique.

Cette méthode est applicable aussi bien à l'étude de la névroglie normale qu'à celle des proliférations inflammatoires ou néoplasiques.

Grains amylacés. — Il existe dans le nerf optique des formations désignées sous le nom de grains amylacés et qui, dans ces derniers temps, ont été bien étudiées par Greeff. Ils se présentent sous forme de corps globuleux ayant 15 à 25 µ de diamètre, siégeant à l'intérieur des faisceaux nerveux. On les rencontre de préférence au niveau de la portion intra-cranienne du nerf optique et dans les nerfs optiques atrophiés. Ils sont également abondants dans le chiasma et les bandelettes. Dans les voies optiques de certains animaux (chat), on les trouve d'une façon constante. Ils se présentent comme des corps arrondis ou ovales, vitreux, homogènes et de grosseur variable, entourés d'une capsule d'apparence homogène. Ils n'existent pas seulement à l'intérieur des faisceaux nerveux, mais aussi à leur périphérie, dans le manteau névroglique et dans les espaces qui existent entre les fibres nerveuses et les septas, c'est-à-dire dans des points où il n'y a plus aucune fibre nerveuse. Les corps amylacés se colorent en jaune par l'iode; — en violet par l'iode et l'acide chlorhydrique; — en bleu foncé par l'hématoxyline; — en rouge ou en jaunâtre par le Van Gieson. Ils restent presque incolores avec le carmin.

Si on les dissocie à l'aiguille, on en voit partir de fins prolongements fibrillaires; en se basant sur cette particularité, Greeff a pu s'assurer sur de nombreuses préparations que les corps amylacés ne sont pas autre chose qu'un produit de transformation des cellules névrogliques.

BIBLIOGRAPHIE DES AUTEURS CITÉS.

AXEL KEY et RETZIUS. — Studien in den Anatomie des Nervensystems, 1897.
BERNHEIMER. — Entwicklung und Verlauf der Markfasern im

Chiasma nerv. optic. des Menschen. *Archiv f. Augenheilk.*, t. XX.

CUNÉO. — *Thèse de Paris*, 1899.

DRUAULT. — *Thèse de Paris*, 1900.

DUPUY-DUTEMPS. — *Thèse de Paris*, 1900, et *Bull. de la Soc. franç. d'ophtalmol.*, 1907.

ELSCHNIG. — Ueber histologische Artefacte des Sehnerven. *Heidelberger opht. Gesellschaft*, 1902.

FUCHS. — Ueber die periphere Atrophie des Sehnerven. *Archiv f. Ophtal.*, XX, 1874.

GREEF. — Anleitung zur Mikr. Untersuchung des Auges. p. 125.

ID. — Pathologische Anat. der Sehorgan, p. 418.

GUILLAIN. — Sur la syringomyélie. *Thèse de Paris*, 1902.

LERI. — Étude anatomique du tabes amaurotique, 1904.

MAGITOT. — Contribution à l'étude de la circulation artérielle et lymphatique du nerf optique et du chiasma. *Thèse de Paris*, 1908.

NUEL. — *Congrès d'opht. de Paris*, 1900.

NUEL et BENOIT. — Des voies d'élimination des liquides intra-oculaires hors de la chambre antérieure et du fond de l'œil. *Arch. d'opht.*, 1900.

OPIN. — Note sur quelques points de technique relatifs à l'examen du nerf optique par la méthode de Marchi. *Arch. d'opht.*, janvier 1904.

PANAS et ROCHON-DUVIGNEAUD. — Études sur le glaucome et les néoplasmes intra-oculaires, 1898, p. 264.

ROCHON-DUVIGNEAUD. — *Encyclopédie française d'ophtalmologie*, t. I, art. *Nerf optique*.

RUBENS-DUVAL. — *Thèse de Paris*, 1908, p. 30.

SIEGRIST. — Ueber wenigbekannte Erkrankungsformen des Sehnerven. *Archiv f. Augenheilkunde*, Bd XLIV, Ergänzungsband.

LHERMITE. — *Semaine médicale*, 5 mai 1909, et *Revue neurologique*, n° 15, 1909. (Voir cette dernière publication, où l'auteur précise certains détails techniques que nous n'avons pu indiquer à la page 366.)

CHAPITRE XVI

NERFS CILIAIRES

SOMMAIRE.

Difficultés de l'examen histologique des nerfs ciliaires. — Complexité de leur structure.
Méthode de choix : coupes perpendiculaires à l'axe du nerf optique.

L'examen des nerfs ciliaires est le plus souvent négligé ; c'est surtout dans l'ophtalmie migratrice qu'ils ont été l'objet de recherches systématiques. Leur étude pourrait cependant donner d'intéressants résultats. Mais il faut reconnaitre qu'elle est encore pleine d'incertitudes.

En effet, les fibres nerveuses ciliaires ont une structure complexe. La plupart sont recouvertes de myéline, et même leur myélinisation est extrêmement précoce et commence dès les premiers mois de la vie intra-utérine (Bernheimer) ; elles sont donc accessibles aux méthodes de coloration de Weigert et de Pal. Mais elles contiennent aussi, quoique en beaucoup plus petit nombre, des fibres sans myéline. Nous y avons même trouvé des cellules ganglionnaires multipolaires qui représentent probablement des éléments aberrants du ganglion ophtalmique (Opin). Lorsque, après avoir coloré des nerfs ciliaires par le Weigert, on y trouve des îlots de fibres incolores, il peut être difficile de savoir s'il s'agit de fibres myéliniques atrophiées, ou si l'on se trouve simplement en présence de fibres dépourvues de myéline.

On peut évidemment étudier les nerfs ciliaires dans toute l'étendue de leur trajet intra-orbitaire. Mais, dans la pratique, c'est surtout des globes oculaires énucléés que l'on a à sa disposition. On peut les utiliser pour étudier les nerfs ciliaires immédiatement avant leur pénétration dans la sclérotique, ainsi que dans leur trajet intra-scléral, et cela dans un état de fraîcheur absolue. On emploiera pour cela les coupes en celloïdine orientées perpendiculairement à l'axe du nerf optique, suivant le mode que nous avons indiqué à la page 151. Les coupes sont d'abord pratiquées tangentiellement au pôle postérieur de l'œil ; on met donc en évidence les nerfs ciliaires avant leur pénétration dans la sclérotique. En continuant les coupes, on entame la paroi postérieure du bulbe et on peut ainsi étudier les nerfs ciliaires dans leur trajet intra-scléral.

Colorations par le Weigert-Pal, avec surcoloration au Van Gieson. Par ce procédé. on voit tout autour de la gaine durale les nerfs ciliaires coupés en général perpendiculairement, colorés en bleu foncé avec une gaine adventitielle colorée en rouge.

Dans leur trajet intra-scléral, les nerfs ciliaires sont entourés d'une gaine qui sert souvent de voie de migration aux cellules néoplasiques du sarcome de la choroïde, lorsque celles-ci envahissent l'orbite. Dans les glaucomes hémorragiques, cette gaine est souvent infiltrée de globules rouges.

Ayant étudié par la méthode de Pal un grand nombre d'yeux énucléés pour glaucome absolu, pour irido-choroïdite très ancienne, nous avons observé que dans tous ces cas les nerfs ciliaires prenaient très bien la coloration, alors que le nerf optique restait incolore par suite de l'atrophie totale des fibres optiques. On peut mettre cette remarque à profit lorsqu'on pratique la méthode de Pal sur des nerfs optiques présentant un commencement d'atrophie. On a ainsi un excellent moyen de contrôler si la décoloration n'a pas été trop poussée. Sur les coupes passant par la région des vaisseaux centraux et rencontrant par suite un certain nombre de nerfs ciliaires, ces derniers devront toujours apparaître, bien colorés en bleu foncé, quel que soit le degré d'atrophie des fibres optiques.

BIBLIOGRAPHIE

BERNHEIMER. — Entwicklung der Markfasern im Chiasma, etc. *Arch. f. Augenheilk*, t. XX.
OPIN. — *Soc. d'opht. de Paris*, 1907.

CHAPITRE XVII

CORPS VITRÉ

SOMMAIRE.

Généralités. — Constitution différente du corps vitré chez l'enfant et à l'état adulte.

Difficultés techniques de l'étude du corps vitré. — Moyens d'y remédier. — Techniques de Straub; — de Addario; — de Wolfrum.

Les grandes difficultés techniques que présente l'étude du corps vitré nous permettent de comprendre les divergences d'opinion qui ont existé pendant longtemps sur la constitution de ce milieu.

Depuis Hannover, les anciens auteurs admettaient l'existence dans le corps vitré de cloisons surtout nombreuses à la périphérie. Depuis les recherches de Retzius, on sait que la partie solide du corps vitré est constituée par un réseau de fibrilles très fines qui, en se condensant à leur périphérie, forment la membrane hyaloïde. Or, il importe de se rappeler que la constitution du corps vitré varie beaucoup avec l'âge : au stade fœtal et chez le nouveau-né, le corps vitré est formé de fibrilles très fines et très serrées ne paraissant pas s'anastomoser ; il contient d'assez nombreuses cellules étoilées, à longs prolongements protoplasmiques. Avec l'âge, les fibrilles deviennent de moins en moins nombreuses, de moins en moins colorables ; quant aux éléments cellulaires, ils disparaissent complètement, à l'état normal. La trame fibrillaire se raréfie surtout en ses parties centrales ; cette raréfaction atteint son maximum chez le vieillard ; on ne trouve plus en arrière du cristallin qu'un milieu transparent de consistance très fluide. De même, dans les cas de phtisie du globe oculaire avec tension très diminuée, le corps vitré est le plus souvent complètement liquéfié.

Les fibrilles qui traversent le corps vitré se condensent en sa partie antérieure, où elles forment une véritable membrane limitante ; de cette membrane se détachent, un peu en avant de l'ora serrata, des faisceaux fibrillaires qui, cheminant dans les couches externes du corps vitré, vont se perdre peu à peu dans sa partie postérieure.

Ce sont ces tractus que les anciens auteurs avaient considérés à tort comme représentant de véritables cloisons.

Enfin, le corps vitré subit dans sa composition des modifications très rapides aussitôt après la mort. Tandis que, pendant la vie, il ne contient que très peu d'albumine, ce qui explique sa rétraction facile sous l'action des réactifs durcissants, il se charge d'albumine aussitôt après la mort, modification analogue à celle qui se produit dans l'humeur aqueuse après une ponction de la chambre antérieure.

Ces considérations nous font comprendre pourquoi l'étude du corps vitré se heurte à de si grandes difficultés pratiques, surtout chez l'adulte. D'abord les modifications qui se produisent dans la composition chimique ou dans l'état moléculaire de la partie liquide échappent complètement à l'examen histologique. Ce sont elles pourtant dont la connaissance serait si importante pour élucider la pathogénie du glaucome, si l'on admet avec Panas, Rochon-Duvigneaud, Terson, que le point de départ de cette maladie serait un œdème du corps vitré (1). Mais, même les altérations de la trame fibrillaire sont souvent d'appréciation difficile; nous parlons toujours d'altérations à leur début, car dans les vieilles irido-cyclites il existe parfois de véritables organisations fibreuses du corps vitré dont l'étude ne présente qu'un intérêt restreint. Pour étudier les altérations de la trame fibrillaire, il importe avant tout de fixer celle-ci à l'état d'extension. Or, lorsqu'on pratique l'examen histologique d'un

(1) L'étude cryoscopique du corps vitré pourrait à cet égard donner d'utiles indications (Voy. ONFRAY et ROCHON-DUVIGNEAUD, *Soc. d'opht. de Paris*, 1905; voy. également la thèse de CANTONNET, 1904).

œil, même après fixation correcte, on constate que le corps vitré s'est affaissé et rétracté, en partie derrière le cristallin, en partie vers le fond de l'œil. Il n'existe plus à ce niveau qu'un réseau de fibrilles ratatinées dont l'étude ne nous apprend que peu de chose. C'est que l'action déshydratante des alcools amène vite la rétraction des mailles du corps vitré, à cause de la grande quantité de liquide dont celles-ci sont imbibées. L'inclusion vient ensuite augmenter cet affaissement du corps vitré pour peu qu'on ait employé d'emblée une celloïdine un peu trop épaisse. Si l'on veut éviter ces inconvénients, quel que soit le fixateur employé, on devra avant tout faire agir les alcools d'une façon lente et progressive.

Lorsqu'on aura pratiqué la fixation et le lavage suivant une des techniques indiquées plus loin, il faudra s'abstenir de sectionner, comme on le fait d'ordinaire, l'œil dans le sens équatorial. L'effet le plus sûr de cette section est de désagréger toute la trame fibrillaire du corps vitré. Il sera préférable d'abraser simplement un fragment de sclérotique, comme il a été indiqué sur la figure 7. Après inclusion, les coupes seront orientées dans le sens antéro-postérieur.

Pour colorer, on pourrait employer toutes les colorations d'aniline (violet de gentiane, fuchsine acide, rosaniline). L'inconvénient commun à tous ces procédés est que, la celloïdine étant colorée en même temps que le tissu propre du vitré, on devrait au préalable enlever celle-ci sur la pièce en la dissolvant à l'alcool-éther.

Aussi emploiera-t-on de préférence la rubine de Grübler, qui permet, d'après Retzius, d'éviter cette dernière manœuvre. Elle ne colore pas, en effet, la celloïdine.

Procédé de Straub. — Dans ses recherches sur la constitution du corps vitré, Straub a employé un fixateur déjà utilisé par Spronk pour l'étude du cartilage hyalin :

Acide chromique	0,5
Glycérine	25
Alcool à 60 p. 100	150

Cette solution présenterait l'avantage de produire beaucoup moins que tous les autres fixateurs de rétraction artificielle du corps vitré.

Passage aux alcools progressivement croissants.

Ouvrir la sclérotique sur un des côtés de l'œil.

Inclusion en celloïdine. Elle doit être lente, progressive. On ne commencera qu'avec des celloïdines très peu concentrées.

Procédé de Addario. — Dans ces dernières années, Addario (de Palerme) a employé avec de très beaux résultats pour l'étude du corps vitré une double coloration par l'hématoxyline d'Ehrlich et la rubine acide. La technique de Addario est la suivante :

Fixation au sublimé. — Inclusion en celloïdine. — Coupes.

Coloration des coupes pendant vingt-quatre

heures dans une solution aqueuse d'hématoxyline d'Ehrlich (une goutte pour un petit cristallisoir d'eau distillée).

Alcools à 90° et à 95°.

Colorer un quart d'heure dans un godet d'alcool à 95°, contenant une goutte de solution aqueuse saturée de rubine.

Alcool à 96°. — Xylol. — Baume. — Lorsque la coloration est réussie, le vitré coloré en rouge ressort nettement sur la celloïdine incolore.

Technique de Wolfrum. — Dans ses recherches récentes sur l'histogenèse du corps vitré, Wolfrum a employé le procédé suivant :

Le fixateur est un mélange à parties égales de liquide d'Hermann et de liquide de Zenker, à la température de 37°. Fixation pendant un à deux jours (1). Lavage à l'eau courante pendant deux heures.

Alcools croissant de 2 en 2 p. 100 de manière à éviter le plus possible la rétraction. Inclusion en celloïdine. Coupes.

Coloration à la safranine pendant vingt-quatre à quarante-huit heures.

Les recherches de Wolfrum ont été faites sur des embryons pris dans l'utérus. La fixation au

---

(1) Le liquide d'Hermann a pour formule :

Solution aqueuse de chlorure de platine
    à 1 p. 100 .... 15 cent. cubes.
Solution aqueuse d'acide osmique à
    2 p. 100 4   —
Acide acétique cristallisable .... 1 cent. cube.

liquide d'Hermann aurait l'avantage de ne pas nécessiter l'emploi de surcolorations pour étudier les fines ramifications fibrillaires. On peut obtenir ainsi des colorations nettes et bien différenciées que la simple fixation au liquide de Zenker avec surcoloration par l'hématoxyline ne permet pas de mettre en évidence avec une clarté suffisante.

BIBLIOGRAPHIE DES AUTEURS CITÉS.

Addario. — *Anatomischer Anzeiger*, 1903, n° 25.
Panas et Rochon-Duvigneaud. — Recherches sur le glaucome. 1898, p. 189.
Retzius. — *Biologische Untersuchungen*. Neue Folge, VI, 1894.
Straub. — *Græfe's Archiv*, t. XXXIV, 3, 1888.
Terson. — Synthèse pathogénique du glaucome. *Arch. d'opht.*, 1908.
Wolfrum. — *Græfe's Archiv*, t. LXV, p. 230.

CHAPITRE XVIII

ORBITE

L'étude de l'orbite en coupes microscopiques trouve en histologie oculaire des indications assez variées.

Dans les recherches d'embryologie et d'anatomie normale, elle permet de préciser mieux qu'aucune dissection ne saurait le faire les rapports des différentes parties de l'orbite, soit entre elles, soit avec les parois osseuses. Elle est indispensable lorsqu'on veut étudier certaines malformations, en particulier celles qui ont été décrites sous le nom d'anophtalmie. Seul l'examen histologique des coupes sériées peut mettre en évidence de très petits moignons d'œil détruits précocement par une irido-cyclite intra-fœtale.

Suivant l'âge du sujet et le but que l'on se propose, l'étude histologique de l'orbite peut être faite dans des conditions bien différentes.

S'il s'agit de fœtus âgés de moins de quatre mois, l'orbite peut être coupée sans décalcification préalable.

Le plus simple est de fixer la tête du fœtus en totalité au Müller. Puis, au bout de plusieurs mois, il est facile de circonscrire au couteau la cavité osseuse orbitaire et, après lavages et passage aux alcools, de l'inclure en celloïdine.

Lorsqu'il s'agit de fœtus ayant plus de six mois, la fixation au Müller, même prolongée, ne suffit plus, la décalcification par un des procédés indiqués à la page 246 s'impose. Dans ce cas, pour assurer une meilleure pénétration du Müller, on devra enlever la calotte cranienne et le cerveau avant de placer la tête dans le fixateur, de manière à mettre à découvert la base du crâne ; puis, quand la pièce aura été *longuement fixée* (condition indispensable), on procédera à la décalcification. Après quoi, isolement de l'orbite ; lavage aux alcools ; celloïdine.

Pour l'adulte, ce procédé nous parait moins recommandable à cause de la grande lenteur de pénétration de l'orbite par le fixateur, lorsqu'on a conservé les parois osseuses. Il nous parait préférable d'isoler complètement le contenu de l'orbite en procédant comme pour une exentération. Arrivé au niveau du trou optique et de la fente sphénoïdale, on enlève les parties osseuses comme nous l'avons indiqué page 337. La pièce est fixée pendant une huitaine de jours au Müller-formol, puis au Müller pendant deux mois au moins. Après quoi, avec la pince coupante on se débarrasse des parties osseuses qui constituent le fond de l'orbite. Après lavage, la pièce est passée aux alcools, puis incluse en celloïdine. Sauf indication particulière, les coupes seront orientées de préférence perpendiculairement à l'axe du nerf optique. — Les colorations au Van Gieson, qui différencient bien les éléments musculaires, nerveux et conjonctifs, donnent de très beaux résultats.

ADDENDUM

Orientation des coupes du nerf optique.

Les indications de la page 340 nous paraissent devoir être complétées en ce qui concerne la question de l'orientation des coupes du nerf optique. Nous entendons par là la possibilité de distinguer sur une préparation la partie temporale du nerf de la partie nasale, le segment supérieur du segment inférieur.

Dans les cas, en effet, où l'on étudie, sur des nerfs optiques atrophiés, la localisation de faisceaux dégénérés, on conçoit qu'un repérage exact soit d'une importance capitale ; ajoutons qu'il est d'autant plus difficile que dans les cas d'atrophie ancienne le nerf optique est réduit à un petit cordon n'excédant pas deux millimètres de diamètre.

Il existe cependant une région du nerf dont l'orientation est des plus facile : c'est la région canaliculaire, car l'artère ophtalmique y est située d'une façon constante à la partie inférieure du nerf, et comme elle est comprise dans un dédoublement de la gaine durale, on la retrouve toujours sur les coupes. Rien de plus simple, si l'on sait qu'on a affaire à un nerf droit ou gauche, que de l'orienter correctement, puisque l'artère ophtalmique se trouve toujours en sa partie inférieure.

Mais lorsqu'il s'agit de coupes portant sur la région orbitaire, il n'en est plus de même ; si l'on n'a pas pris la précaution de bien orienter le nerf avant de le séparer du globe oculaire, il sera très difficile de s'y retrouver.

Au contraire, lorsque la fixation a été faite suivant le mode indiqué à la page 336, rien de plus simple.

Il importe d'abord, comme nous l'avons dit, que le nerf ait été bien fixé en extension. Si, comme il arrive souvent, on l'a laissé s'infléchir et se couder, le repérage devient beaucoup plus difficile.

Le nerf ayant été bien fixé, on détermine sur le globe oculaire le plan horizontal passant par la papille. Il est facile d'y arriver en cherchant les deux artères ciliaires longues, faciles à voir sur la sclérotique. Si l'on a quelques incertitudes, il suffit d'ouvrir le globe par section équatoriale et de chercher la ligne papillo-maculaire. On marque cette ligne à l'encre sur la sclérotique ; le point où elle rencontre la gaine durale correspond à la région temporale du nerf. Il suffit de tracer tout le long de la gaine durale une ligne à l'encre, partant de ce point et aboutissant sur le bord externe du nerf, dans la région canaliculaire (dans cette région, ce bord externe est toujours facile à déterminer, car le nerf n'y est plus arrondi, mais aplati, surtout dans les atrophies optiques avancées).

La partie temporale du nerf optique dans toute la région orbitaire est donc repérée à l'encre ; il ne reste plus qu'à diviser le nerf en fragments comme nous l'avons indiqué à la page 340 et à l'inclure.

Si on l'inclut en paraffine, il suffira de bien orienter les fragments dans la paraffine pour que les coupes soient placées correctement.

Mais, s'il s'agit de mettre en évidence des dégénérescences au moyen de la méthode de Pal, nous recommandons de préférence l'inclusion en celloïdine. Mieux que la précédente, elle permet les multiples manipulations qu'exige la méthode. Dans ce cas on verra toujours aisément par transparence, à travers le bloc de celloïdine, le trait noir qui indique la partie externe du nerf, et on n'aura aucune difficulté à disposer la coupe sur la lame en bonne orientation.

INDEX ALPHABÉTIQUE